D1996460

DER GROSSE DIAGNOSE RATGEBER

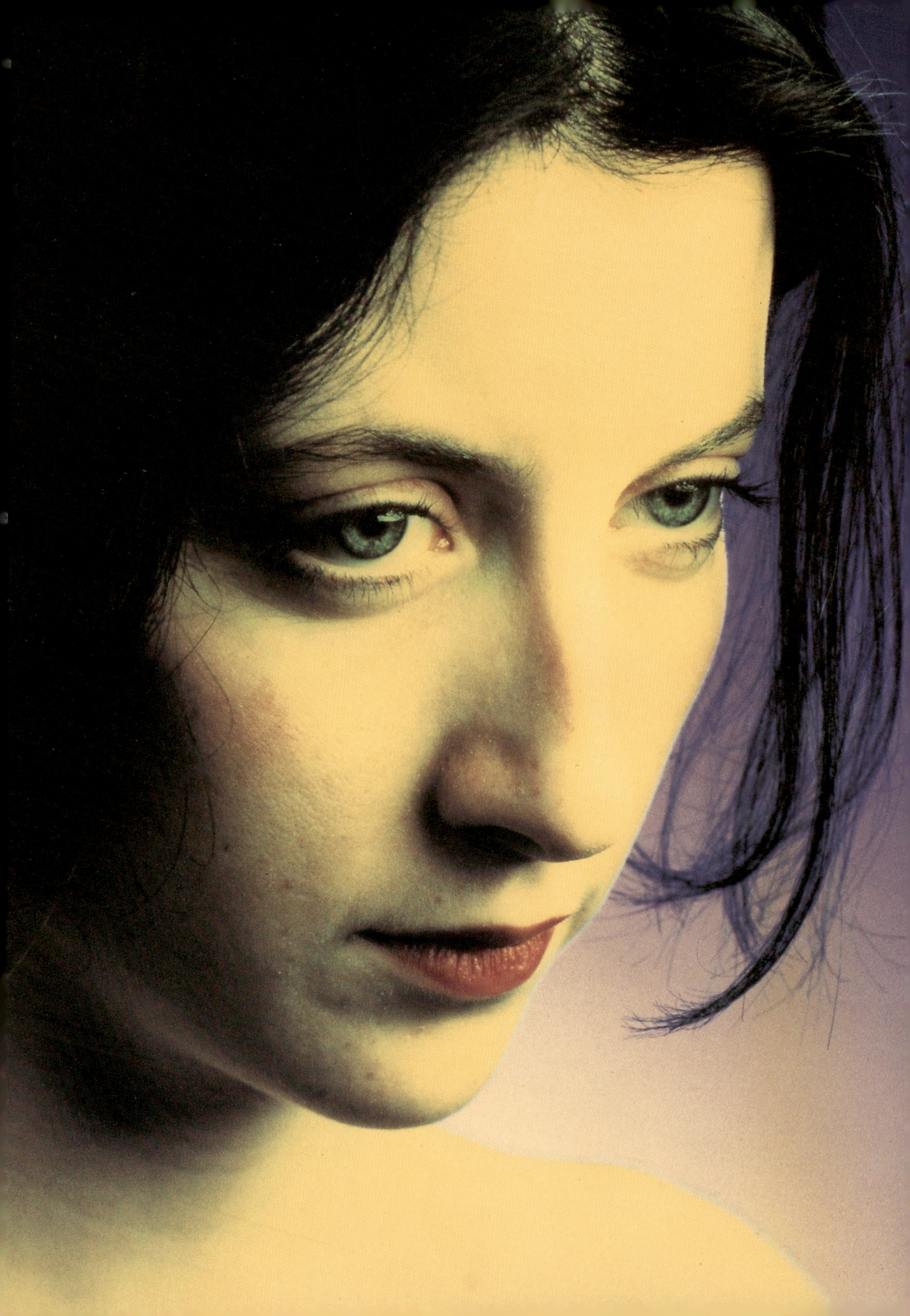

Dr. med. Gisela Rauch-Petz

DER GROSSE DIAGNOSE RATGEBER

Sie fühlen sich krank?
Was sich hinter den Signalen
des Körpers verbirgt

SÜDWEST

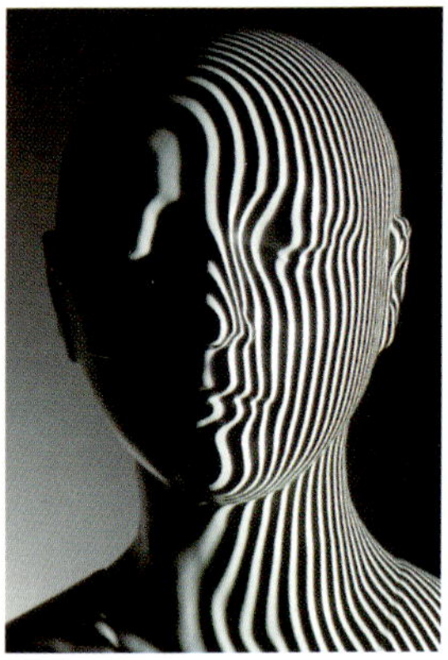

INHALT

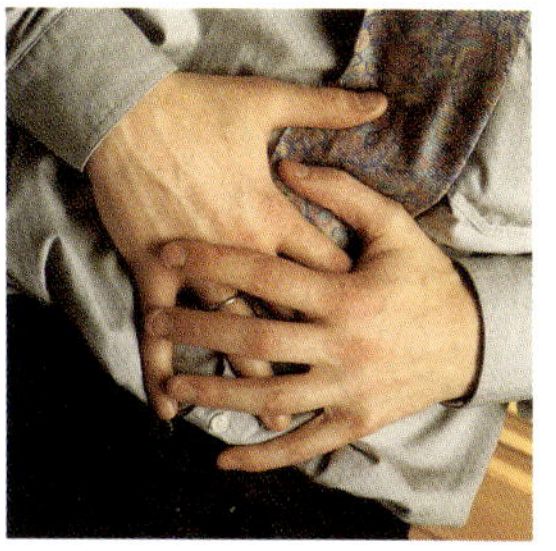

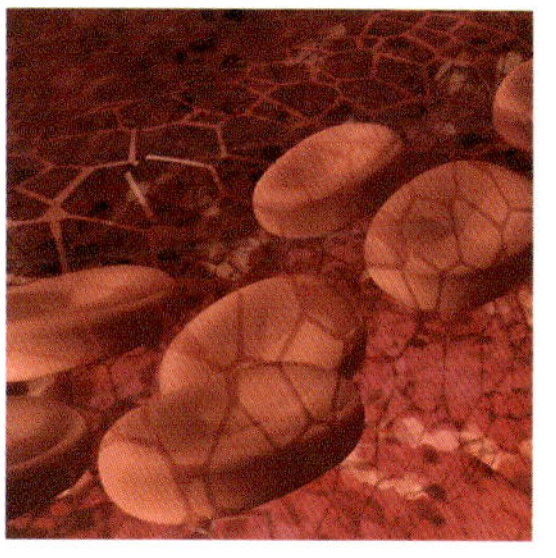

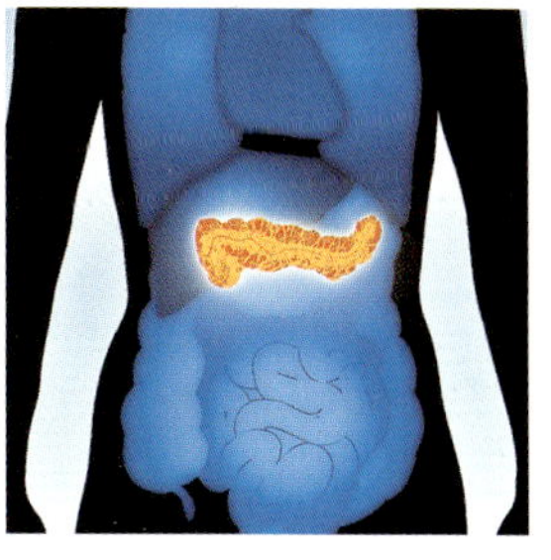

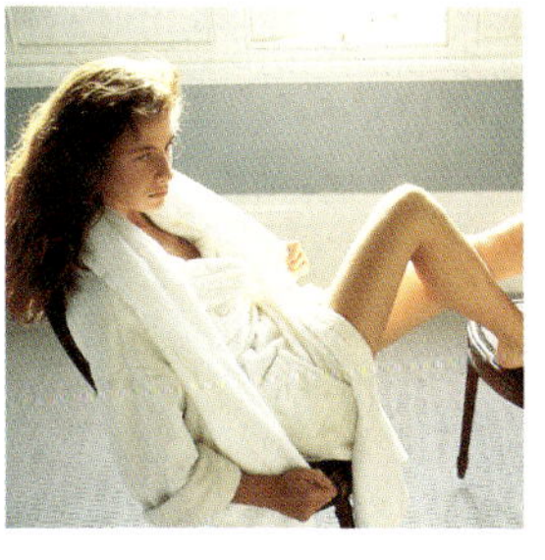

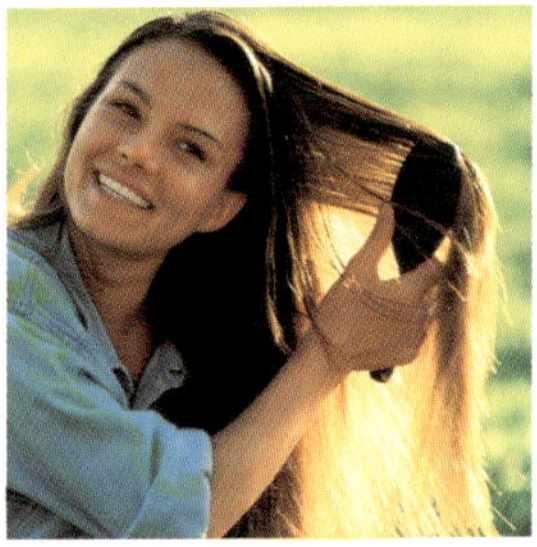

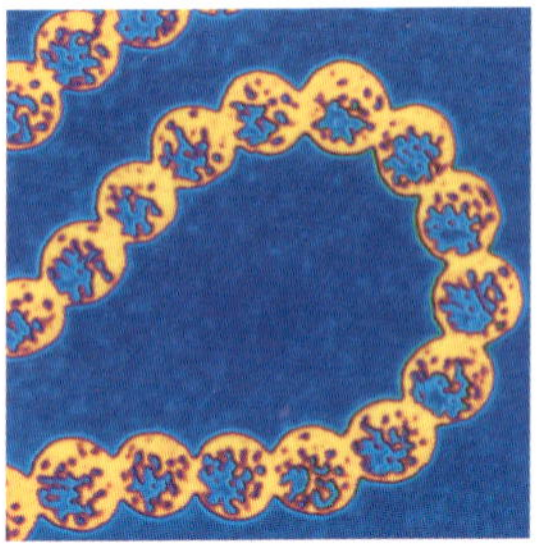

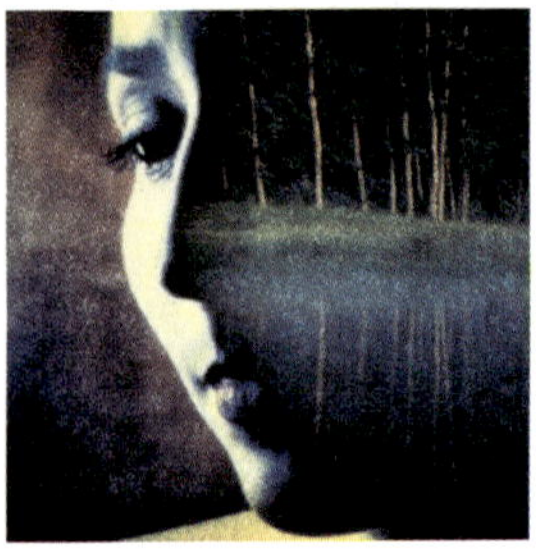

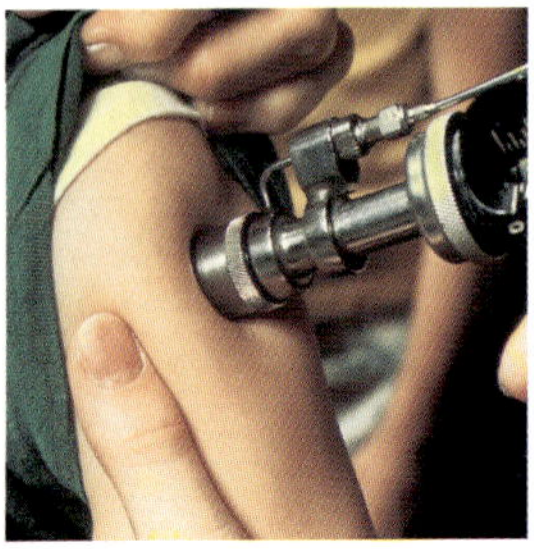

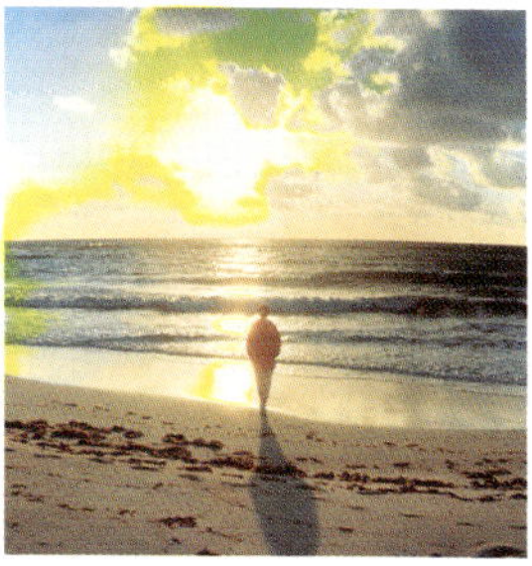

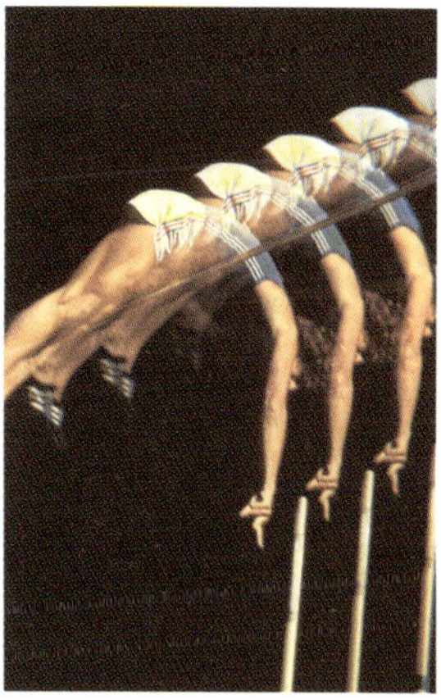

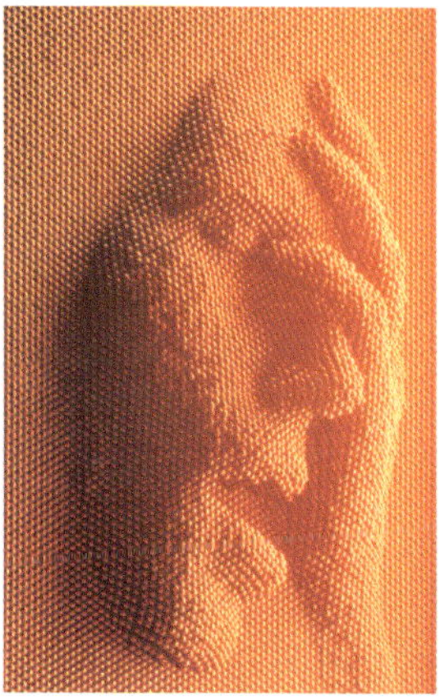

Vorwort

Manchmal ist es schwierig zu unterscheiden, ob gesundheitliche Beschwerden ein ernstes Warnsignal des Körpers bzw. Hinweis auf eine bestehende Krankheit sind, oder ob sie sich als harmlos erweisen und nur vorübergehend das Wohlbefinden beeinträchtigen. Dieser Ratgeber bietet hierbei praktische Hilfe.

Jeder von uns hat irgendwann einmal in seinem Leben gesundheitliche Probleme. Viele Menschen fühlen sich plötzlich richtig krank, ohne eigentlich zu wissen warum. Manche von ihnen gehen gleich zum Arzt, andere doktern zunächst selbst an sich herum – vielleicht auch mit falschen Therapien. Andere wiederum spüren von gesundheitlichen Beeinträchtigungen so gut wie gar nichts, wundern sich höchstens darüber, dass sie nicht mehr so leistungsfähig sind wie sonst und denken nicht mehr viel darüber nach. Eine weitere Gruppe von Menschen ängstigt sich sehr und befürchtet hinter jedem Fieber, jedem Bauchgrimmen oder Unwohlsein eine schlimme Erkrankung. Doch nicht jedes Symptom, ob spür- oder sichtbar, weist gleich auf eine schwere Erkrankung hin. Das Beste und Vernünftigste ist, man lernt seinen Körper so gut kennen, dass man die Bagatellsymptome nicht überbewertet und ernste Symptome nicht bagatellisiert.

Beschwerden richtig einschätzen

Doch was sind Bagatellsymptome und was ernste Symptome, wird sich die Leserin oder der Leser dieser Zeilen wahrscheinlich sofort fragen. Um auftretende Symptome, gleich welcher Art, richtig einordnen zu können, ist es oft hilfreich, wenn man nachschlagen kann, was die Symptome bedeuten können. Und eine solche »Diagnostikhilfe« soll dieser Ratgeber sein. Er richtet sich an all diejenigen, die sich zunächst einmal informieren möchten, welche Erkrankung hinter ihren psychischen und körperlichen Beschwerden wie Schmerzen, Fieber, Hautausschlägen, depressiver Verstimmung und Schlafstörungen oder auch unspezifischen Symptomen wie Abgeschlagenheit und Müdigkeit stecken könnte. Denn viele Signale unseres Körpers sollten wir als Warnzeichen werten oder zumindest als Hinweis darauf, dass wir krank werden könnten, wenn wir unsere derzeitige Lebensweise nicht ändern.
Die meisten Erkrankungen äußern sich durch mehrere Symptome gleichzeitig. So ist es nahe liegend, dass ein Krankheitsbild nicht nur

unter einem Symptom, sondern unter mehreren Beschwerden aufgeführt ist. Beispielsweise kann sich hinter Kopfschmerzen lediglich ein Spannungskopfschmerz durch Überarbeitung verbergen, aber auch eine Erkrankung, deren Ursache in einem vom Kopf entfernten Organ liegt, so dass gleichzeitig Bauchschmerzen, Fieber oder Rückenschmerzen auftreten.

Ursachenforschung leicht gemacht

Um dem Leser die Orientierung zu erleichtern, wurden die Symptome nach dem Motto »von Kopf bis Fuß« geordnet. Wenn also Kopfschmerzen und Rückenschmerzen gleichzeitig bestehen, dann schlägt man am besten unter demjenigen Symptom nach, das stärkere Beschwerden verursacht. Dominieren z.B. Kopfschmerzen, dann empfiehlt es sich, im Kapitel »Beschwerden im Kopfbereich« unter Kopfschmerzen nachzuschlagen, welche Ursache sie haben könnten. Stehen aber Rückenschmerzen im Vordergrund der Beschwerden, dann sucht man besser im Kapitel »Beschwerden der Muskeln, Knochen und Gelenke« nach der möglichen Ursache.
Einen breiten Raum nimmt das Kapitel »Allgemeine Krankheitssymptome« ein. Denn die Symptome Müdigkeit, häufiger Durst, Nachtschweiß, Schlafstörungen oder Fieber betreffen nun einmal nicht einen bestimmten Körperbereich, sondern beeinträchtigen den gesamten Organismus und können jeweils die unterschiedlichsten Ursachen haben.
Dies ist vor allem bei Fieber der Fall, weswegen ihm auch besondere Aufmerksamkeit in diesem Buch gewidmet ist.

Dieses Buch kann in allen Zweifelsfällen natürlich nicht den Arzt ersetzen. Es hilft Ihnen zwar, sich im Dschungel der Symptome zurechtzufinden – beim Verdacht auf eine ernste Krankheit muss aber unbedingt die fachmedizinische Diagnose eingeholt werden.

Im Zweifelsfall zum Arzt

Am Ende jedes Kapitels sind Empfehlungen zusammengefasst, bei welchen Beschwerden man zum Arzt gehen sollte. Denn eines ist äußerst wichtig: Dieser Ratgeber kann nur eine erste Orientierungshilfe sein, er ersetzt niemals die Diagnose durch den Arzt. Deswegen sollte man einen notwendigen Arztbesuch auf keinen Fall hinausschieben, wenn auch nur der geringste Verdacht besteht, dass die Beschwerden ernsterer Natur sein könnten.

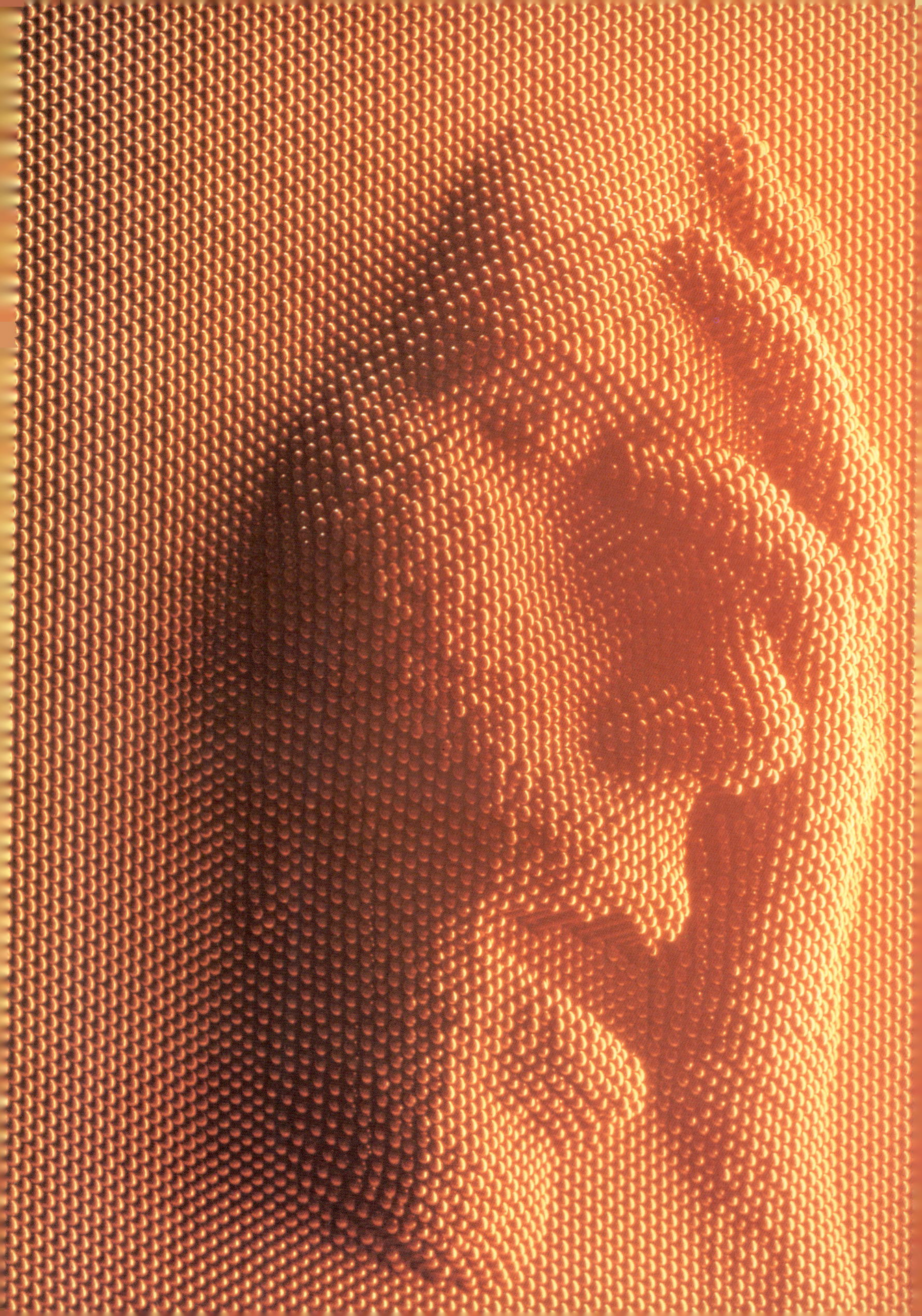

BESCHWERDEN IM KOPFBEREICH

Hinter Beschwerden am Kopf und im Kopf können sich viele Erkrankungen verstecken – harmlose, aber manchmal auch ernsthafte. Meistens handelt es sich nur um leicht abstellbare Symptome. So können Kopfschmerzen und auch gerötete Augen einfach ein Signal für zu viel Alkohol sein. Alle Beschwerden rund um den Kopf wurden zur einfacheren Orientierung für den Leser alphabetisch geordnet. Lästige Symptome an den Ohren findet man demnach unter dem Leitsymptom, d.h. der Beschwerde, die im Vordergrund steht.

Auge, rotes

Was kann die Ursache sein?

- Allergie
- Bindehautentzündung
- Einblutungen in die Bindehaut
- Infektionen mit Beteiligung der Augen

Allergien zählen heute schon zu den Volkskrankheiten. Immer mehr Menschen reagieren überempfindlich auf Reize aus der Umwelt.

Ursache Allergie

Unverträglichkeit auf Gräserpollen oder Substanzen verschiedenster Art reizen die Bindehaut, so dass sie sich entzündet. Immer mehr Menschen reagieren auch allergisch auf Schadstoffe in der Luft, auf Nahrungsmittel, Haustiere und Insektenstiche sowie auf Konservierungs- und Imprägniermittel oder auch auf Farben. Viele Menschen sind auf mehrere Stoffe gleichzeitig allergisch. Die Neigung zu derartigen Überempfindlichkeitsreaktionen kann von einem Elternteil auf die Kinder vererbt werden.

Ursache Bindehautentzündung

Hellrote Flecken in der Bindehaut sind ein Anzeichen für geplatzte Blutgefäße im Auge. Bei Frauen kann es durch eine Entbindung zu Einblutungen in die Bindehaut kommen.

Die Bindehaut ist eine den Augapfel und die Innenseite der Augenlider überziehende Haut. Sie ist durchsichtig, feucht und von kleinen Blutgefäßen durchzogen. Eine Bindehautentzündung betrifft meistens beide Augen. Sehstörungen treten in der Regel nicht auf. Die Augen jucken, sind gerötet und sehr lichtempfindlich. Als Ursache kommen hierbei infrage:

- Allergische Reaktionen, z. B. bei Heuschnupfen, aber auch bei Medikamentenallergie (welche Medikamente nehmen Sie derzeit oder ständig ein?)
- Kontaktlinsen, die nicht vertragen werden
- Verminderte Tränenflüssigkeit
- Überanstrengung der Augen (z.B. durch Bildschirmarbeit oder Lesen bei schwachem Licht)
- Kontakt mit Chlor (Schwimmbad)

Bei einer Bindehautentzündung der Augen, bei der die Lidränder oder auch die Hornhaut entzündet ist, kann eine Rosazea als Ursache zugrunde liegen. Es ist eine Hauterkrankung mit Rötungen, schuppiger Haut und Erweiterung der Blutgefäße. Ebenso können bei der Blasensucht (Pemphigus), einer Blasen bildenden Hauterkrankung, die Augen in Mitleidenschaft gezogen werden.
Weitere Informationen siehe Seite 14.

Ursache Einblutung in die Bindehaut

Durch starkes Pressen des Bauchs steigt der Druck in den kleinsten Blutgefäßen an. Dadurch können sie verletzt werden; auf der Haut sind dann kleine Punktblutungen sichtbar. Platzen die Blutgefäße im Auge, sind in der Bindehaut hellrote Flecken zu sehen. Besonders bei Frauen kann es durch die Geburt, bei Kindern durch starke Hustenanfälle (z.B. Keuchhusten) zu solchen Verletzungen der Blutgefäße im Auge kommen. Zu Einblutungen in die Bindehaut kommt es aber auch immer wieder bei Menschen, die Arzneimittel zur Hemmung der Blutgerinnung einnehmen.

Ursache Infektionen

Nicht selten sind bei fieberhaften Infektionskrankheiten die Augen in Mitleidenschaft gezogen, z.B. bei Masern oder Röteln. Die Augen sind leicht gerötet. Treten bei kleinen Kindern plötzlich rote Flecken im Auge auf, dann kann dies der erste Hinweis auf eine beginnende Gehirnhautentzündung sein. Wölbt sich zudem die Fontanelle (die noch nicht knöchern verschlossene Stelle am Kopf) nach oben bei gleichzeitig bestehender Nackensteife, dann sollte man unbedingt sofort den Notarzt rufen.

Besondere Vorsicht ist bei Säuglingen und Kleinkindern geboten: Bei ihnen können rote Augen ein Hinweis auf eine schwere Erkrankung sein.

Das Wichtigste zum roten Auge

- Pollenallergiker leiden meistens unter geröteten Augen.
- Umweltschadstoffe oder eine Unverträglichkeit von Medikamenten rufen häufig rote Augen hervor.
- Infektionserkrankungen sowie Hauterkrankungen wie Rosazea und Blasensucht können auch das Auge befallen.
- Bei Einnahme von blutgerinnungshemmenden Mitteln (Marcumar) nach Herzinfarkt oder Thrombose besteht ein Risiko von Einblutungen in das Auge.
- Starkes Bauchpressen bei der Entbindung oder heftige Hustenanfälle sind ebenfalls mögliche Auslöser für ein rotes Auge.

Augenschmerzen

Was kann die Ursache sein?

- Bindehautentzündung
- Entzündung der Augenhöhle
- Entzündung von Regenbogenhaut, Lederhaut oder Sehnerv
- Hornhautgeschwür
- Grüner Star
- Hornhautentzündung
- Begleitende Augenentzündung (Sympathische Ophthalmie)

Ursache Bindehautentzündung

Die Bindehaut ist eine den Augapfel und die Innenseite der Augenlider überziehende Haut. Sie ist durchsichtig, feucht und von kleinen Blutgefäßen durchzogen. Von einer Bindehautentzündung sind meist beide Augen betroffen. Ernste Sehstörungen liegen dabei nicht vor. Die Patienten berichten über ein Fremdkörpergefühl im Auge, über Jucken und Brennen. Die Augen sind lichtempfindlich. Als Ursachen kommen infrage:

Bei einem Fremdkörpergefühl im Auge kann eine Bindehautentzündung, eine Hornhautentzündung, aber auch ein Geschwür vorliegen.

- Infektion mit Bakterien, Viren oder auch Pilzen
- Allergische Reaktionen, z.B. bei Heuschnupfen, aber auch bei Medikamentenallergie
- Fremdkörper
- UV-Licht

Wer unter einer Bindehautentzündung leidet oder dazu neigt, muss bei Aufenthalten in den Bergen seine Augen durch eine geeignete Sonnenbrille schützen. Schutzbrillen sind z.B. auch bei Schweißarbeiten erforderlich. Der bei dieser Tätigkeit entstehende Lichtbogen kann ebenfalls eine sehr schmerzhafte Bindehautentzündung auslösen, wenn keine Schutzbrille getragen wird.

Bei folgenden Beschwerden dringend zum Arzt

- Bei Verletzungen des Auges
- Bei einem akuten Glaukomanfall (grüner Star)
- Bei einer Augen- bzw. Augenhöhleninfektion

Ursache Entzündung der Augenhöhle

Entzündungen der Stirn- oder Kieferhöhlen sind ebenfalls von dumpfen Schmerzen begleitet und können auch auf die Augen übergreifen. Derart verteilen sich auch oft Gesichtsfurunkel an der Oberlippe oder am Naseneingang. Der Augapfel wird nach vorn gedrängt und ist in seiner Bewegung eingeschränkt. Die Symptome sind starke Schmerzen und Fieber. Eine Entzündung der Augenhöhle muss sofort vom Augenarzt behandelt werden.

Ursache Entzündung von Regenbogenhaut, Lederhaut oder Sehnerv

Entzündungen der Regenbogenhaut (Iridozyklitis), der Lederhaut (Skleritis) oder des Sehnervs (Papilitis, retrobulbäre Neuritis) lösen ein dumpfes Schmerzgefühl am Auge aus. Viele Infektionskrankheiten können von einer Regenbogenhautentzündung begleitet werden. Typisch für sie ist, dass sich die Sehkraft verschlechtert und die Pupille verengt ist. In der Regel erkranken beide Augen.
Die Entzündung der Regenbogenhaut mit dumpfem Schmerz im Auge ist eine schwer wiegende Erkrankung. Sie kann zur Glaskörpertrübung führen, aber auch zum grünen oder grauen Star. Die Lederhaut ist selten entzündet, da sie nur gering mit Blut versorgt wird und deshalb einen trägen Stoffwechsel besitzt. Bei der Entzündung des Sehnervs ist zu Beginn nur ein Auge betroffen, später erkranken beide Augen. Die Sehschärfe im Zentrum des Blickfelds ist herabgesetzt. Unbedingt den Augenarzt aufsuchen!

Jede Augenerkrankung sollte vom Spezialisten abgeklärt werden, da der Laie weder die einzelnen Krankheiten unterscheiden noch deren Schweregrad einschätzen kann.

Das Wichtigste zu Augenschmerzen

- Schmerzen am Auge treten meistens als dumpfer Schmerz oder als Fremdkörpergefühl auf.
- Die häufigste Ursache für ein Fremdkörpergefühl ist eine durch Infektionen, Allergien, Fremdkörper oder UV-Licht ausgelöste Bindehautentzündung.
- Dumpfe Schmerzen weisen auf Entzündungen der Regenbogenhaut, der Lederhaut, des Sehnervs, der Augenhöhle oder auf akuten grünen Star hin.
- Hornhautentzündungen sind seltene, aber ernsthafte Erkrankungen, die ohne rechtzeitige ärztliche Hilfe zur Erblindung führen können.
- Bei Augenverletzungen mit Entzündungen kann es nach zwei bis sechs Wochen zur Miterkrankung des gesunden Auges kommen. Anzeichen dafür sind Druckschmerz und eine deutliche Verminderung der Sehschärfe.

Ursache Hornhautgeschwür

Dumpfe Schmerzen an einem oder beiden Augen sind Warnzeichen ernster Erkrankungen. Dahinter können sich ein Geschwür der Hornhaut, eine Entzündung der Regenbogenhaut, aber auch ein grüner Star verbergen.

Diese ernste Erkrankung des Auges macht sich durch ein stark eingeschränktes Sehvermögen bemerkbar. Fremdkörpergefühl, Scheu vor Licht und Tränenfluss sowie Schmerzen sind weitere typische Zeichen. Auch bei allen Hornhauterkrankungen muss unbedingt umgehend der Arzt aufgesucht werden. Entwickelt sich ein Geschwür, droht sogar die Erblindung.

Ein Hornhautgeschwür entsteht durch Verletzungen, Chemikalien oder Infektionen mit Bakterien, Viren und Pilzen. Auch einige Augenkrankheiten können dazu beitragen, dass sich ein Geschwür der Hornhaut bildet.

Ursache grüner Star

Auf diese Augenerkrankung weist ein schlagartig einsetzender dumpfer Schmerz hin. Er strahlt bis in die Schläfen, die Zähne und in den Hinterkopf aus. Die Sehfähigkeit ist stark behindert. Bei Auftreten dieser Symptome sollte man sich sofort in augenärztliche Behandlung begeben.

Ursache Hornhautentzündung

Die Hornhaut bedeckt die Regenbogenhaut und wird deshalb auch als optisches Fenster des Auges bezeichnet.

Auf einer gesunden Hornhaut erscheint als Reflex des einfallenden Lichts ein »Fensterkreuz«. Jede Verletzung oder Trübung lässt dieses Reflexbild verwaschen oder verzerrt erscheinen. Sowohl durch äußere als auch durch innere Einflüsse können Fremdkörpergefühl, Lichtscheu und Tränenfluss auftreten.

Als Ursache kommen infrage:

- Infektion mit Bakterien oder Viren (z.B. Herpes corneae)
- Befall mit Pilzen
- Verletzungen
- Autoimmunerkrankungen (z.B. Sjögren-Syndrom)

Ursache begleitende Augenentzündung

Eine so genannte Sympathische Ophtalmie entsteht u.a. aufgrund einer schweren Verletzung. Eine Entzündung nur auf einem Auge geht oft nach zwei bis sechs Wochen auf das gesunde Auge über. Frühsymptome des gesunden Auges sind Druckschmerz am gesunden Auge und Blendungsgefühl sowie eine herabgesetzte Sehschärfe.

Kopfschmerzen

Was kann die Ursache sein?

- Entzündungen der Gesichtsnerven
- Entzündungen und Tumore
- Erkrankungen der Augen
- Erkrankungen der Wirbelsäule
- Erkrankungen im Hals-Nasen-Ohren-Bereich
- Gefäßerkrankungen/krankhafte Gefäßreaktionen
- Innere Erkrankungen
- Medikamente und Vergiftungen
- Psychische Ursachen
- Verletzungen

Ursache Entzündung der Gesichtsnerven

Trigeminusneuralgie

Eine Trigeminusneuralgie ist eine Erkrankung des fünften Hirnnervs. Typisch sind heftige Schmerzattacken in der Augenhöhle sowie im Ober- und Unterkiefer. Bereits geringe Bewegungen oder Temperaturreize können die mehrere Sekunden bis zu einer Minute andauernden Schmerzattacken auslösen. Wenn die Anfälle rasch hintereinander folgen, kann der Betroffene stark beeinträchtigt sein. Die Ursache der Erkrankung ist unbekannt. Auf jeden Fall muss der Arzt aufgesucht werden, um andere Erkrankungen auszuschließen.

Die Ursache für eine Entzündung der Gesichtsnerven ist nicht bekannt. Auf jeden Fall sollte der Arzt aufgesucht werden, um andere Erkrankungen auszuschließen.

Hirnnerventzündung (Glossopharyngeusneuralgie)

Heftig pochende, bohrende oder stechende Kopfschmerzen in den Schläfenregionen können Anzeichen für eine Erkrankung der Schläfenarterie sein.

Diese Erkrankung ist sehr selten. Männer sind häufiger betroffen als Frauen. Die kurzen Schmerzattacken treten im hinteren Schlund, an den Gaumenmandeln, am Zungenrücken und Mittelohr auf. Die Anfälle können durch Kauen, Schlucken, Reden oder Niesen ausgelöst werden. Die Ursache der Hirnnerventzündung ist unbekannt. Der Arzt muss andere Erkrankungsgründe ausschließen.

Erkrankung der Schläfenarterien (Arteriitis temporalis)

Diese Erkrankung ist sehr selten. Sie beginnt oft mit grippeähnlichen Symptomen, Unwohlsein, Gewichtsverlust und ausgeprägtem Schwindelgefühl. Später tritt dann ein heftiger, pochender, bohrender oder stechender Kopfschmerz an einer oder beiden Schläfenregionen auf. Die in dieser Region verlaufende Arterie ist geschwollen und gehärtet, die Haut gerötet, der Betroffene sieht verschwommen. Bei diesen Symptomen muss man sofort in ärztliche Behandlung.

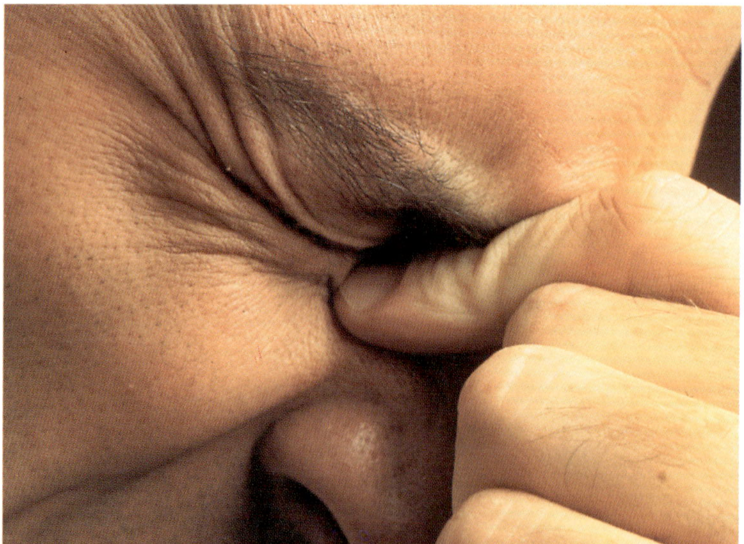

Kopfschmerzen können harmlos sein, aber auch Symptom einer ernsten Krankheit. Deshalb sollte man immer nach den genauen Ursachen forschen. Eindringlich gewarnt werden muss vor der bedenkenlosen Einnahme von Schmerztabletten.

Ursache Entzündungen und Tumore

Gehirntumor

Drei Viertel der Gehirntumore werden von Kopfschmerzen begleitet. Sie beginnen ganz leicht und verstärken sich mit der Zeit. Manchmal treten sie auch als Hustenkopfschmerz auf. Nach Lachen, Pressen oder Husten wird der Betroffene von einem Sekunden bis Minuten andauernden Kopfschmerz geplagt. In einigen Fällen täuschen tumorbedingte Kopfschmerzen auch einen Migräneanfall vor. Deshalb muss der Arzt nach dem ersten Migräneanfall bei der Diagnosestellung immer daran denken, dass es sich auch um einen Gehirntumor handeln könnte.

Bei anderen Hirntumoren sind Krampfanfälle der einzige Hinweis. Rasch wachsende Geschwülste im Gehirn hingegen verursachen anfangs seelische Störungen, eine Verlangsamung des Denkens und Handelns sowie Benommenheits- und Verwirrtheitszustände.

Hirnhautentzündung (Meningitis) und Gehirnentzündung (Enzephalitis)

Ursache einer Hirnhautentzündung sind Bakterien oder Viren. Da die Hirnhäute im Gegensatz zu den Gehirnzellen schmerzempfindlich sind, äußert sich eine Entzündung durch plötzlich auftretende Kopfschmerzen, begleitet von Nackensteife, hohem Fieber und gelegentlich auch Erbrechen. Nur Säuglinge mit Hirnhautentzündung haben nicht immer hohes Fieber. Der Kranke leidet außerdem unter Licht- und Lärmempfindlichkeit.

Bei Nackensteifigkeit ist sofort ein Arzt zu konsultieren. Wenn sich die Symptome verschlimmern, Bewusstseinstrübung sowie Hörverlust und Lähmungen hinzukommen, dann spricht dies für eine zusätzliche Beteiligung des Gehirns. Meningitis und Enzephalitis sind schwere Erkrankungen und beim Gesundheitsamt meldepflichtig.

Gehirnhautentzündung und Gehirnentzündung sind schwere Erkrankungen. Erste Anzeichen oder Symptome dürfen keinesfalls auf die leichte Schulter genommen werden.

Hirnabszess

Ein Hirnabszess entsteht meistens dann, wenn sich eine Entzündung in den Ohren oder der Stirnhöhle ausgebreitet hat. Die Symptome können denen eines Gehirntumors ähneln. Auch bei einem Hirnabszess kann Fieber auftreten; er muss dringend vom Arzt behandelt werden.

Tochtergeschwülste von bösartigen Tumoren können im Gehirn die gleichen Symptome wie Gehirntumore auslösen.

Hirnblutung

Typisches Zeichen einer akuten Blutung in das Gehirn ist das plötzliche Auftreten extrem starker Kopfschmerzen aus völliger Gesundheit heraus. Ursache ist ein geplatztes Blutgefäß. Komplikationen sind ein Krampfanfall mit späterer Bewusstlosigkeit. Sofort den Notarzt verständigen!

Verletzung mit inneren Blutungen

Eine Verletzung des Kopfes, die zum Einreißen von Gehirngefäßen und somit auch zu Blutungen führt, löst heftige Kopfschmerzen und Verwirrtheit bis hin zur Bewusstseinstrübung und Bewusstlosigkeit aus. Parallel dazu kommt es zu erhöhter oder auch erniedrigter Körpertemperatur. Der Notarzt muss in einem solchen Fall umgehend geholt werden.

Ursache Erkrankungen der Augen

Glaukom (grüner Star)

Ein akuter Glaukomanfall geht meistens mit starken Kopfschmerzen einher. Auffallend ist ein stark gerötetes Auge. Die Sehfähigkeit lässt nach, und die Schmerzen können sich über den ganzen Körper ausbreiten. Dringend den Arzt aufsuchen!

Falsche Brille

Eine Brille, die einer verringerten Sehkraft des Auges nicht korrekt angepasst ist, verursacht bei den meisten Menschen Kopfschmerzen. Dies passiert insbesondere dann, wenn sich die Sehstärke im Laufe der Jahre ändert, der Betroffene aber nicht zur regelmäßigen augenärztlichen Kontrolle geht.

Unterschiedliche Sehschwäche

Stark unterschiedliches Sehvermögen der Augen kann Kopfschmerzen auslösen, da der Brennpunkt der Augen unterschiedlich ist. Dies ist vor allem bei einer Brille mit mehr als zwei Dioptrien Unterschied in den Augengläsern der Fall. Man sollte dann den Arzt fragen, ob es nicht besser wäre, auf Kontaktlinsen umzusteigen.

Ursache Erkrankungen der Wirbelsäule

Arthrose

Mit zunehmendem Alter bilden sich an den Wirbelkörpern dornartige Fortsätze, die auf Gefäße und Nerven in der Umgebung drücken. Eine Arthrose der Halswirbelsäule kann deshalb zu starken Kopfschmerzen führen.

Muskelverspannungen

Langes Sitzen am Schreibtisch oder körperliche Betätigung, die zu einer verkrampften Haltung führen, verursachen Muskelverspannungen im Schultergürtel-, Rücken- und Lendenbereich. Die Muskeln werden hart, und die Durchblutung und somit der Stoffwechsel verschlechtern sich. Es kommt zur Reizung der Nerven und Gefäße, die vom Halswirbelsäulenbereich in den Kopf ausstrahlt und Kopfschmerzen verursacht. Mit Entspannungsübungen alle zwei Stunden lässt sich diesen Kopfschmerzen wirksam vorbeugen.

Schleudertrauma

Ein Schleudertrauma ist u.a. eine typische Folge eines Auffahrunfalls mit dem Auto, bei dem der Kopf plötzlich nach vorne kippt und anschließend mit einer ruckartigen Schleuderbewegung nach hinten geworfen wird. Ohne Kopfstützen kam es früher durch Überstreckung des Kopfes oft zu Genickbrüchen. Heute sind Verspannungen der Nackenmuskulatur und Kopfschmerzen die wesentlichen Symptome. Typisches Kennzeichen für ein Schleudertrauma ist, dass die Steifheit des Nackens und die Schmerzen sich oft erst Stunden oder auch Tage nach dem Unfall erheblich verstärken. Abhilfe schaffen das Tragen einer Halskrause zur Ruhigstellung des Kopfes sowie schmerzstillende und muskelentspannende Medikamente. Auch Physiotherapie fördert die Heilung.

Ein Schleudertrauma ist in der Regel Folge eines Autounfalls. Verspannungen der Nackenmuskeln und Kopfschmerzen können aber auch durch langes Sitzen am Schreibtisch oder durch eine verkrampfte Haltung ausgelöst werden.

Wirbelmissbildungen

Angeborene Missbildungen an der Halswirbelsäule können über den gleichen Mechanismus wie bei der Arthrose Nacken- und Kopfschmerzen auslösen. Ein Röntgenbild kann hier helfen, die Ursachen aufzuklären.

Ursache Erkrankungen im Hals-Nasen-Ohren-Bereich

Stirn- oder Kieferhöhlenentzündung

Ein grippaler Infekt mit Schnupfen kann sich auch auf die Schleimhäute von Kiefer- oder Stirnhöhlen ausbreiten. Bei Beklopfen der Stirnmitte bzw. der Bereiche neben der Nase empfinden die Patienten Schmerzen. Auch Kopfschmerzen treten auf, die sich vor allem beim Vorwärtsneigen des Kopfes und beim Bücken verstärken. Ursache einer einseitigen Kieferhöhlenentzündung sind auch manchmal eitrige Zähne. Eine Röntgenaufnahme kann hier Klarheit schaffen.

Mittelohrentzündung

Entzündungsherde im Ohr strahlen in den übrigen Kopfbereich aus, so dass Kopfschmerzen die Folge sind.

Ursache Gefäßerkrankungen und krankhafte Gefäßreaktionen

Migräne

Frauen sind von Migräne häufiger betroffen als Männer. Die Migräneanfälle können bis zu drei Tage andauern und sind mit starken Kopfschmerzen, Sehstörungen, Übelkeit und Erbrechen verbunden.

Die Ursache der Migräne ist unbekannt. Auslöser ist eine Verengung der Gehirnarterien. Der Schmerz tritt auf, wenn sich die Gefäße wieder erweitern. Migräneanfälle gehören zu den schlimmsten Kopfschmerzen überhaupt. Meistens sind es halbseitige krampfartige Kopfschmerzen mit Erbrechen und Flimmern vor den Augen. Migräniker sind während eines Anfalls lichtscheu und brauchen Ruhe. Unbehandelt kann ein Anfall mehrere Tage dauern.

In manchen Fällen ist die Migräne auch Folge einer Allergie auf bestimmte Nahrungsmittel wie Rotwein, Schokolade, Käse und andere Milchprodukte sowie Zitrusfrüchte. Ein Verzicht auf diese Lebensmittel führt bei etwa 80 Prozent der Migränepatienten zu einer deutlichen Besserung der Symptome. Eine Migräne kann mehrere Male im Monat auftreten, aber auch im Abstand von mehreren Wochen oder Monaten.

Eklampsie

Als Eklampsie wird ein krampfartiger Anfall in der Schwangerschaft, während der Wehen oder der Entbindung bezeichnet. Eine Eklampsie, die in heftigen rhythmischen Zuckungen der Gliedmaßen und häufig auch in Atemnot besteht, tritt selten auf und grundsätzlich erst nach der 20. Schwangerschaftswoche. Die Ursache ist weitgehend unbekannt. Vorzeichen eines drohenden Anfalls sind plötzlich auftretende starke Kopfschmerzen vor allem im Stirnbereich, Flimmern vor den Augen und Doppeltsehen. Schwangere, die einen Krampfanfall bekommen, leiden in der Regel unter einer so genannten EPH-Gestose unterschiedlichen Schweregrads, die gelegentlich auch stationär behandelt werden muss. Bei einem Krampfanfall muss sofort der Notarzt gerufen werden, da Gefahr für Mutter und Kind droht.

Ursache innere Erkrankungen

Akute Infektionskrankheiten

Eine akute Infektionserkrankung ist die Ansteckung mit Krankheitserregern wie Bakterien oder Viren, die dann eine Entzündung verursachen. Erste Anzeichen einer Infektion sind Kopfschmerzen und Fieber als Abwehrreaktion des Körpers sowie Gliederschmerzen und allgemeine Abgeschlagenheit.

Eine akute Infektion kann schwer verlaufen, wenn die Entzündung sich im Körper ausbreitet und verschiedene Organe befällt. Bei sehr starken Kopfschmerzen und vor allem hohem Fieber sollte deshalb immer der Arzt hinzugezogen werden.

Kopfschmerzen und Fieber sind erste Anzeichen einer durch Viren oder Bakterien ausgelösten akuten Infektion. Eine solche sollte ernst genommen werden. Wenn sich die Infektion im Körper ausbreitet und weitere Organe befällt, kommt es zu langwierigen Erkrankungen.

Bluthochdruck (Hypertonie)

Der Blutdruck ist weitgehend abhängig von der Herztätigkeit. Unser Herz ist ein Hohlmuskel, der sich abwechselnd zusammenzieht und ausdehnt. Den Druck des Bluts auf die Gefäßwand nennt man den systolischen Blutdruck, den während der Dehnungsphase des Herzes diastolischen Blutdruck. Der Blutdruck lässt sich messen und sollte nach Empfehlungen der Weltgesundheitsorganisation (WHO) beim gesunden Menschen nicht höher als 140 mmHg systolisch und unter 90 mmHg diastolisch liegen. Eine Erhöhung des Blutdrucks über diese Werte ist beim gesunden Menschen eine ganz normale Reaktion auf körperliche Aktivität und Stress. Bei über einen längeren Zeitraum hinweg bestehendem Bluthochdruck, also Werten über 140/90 mmHg, kommt es zu krankhaften Veränderungen in den Arterien und zur übermäßigen Dicke der Herzmuskulatur. Der Gefäßdurchmesser ist verengt, zusätzlich sind die Gefäßwände verhärtet. Beides lässt den Blutdruck weiter ansteigen. Die Mikrodurchblutung und Sauerstoffversorgung werden gestört.

Wenn der Blutdruck nicht stimmt, kann Kopfschmerz die Folge sein. Bluthochdruck verursacht zwar nur selten solche Beschwerden, ist aber ein Risikofaktor für das Herz. Treten Schwindel und Kopfschmerzen auf, kann dies auch ein Zeichen für einen zu niedrigen Blutdruck sein.

Normalerweise verursacht Bluthochdruck keine Beschwerden. Auf einen schweren Bluthochdruck weisen jedoch bisweilen starke Kopfschmerzen, Schwindel, Atemnot und Sehstörungen hin. Wenn der Druck gesenkt wird, verschwinden die Kopfschmerzen wieder. Da bei länger bestehendem Bluthochdruck auch der Herzmuskel übermäßig verdickt, wird die Durchblutung des Herzens beeinträchtigt, wodurch das Risiko für Angina pectoris (Herzschmerzen), Herzinfarkt und Schlaganfall steigt. Bluthochdruck muss deshalb immer behandelt werden. Manchmal genügt bereits eine Änderung der Ernährungsweise. Bei sehr hohem Blutdruck sind blutdrucksenkende Medikamente erforderlich.

Zu niedriger Blutdruck (Hypotonie)

Viele Menschen mit niedrigem Blutdruck leiden häufig unter Kopfschmerzen. Bei zu niedrigem Blutdruck ist die Spannung bzw. der Druck in den Blutgefäßen gering. Dadurch werden die Organe nicht ausreichend durchblutet, was man besonders im Kopf spürt. Der damit einhergehende Sauerstoffmangel löst Kopfschmerzen und Schwindelgefühl aus. Dies geschieht vor allem bei schnellem Lagewechsel, z.B. vom Liegen zum Stehen. Die Kreislaufregulation, die dem absinkenden Druck entgegenarbeiten muss, funktioniert zu langsam. Deshalb wird es diesen Patienten vor allem morgens bei zu schnellem Aufstehen schwindelig. Menschen mit niedrigem Blutdruck haben oft schon morgens beim Aufstehen Kopfschmerzen.

Blutarmut (Anämie)

Eine Blutarmut liegt vor, wenn im Blutkreislauf die Zahl der roten Blutkörperchen, ihr roter Blutfarbstoff (Hämoglobin) oder beides vermindert sind. Dadurch ist der Sauerstofftransport – Aufgabe der

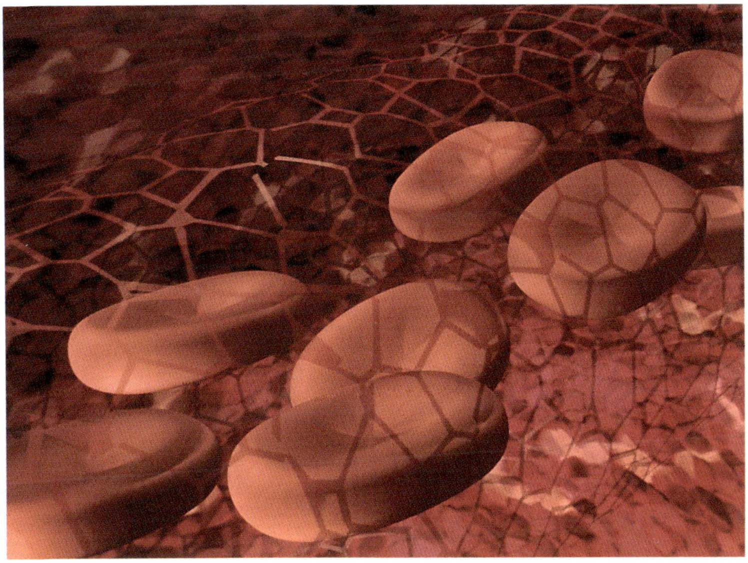

Rund zehn Kilometer muss jedes rote Blutkörperchen täglich zurücklegen, um unseren Organismus ausreichend mit Sauerstoff zu versorgen. Zur Blutarmut kommt es, wenn nicht mehr genügend dieser Erythrozyten vorhanden sind. Dann leiden die Organe unter Sauerstoffmangel.

roten Blutkörperchen – verringert, so dass die Organe nur mangelhaft mit Sauerstoff versorgt werden. Patienten mit einer Anämie leiden unter Kopfschmerzen, Müdigkeit und Abgeschlagenheit, manchmal auch unter Schwindel, und haben ein blasses Gesicht. Diese Symptome sollten unbedingt vom Arzt abgeklärt werden.

Herzschwäche

Bei fortgeschrittenem Herzleiden ist der Herzmuskel so schwach, dass seine Pumpleistung eingeschränkt ist. Ursache ist meistens ein ständig erhöhter Widerstand im Kreislaufsystem, z.B. bei Bluthochdruck. Mit zunehmender Erkrankung sind neben Luftnot und Schwindel oft auch Kopfschmerzen ständige Begleiter dieser Patienten. Durch Medikamente und körperliche Schonung versucht der Arzt, das Herz zu stärken, damit die Pumpfunktion verbessert wird.

Gerade Frauen sind anfällig für die so genannte Eisenmangelanämie, da sie bei der Menstruation zum Teil sehr viel Blut und damit Eisen verlieren.

Lungenerkrankung

Wenn durch Asthma oder andere Erkrankungen der Lunge die Sauerstoffversorgung der Organe verringert ist, dann löst dies u.a. Kopfschmerzen aus. Im Vordergrund steht Atemnot.

Prämenstruelles Syndrom

Die hormonelle Umstellung sieben bis zehn Tage vor der Monatsblutung löst bei vielen Frauen die unterschiedlichsten Beschwerden, u.a. auch Kopfschmerzen, aus. Die Ursachen sind vielschichtig. So spielt z.B. ein Absinken des Blutzuckerspiegels eine Rolle; die Frauen haben in dieser Phase vermehrt Appetit. Des Weiteren werden sie von Wassereinlagerungen zwischen ein und drei Kilogramm und depressiver Verstimmung geplagt. Die Beschwerden verschwinden meist wenige Stunden nach Beginn der Menstruationsblutung.

Knochenmarkkrebs (Plasmozytom)

Diese bösartige Wucherung der Knochenmarkzellen führt zu einer Zerstörung der Knochensubstanz. Die Symptome sind rheumaähnliche Schmerzen. Je nach Lokalisation der Krankheitsherde treten die Schmerzen in der Wirbelsäule auf, im Kreuzbein, im Brustbein oder im Schädel. Die Erkrankung beginnt meistens erst nach dem 50. Lebensjahr; Männer sind häufiger betroffen als Frauen. Die Patienten leiden im Frühstadium unter immer wiederkehrenden bakteriellen Infektionen sowie Anämie und klagen über Müdigkeit. Die für die Krankheit typisch veränderten Eiweißstoffe können im Harn nachgewiesen werden. Bei Verdacht unbedingt den Arzt aufsuchen!

In den Wechseljahren werden viele Frauen von permanenten Kopfschmerzen geplagt. Das sollten sie nicht nur auf die Hormonumstellung zurückführen, sondern von ihrem Arzt abklären lassen.

Wechseljahrebeschwerden

In den Wechseljahren ist durch die nachlassende Funktion der Eierstöcke auch die Produktion der weiblichen Sexualhormone verringert. Dies löst bei vielen Frauen zahlreiche Beschwerden aus. Treten begleitend nicht nachlassende Kopfschmerzen auf, sollte der Arzt zur Ursachenklärung aufgesucht werden.

Zuckerkrankheit (Diabetes mellitus)

In den Anfangsphasen einer sich entwickelnden Zuckererkrankung oder bei einem schlecht eingestellten Diabetes mellitus kann der Blutzuckerspiegel schwanken, indem er einmal zu hoch, ein andermal zu niedrig ist. Zu niedrige Zuckerspiegel können Kopfschmerzen auslösen (das Gehirn braucht Zucker zur Energiegewinnung), bei fortgeschrittener Erkrankung allerdings nicht mehr. Dann kommt es zu einer Störung der Nervenleitung, so dass Schmerzimpulse nicht mehr empfunden werden. In diesem Spätstadium spüren die Patienten oft nicht, wenn z.B. ein Herzinfarkt auftritt. Zuckerkranke müssen regelmäßig zur Kontrolle zum Arzt.

Ursache Medikamente und Vergiftungen

Antibabypille, Nitropräparate, Schmerzmittel

Patienten, die wegen ständigen Engegefühls in der Brust (Angina pectoris) Nitropräparate einnehmen müssen, leiden gelegentlich unter Kopfschmerzen, die als Nebenwirkung des Medikaments eintreten können. Diese unerwünschte Begleitreaktion ist auch bei Schmerzmitteln, die Phenazetin enthalten, sowie bei Einnahme der Antibabypille möglich.

Alkohol und Nikotin

Die meisten Menschen haben es schon erlebt, dass sie nach einer durchzechten Nacht mit viel Alkoholkonsum von starken Kopfschmerzen geplagt werden. Diese werden durch die Alkoholabbauprodukte hervorgerufen. Die gleiche Wirkung hat auch ein zu reichlicher Genuss von Zigaretten. Das im Rauch enthaltene Kohlenmonoxid behindert den Sauerstofftransport durch das Hämoglobin in den roten Blutkörperchen.

Alkohol und Zigaretten können Kopfschmerzen verursachen. Das ist bekannt. Aber auch Medikamente, die Antibabypille und sogar Schmerzmittel können Kopfschmerzen hervorrufen.

Kohlenmonoxid

Hauptursachen für Vergiftungen mit Kohlenmonoxid sind Autoabgase in schlecht belüfteten Autowerkstätten oder schlecht brennende Öfen in Räumen mit dicht verschlossenen Fenstern. Frühe Anzeichen einer Vergiftung sind Kopfschmerzen in der Stirn- und Schläfengegend, Müdigkeit und gelegentlich auch Schwindel. Oft kommen Übelkeit und Brechreiz hinzu. Treten bei körperlicher Anstrengung Kurzatmigkeit und Herzklopfen auf, muss man sofort den Notarzt rufen. Chronische Belastungen mit Kohlenmonoxid, wie sie bei Polizisten und Bauarbeitern an Straßen mit starkem Verkehrsaufkommen auftreten, lösen oft Kopfschmerzen aus. Das Blut kann den in die Lunge eingeatmeten Sauerstoff nicht mehr aufnehmen. Wer dann zusätzlich noch raucht, schadet sich doppelt.

Psychische Ursachen

Stress

Menschen, die andauernd unter Stress stehen, sollten Kopfschmerzen ernst nehmen. Sie sind ein ernstes Warnsignal des Körpers, einmal abzuschalten und etwas kürzer zu treten.

Emotionale Spannungen in psychisch als belastend empfundenen Situationen können zu Kopfschmerzen führen. Sie entstehen normalerweise im Nacken- oder Stirnbereich und breiten sich über den gesamten Kopf aus. Die Schmerzen werden als Druckgefühl oder als ein Gefühl beschrieben, als ob sich der Schädel zusammenziehe. Stressreaktionen mit der Ausschüttung der Stresshormone Adrenalin und Noradrenalin sind seit Urzeiten im Menschen angelegt, um uns in gefährlichen Situationen auf schnelle Reaktionen vorzubereiten. Dieser Anspannungsphase mit Steigerung des Blutdrucks, des Energieumsatzes und der Gehirndurchblutung sowie Abnahme der Verdauungsaktivität folgt nach überstandener Gefahrensituation die Entspannungsphase.

Menschen, die unter Dauerstress stehen, d.h. ohne die notwendigen Entspannungsphasen, werden krank. Kopfschmerz ist eines der ersten warnenden Signale des Körpers. Um weiteren Schaden zu vermeiden, ist es dringend angeraten, den Arzt aufzusuchen, um sich über Entspannungstechniken aufklären zu lassen und Ratschläge über den Umgang mit Stress zu holen.

Ursache Verletzungen

Gehirnerschütterung

Jede leichte Kopfverletzung verursacht meistens auch Kopfschmerzen. Bei schweren Kopfverletzungen kann in 30 bis 50 Prozent der Fälle der Kopfschmerz chronisch werden. Nach Gehirnprellungen sind manchmal Narben oder Verwachsungen dafür verantwortlich. Meistens klagen die Patienten dann auch über leichte Ermüdbarkeit, gesteigerte Reizbarkeit und Alkoholunverträglichkeit. Die Symptome einer Gehirnerschütterung sind Schwindel, verschwommenes Sehen und Erbrechen. Treten Tage bis Wochen nach einer Kopfverletzung erneut starke Kopfschmerzen auf, dann besteht Verdacht auf eine Gehirnblutung. Dann muss in jedem Fall schnellstmöglich der Notarzt verständigt werden!

Das Wichtigste zu Kopfschmerzen

- Die häufigste Ursache für Kopfschmerzen ist Stress. Sie sollten nicht einfach zu Schmerzmitteln greifen, sondern vorher ein Antistressprogramm ausprobieren.
- Bei Veränderungen des Blutdrucks, des Zuckerspiegels im Blut und der Sauerstofftransportkapazität der roten Blutkörperchen kann es als Begleitreaktion oft einmal zu Kopfschmerzen kommen.
- Sauerstoffmangel der Lunge, sei es durch eine Erkrankung mit Beteiligung der Lungen oder des Herzens, verursacht Kopfschmerzen.
- Jede Infektionserkrankung mit oder ohne Fieber kann mit Kopfschmerzen einhergehen.
- Kopfschmerzen können auch durch Strukturveränderungen der Halswirbelkörper ausgelöst werden.
- Krankhafte Gefäßreaktionen oder auch Entzündungen und Tumore im Gehirn sind in der Regel mit heftigen Kopfschmerzen verbunden.
- Jede Erkrankung im Hals-Nasen-Ohren-Bereich kann sich ausbreiten und Schmerzen im gesamten Kopf verursachen.
- Die Einnahme bestimmter Medikamente verursacht häufig Kopfschmerzen als Nebenwirkung.
- Ein nicht korrigierter Sehfehler oder die falsche Brille kann Kopfschmerzen auslösen.

Wer häufig unter Kopfschmerzen leidet, sollte nicht immer gleich zu Tabletten greifen. Häufig sind nämlich soziale und psychische Faktoren die Auslöser. Weniger Alkohol und Zigaretten sind auf jeden Fall anzuraten. Auch Entspannungsübungen und Spaziergänge an der frischen Luft wirken oft Wunder.

Merke

Kopfschmerzen müssen vom Arzt auf ihre mögliche Ursache hin abgeklärt werden. Wenn die Schmerzen schnell und stark zunehmen, sollten Sie nicht zögern und sofort den Notarzt rufen!

Bei folgenden Beschwerden dringend zum Arzt

- Bei plötzlichen, ohne erkennbare Ursachen auftretenden schweren Kopfschmerzen
- Bei Kopfschmerzen und Nackensteife während einer Infektionskrankheit (Gefahr der Gehirnhautentzündung!)
- Bei Kopfschmerzen als körperlicher Reaktion auf Dauerstress
- Bei häufig wiederkehrenden leichten Kopfschmerzen, um nach der Ursache zu forschen
- Bei Verdacht darauf, dass Ihre Kopfschmerzen eine Unverträglichkeitsreaktion auf ein Arzneimittel sind
- Wenn eine Fehlsichtigkeit Kopfschmerzen auslöst

Nasenbluten

Nasenbluten ist meist nur von kurzer Dauer und in der Regel harmlos. Es kann aber auch im Zusammenhang mit bestimmten Erkrankungen auftreten.

Was kann die Ursache sein?

- Blutgerinnungsstörungen
- Bluthochdruck
- Erkrankungen der Blutgefäße
- Fremdkörper in der Nase
- Heftiges Schnäuzen und Verletzungen
- Medikamente
- Reaktion auf infektiöse Erkrankungen
- Tumor im Nasen-Rachen-Raum

Ursache Blutgerinnungsstörungen

Angeborene Blutgerinnungsstörungen

Es gibt sehr unterschiedlich verlaufende, angeborene Störungen der Blutgerinnung. Am bekanntesten ist die Bluterkrankheit, bei der es schon bei geringsten Verletzungen zum Auftreten von schwer stillbaren Blutungen, z.B. auch aus der Nase, kommt.

Was tun bei Nasenbluten?
Mit Daumen und Zeigefinger beide Nasenflügel fest an die Nasenscheidewand drücken. Durch den geöffneten Mund atmen. Unterstützend kalte, nasse Tücher in den Nacken und auf die Stirn legen. Meistens kommt das Nasenbluten nach einigen Minuten zum Stillstand. Bei starker, anhaltender Blutung muss allerdings ein Arzt aufgesucht oder der Rettungsdienst verständigt werden.

Erworbene Blutgerinnungsstörungen

Bei Lebererkrankungen im fortgeschrittenen Stadium (Leberzirrhose) liegt eine Störung der Blutgerinnung vor. Die Leber ist nicht mehr in der Lage, die für die normale Blutgerinnung benötigten Substanzen zu produzieren. An der Leber Erkrankte neigen deshalb leichter zu blauen Flecken und auch zu Nasenbluten. Bei bestimmten Erkrankungen des Knochenmarks, wie z.B. aplastischer Anämie und Leukämie, ist die Blutgerinnung ebenfalls verzögert.
In Entwicklungsländern haben viele Menschen aufgrund der schlechten Ernährung einen Vitamin-C-Mangel, der ebenfalls Blutgerinnungsstörungen zur Folge hat. Auch dann kommt es häufig zu Nasenblutungen.

Bluthochdruck ist schmerzlos und wird daher oft nur zufällig entdeckt. Häufiges Nasenbluten kann allerdings ein erstes Anzeichen sein. Lassen Sie daher Ihren Blutdruck regelmäßig kontrollieren.

Ursache Bluthochdruck

Die meisten Patienten spüren ihren Bluthochdruck nicht. Die Diagnose ist deshalb oft ein Zufallsbefund, und die Betroffenen sind höchst erstaunt. Dabei gibt es etliche Anzeichen, die immer an einen zu hohen Blutdruck denken lassen sollten. Dazu zählen neben Kopfschmerzen und Schwindel vor allem auch Nasenbluten. Wer also häufiger Nasenbluten hat, sollte beim Arzt seinen Blutdruck kontrollieren lassen. Regelmäßige Blutdruckkontrollen sind grundsätzlich jedem zu empfehlen. Besonders Menschen mit Risikofaktoren wie Übergewicht, Stress sowie dauerhaftem Alkohol- und Nikotinkonsum sind »Bluthochdruckkandidaten«.

Bei folgenden Beschwerden dringend zum Arzt

- Wenn intensives Nasenbluten nach zehn Minuten nicht deutlich erkennbar schwächer wird. Das gilt unabhängig von der Ursache des Nasenblutens. Im Akutfall muss zunächst versucht werden, die Blutung zum Stillstand zu bringen.
- Häufiges Nasenbluten bei Kindern

Ursache Erkrankungen der Blutgefäße

Arteriosklerose

Die Arterienverkalkung stellt eine sich schleichend entwickelnde Erkrankung dar, die bereits in der Jugend unbemerkt beginnt und beim älteren Menschen massive Gesundheitsschäden hervorruft. Ursache ist eine falsche Lebensweise bei gleichzeitig vererbter Neigung zur Arterienverkalkung. Die Gefäßwände verhärten; sie verlieren dadurch an Elastizität und reißen somit auch leichter ein. Nasenbluten bei älteren Menschen kann deshalb auch ein Hinweis auf eine Arteriosklerose sein.

Gefäßmissbildungen in der Nase

Eine angeborene Gefäßmissbildung ist beispielsweise eine Ausbuchtung (Aneurysma) in einem Gefäß. An dieser Stelle ist die Gefäßwand besonders dünn, so dass sie bei Blutdrucksteigerung einreißt. Aneurysmablutungen sind meist intensiv. Starkes Nasenbluten erfordert deshalb ärztliches Eingreifen.

Kleinere Kinder haben oft die Angewohnheit, sich z.B. Murmeln oder Erdnüsse in die Nasenlöcher zu stecken. Solche Schleimhautreizungen können Nasenbluten auslösen.

Ursache Fremdkörper in der Nase

Kinder haben manchmal die Eigenart, sich kleine Fremdkörper in die Nase zu stecken. Wird ein solcher Fremdkörper nicht entfernt, entstehen örtliche Schleimhautreizungen, die Nasenbluten auslösen. Meistens muss der Arzt den Fremdkörper entfernen, da dieser von dem Kind so tief in die Nase geschoben worden sein kann, dass man ihn nur mit Hilfe von Untersuchungsgeräten entdeckt.

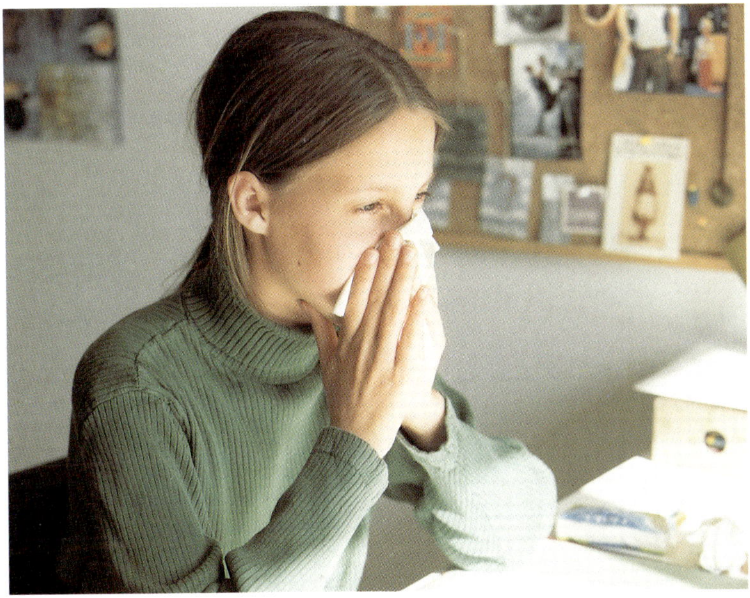

Kommt es durch einen Stoß oder durch Schnäuzen zu Nasenbluten, genügt es meist, sich aufrecht hinzusetzen, den Kopf leicht nach vorn zu beugen und eine kalte Kompresse an die Stirn zu drücken. Die Blutung hört dann rasch auf.

Ursache heftiges Schnäuzen

Besonders Kinder haben häufig Nasenbluten. So kommt es sehr leicht nach Bagatellverletzungen oder nach heftigem Schnäuzen zu Nasenbluten. Auch beim Bücken können die feinen, weit verästelten Gefäße der Nasenschleimhaut platzen. Selbst beim Bohren in der Nase wird häufig ein kleines Gefäß so verletzt, dass es zu Nasenbluten kommt. Mit zunehmendem Alter lassen diese Reaktionen nach.

Bei Menschen, die blutgerinnungshemmende Medikamente einnehmen müssen, kann schon starkes Schnäuzen zu nur schwer stillbaren Blutungen führen.

Ursache Medikamente

Nach einem erlittenen Herzinfarkt müssen einige Patienten Mittel zur Hemmung der Blutgerinnung (Marcumar) einnehmen, um einen erneuten Herzinfarkt durch ein weiteres Blutgerinnsel zu verhindern. Durch diese Medikamente kommt es leicht zu lang anhaltenden und nur schwer stillbaren Blutungen. Sogar zu starkes Schnäuzen kann dann bereits Nasenbluten auslösen.

Ursache infektiöse Erkrankungen

Bei einigen infektiösen Erkrankungen wird die Nasenschleimhaut sehr in Mitleidenschaft gezogen. Zusätzlich steigt bei diesen fiebrigen Erkrankungen der Blutdruck. Zu Nasenbluten neigende Personen bekommen es vor allem bei Grippe, Masern, Scharlach, Pfeifferschem Drüsenfieber, rheumatischem Fieber, Bauchtyphus, Nasendiphtherie und Papageienkrankheit.

Ursache Tumor im Nasen-Rachen-Raum

Gutartige (juveniles Nasenrachenfibrom) sowie bösartige Wucherungen im Nasen-Rachen-Raum können eine schwer wiegende Ursache von Nasenblutungen sein.

Wer zu Nasenbluten neigt, bekommt es häufig auch bei fiebrigen Erkrankungen, die die Nasenschleimhaut beeinträchtigen.

Das Wichtigste zu Nasenbluten

Folgende Ursachen oder Erkrankungen können Nasenbluten auslösen:

- Bei Kindern ein Schlag auf die Nase, Nasenbohren, Fremdkörper in der Nase, heftiges Schnäuzen oder auch eine aufregende Situation
- Ein grippaler Infekt und einige andere infektiöse Erkrankungen, die auch die Nasenschleimhaut in Mitleidenschaft ziehen
- Gefäßmissbildungen im Nasen-Rachen-Raum
- Arteriosklerose, da mit zunehmender Gefäßverkalkung das Risiko steigt, dass ein Gefäß platzt
- Schwere Erkrankungen, die die Blutgerinnung hemmen, beispielsweise Lebererkrankungen
- Vererbte Störungen der Blutgerinnung
- Blutungen gutartiger oder bösartiger Wucherungen in der Nasenschleimhaut
- Die Einnahme von Medikamenten zur Hemmung der Blutgerinnung (Marcumar)
- Bluthochdruck

Ohrbeschwerden

Was kann die Ursache sein?

- Hörschwäche
- Ohrenschmerzen
- Ohrgeräusche

Ursache Hörschwäche, Schallempfindungs-Schwerhörigkeit

Entzündung

Hirnhautentzündung (Meningitis), insbesondere durch das Mumpsvirus, eine Herpesinfektion am Innenohr, eine Entzündung des Hörnervs (akute Akustikusneuritis) oder auch andere schwere Infektionskrankheiten können das Innenohr in Mitleidenschaft ziehen und so die Hörschwäche auslösen.

Gefäßverkalkungen mit Durchblutungsstörungen können das Hörvermögen herabsetzen.

Lärmschädigung

Jugendliche, die gerne und oft sehr laut Musik hören, Arbeiter, die einer hohen Lärmbelästigung ausgesetzt sind und keinen Lärmschutz tragen oder auch Jäger (Knallexposition!) tragen ein hohes Risiko, dass durch diese ständige extrem laute Lärmeinwirkung das Ohr im Sinne einer Schwerhörigkeit geschädigt wird.

Hörsturz

Ein Hörsturz ereignet sich plötzlich und unerwartet. Auf dem betroffenen Ohr ist das Hörvermögen schlagartig stark vermindert oder völlig aufgehoben. Parallel dazu treten meistens starke und unangenehme Ohrgeräusche auf.

Da die Ursache wahrscheinlich eine gestörte Blutversorgung der Hörzellen im Innenohr ist, nennt man den Hörsturz auch gelegentlich den Infarkt im Ohr. Als häufigste Auslöser werden Stress und Arteriosklerose sowie Virusinfektionen und allergische Reaktionen vermutet.

Ursache Hörschwäche, Schallleitungs-Schwerhörigkeit

Durchblutungsstörungen im Ohr verursachen oft pfeifende oder zischende, manchmal auch brummende und sausende Geräusche im Ohr.

Fremdkörper und Entzündungen

Bei Kindern sind es meist Fremdkörper, bei Erwachsenen ein Ohrpfropf, die neben Ohrgeräuschen auch eine Mittelohrschwerhörigkeit auslösen können. Eine Schallleitungs-Schwerhörigkeit können auch Entzündungen äußerer und innerer Gehörgänge verursachen. Entzündliche Prozesse im Ohr durch Bakterien oder Viren sind außerdem schmerzhaft und werden von Ohrgeräuschen begleitet.

Verletzungen am Trommelfell und Gehörknöchelchen

Ein Defekt am Trommelfell, meistens ein Riss, entsteht am häufigsten durch einen Kopfsprung ins Wasser mit seitlich geneigtem Kopf, eine Ohrfeige oder auch Bohren im Gehörgang mit spitzen Gegenständen. Typisch sind plötzlich auftretende Ohrenschmerzen, Ohrensausen und Schwerhörigkeit am betroffenen Ohr. Der Patient sollte möglichst rasch zum Arzt. Wenn es aus dem Ohr blutet, ist als Erste-Hilfe-Maßnahme das Anlegen einer sterilen Kompresse mit einem Druckverband zu empfehlen.
Ursache eines Defekts am Gehörknöchelchen sind meistens Schädelbrüche durch schwere Unfälle. Wenn die Gehörknöchelchen beschädigt sind, kommt es zur Schwerhörigkeit.

Die Gehörknöchelchen Hammer, Amboss und Steigbügel sind für die Schallübertragung im Ohr wichtig.

Verkalkung der Steigbügelplatte und Tumore

Bei Personen mit Verkalkungsprozessen kann es zu Ablagerungen an der Steigbügelplatte kommen, wodurch sich das Gehör verschlechtert. Es scheint eine vererbte Anlage zu sein, da in einer Familie manchmal mehrere Mitglieder davon betroffen sind. Die Symptome können auch schon bei jungen Erwachsenen auftreten.

Merke

Eine Hörstörung muss immer daraufhin abgeklärt werden, ob sie nicht durch eine Wucherung im Ohr oder in Ohrnähe verursacht ist. Bei begleitenden Kopfschmerzen und Gangunsicherheit muss immer nach einem eventuell vorhandenen Tumor gesucht werden.

Ursache Ohrenschmerzen

Entzündung

Entzündungen gehen mit einer Schwellung des Gewebes einher, was Schmerzen verursacht. Bei Schmerzen am Ohr liegt meistens eine Entzündung vor. Der Arzt muss hier abklären, um welche Art von Entzündung es sich handelt.

Bestimmte Gifte, meistens sind es Medikamente, können das Ohr schädigen, so dass nicht nur Ohrgeräusche, sondern auch Schmerzen auftreten.

Verletzung

Harte Schläge auf das Ohr können zu Blutungen im Ohr führen, so dass ein Bluterguss (Hämatom) sowie eine Gewebeschwellung entsteht. Diese verursachen einen Druckschmerz.

Ursache Ohrgeräusche, brummende und sausende

Gehörgangsverschluss durch einen Ohrpfropf

Das von den Talgdrüsen des äußeren Gehörgangs abgesonderte Ohrenschmalz kann sich ablagern und mit der Zeit den äußeren Gehörgang verschließen, so dass Hörstörungen und Geräusche auftreten. Diese Ursache der Beschwerden lässt sich vom Arzt schnell feststellen; durch Spülen des Gehörgangs schafft man Abhilfe.

Ménière-Krankheit

Ohrensausen, schwere Schwindelanfälle und von Übelkeit und Erbrechen begleiteter Hörverlust kennzeichnen die Ménière-Krankheit. Die Patienten klagen auch über ein Verstopfungs- oder Druckgefühl im Ohr. Die meistens rauschenden Ohrgeräusche können ständig vorhanden sein oder anfallartig auftreten. Sie verstärken sich meistens während eines Schwindelanfalls.

Die Ohrtrompete, auch Eustachsche Röhre genannt, ist die röhrenförmige Verbindung zwischen Rachen und Ohr.

Vergrößerte Gaumenmandeln

Wenn die Gaumenmandeln durch häufige Entzündungen zu groß geworden sind, können sie die Ohrtrompete verlegen, so dass Missempfindungen im Ohr und Ohrgeräusche auftreten.

Ursache Ohrgeräusche, pfeifende und zischende

Medikamente/Gifte

Einige Medikamente wie Azetylsalizylsäure (Aspirin), Antibiotika sowie entwässernde Mittel oder auch Antimalariamittel können als unerwünschte Wirkung Ohrgeräusche auslösen.
Ähnliche Beschwerden kann aber auch ein Alkoholexzess verursachen oder eine Vergiftung mit Kohlenmonoxid oder Schwermetallen.

Innenohrerkrankungen

Eine Innenohrentzündung äußert sich in Summen, Pfeifen oder einem hohen Zischen im Ohr. Dabei handelt es sich um eine schwere Erkrankung des Ohrs, die nach einer Mittelohrentzündung, Gehirnhautentzündung oder auch als Scharlachkomplikation entstehen kann. Die Innenohrentzündung geht mit schwerem Schwindel und einer Hörstörung, die bis zum Hörverlust führen kann, einher. Hier ist dringend eine ärztliche Behandlung erforderlich.

Erkrankung der Nerven im Gehörorgan

Der akustische und auditive Nerv sind beides Nerven des Gehörorgans. Ihre Erkrankung kann durch verschiedene Ursachen ausgelöst werden, wie z.B. eine Wucherung (Akustikusneurinom) oder durch ein plötzliches, sehr lautes Geräusch (akustisches Trauma). Der Patient hört auch hier ein Pfeifen und Zischen. Komplikationen dieser Erkrankung sind Verlust des Gleichgewichts und Gehörs.

Hohes Fieber kann ebenfalls ein pulsierendes Ohrgeräusch auslösen. Im Gegensatz zur Mittelohrentzündung sind diese Symptome schmerzlos.

Ursache Ohrgeräusche, pulsierende

Bluthochdruck

Treten pulsierende Ohrgeräusche vor allem unter körperlicher Anstrengung, bei Stress oder Ärger auf, ist das möglicherweise ein Hinweis darauf, dass es unter Belastungssituationen zu einer starken Blutdruckerhöhung kommt, die Strömungsgeräusche verursacht. Auslöser kann hier bereits ein in Ruhe überhöhter Blutdruck sein.

Mittelohrentzündung (Otitis media)

Hohes Fieber mit Ohrenschmerzen, begleitet von einem pulsierenden Ohrgeräusch, das oft als Sausen oder Brummen beschrieben wird, entpuppt sich meistens als Mittelohrentzündung. Bettruhe ist schon wegen des hohen Fiebers obligat, und feuchtwarme Ohrumschläge oder ein Heizkissen lindern die Schmerzen. Es ist bei diesen Symptomen auf jeden Fall ratsam, einen Arzt hinzuzuziehen, da eventuell eine Behandlung mit Antibiotika notwendig ist. Mit einer Mittelohrentzündung, die als Begleiterkrankung eines grippalen Infekts oder auch bei Scharlach und Masern auftreten kann, ist nicht zu spaßen. Nicht ausgeheilt kann sie Trommelfellschäden mit nachfolgender Schwerhörigkeit verursachen.

Mittelohrentzündungen können verschiedene Ohrgeräusche auslösen. Die Symptome werden sowohl als brummend und sausend, als auch als pulsierend empfunden.

Gefäßmissbildung

In seltenen Fällen stellt sich als Ursache eines pulsierenden Ohrgeräuschs eine angeborene Gefäßmissbildung im Innenohr heraus. An der sackartigen Erweiterung des Blutgefäßes kommt es zu Strömungsgeräuschen.

Das Wichtigste zu Ohrbeschwerden

- Ohrgeräusche können je nach Ursache pulsierend, pfeifend, zischend, ein Brummen oder Sausen sein.
- Die häufigsten Ursachen von Ohrgeräuschen und Ohrenschmerzen sind fieberhafte Entzündungen und Ohrpfropfen.
- Nur selten sind Medikamente der Auslöser von Ohrbeschwerden.
- Ohrenschmerzen entstehen bei Entzündungen und Verletzungen. Zusätzlich liegen Ohrgeräusche vor.
- Hörschwäche wird meistens durch Verkalkungen ausgelöst, häufig auch durch Entzündungen am Ohr. Hörschwäche kann auch eine Reaktion bei Infektionserkrankungen sein oder einen Defekt des Trommelfells zur Ursache haben.
- Je nach Größe können gut- oder bösartige Wucherungen im Ohr, im Rachen- und Gaumenbereich oder auch in der ohrnahen Gehirnregion zu verschiedenen Ohrbeschwerden führen.

Sehstörungen

Was kann die Ursache sein?

- Allmählich sich entwickelnde Sehstörungen
- Plötzliche Sehstörungen

Ursache allmähliche Sehstörungen

Altersbedingtes Nachlassen der Sehkraft

Ab dem 45. Lebensjahr verliert die Augenlinse an Elastizität, wodurch die Brechkraft abnimmt. Das Scharfsehen von nahen Gegenständen wird schlechter, die Buchstaben beim Lesen verschwimmen. Es entwickelt sich die so genannte Altersweitsichtigkeit. Das Tragen einer Brille ist zumindest beim Lesen notwendig.

Chronische Durchblutungsstörungen

Störungen des Zuckerstoffwechsels lösen eine vorzeitige Gefäßverkalkung aus, die auch die Sehfähigkeit beeinträchtigen kann.

Verkalkungen der Gefäße in den Augen verschlechtern die Durchblutung und beeinträchtigen allmählich das scharfe Sehen. Wenn gleichzeitig das Gesichtsfeld eingeschränkt ist, sollte man die Augen unbedingt vom Arzt untersuchen lassen.

Erbliche Nachtblindheit (Retinitis pigmentosa)

Erste Anzeichen sind eine eingeschränkte Sehfähigkeit in der Dämmerung (Nachtblindheit) im Kindes- oder Jugendalter. Allmählich kommt es zu einer immer weiter fortschreitenden ringförmigen Einengung des Blickfelds, dem »Röhrenblick«. Ab dem zehnten Lebensjahr kann der Augenarzt dann Pigmenteinlagerungen in der Netzhaut feststellen. Eine Therapie dieser Störung ist bislang nicht bekannt.

Erkrankung der Netzhautmitte (Makuladegeneration)

Diese Erkrankung kann schon bei Kindern auftreten, aber auch erst im höheren Lebensalter. Die frühe Form ist eine angeborene Störung, die zur Abnahme der Sehschärfe im Zentrum sowie des Farbsehens führt. Beim Lesen sehen die Erkrankten in der Mitte des Texts einen unscharfen und allmählich größer werdenden Fleck.

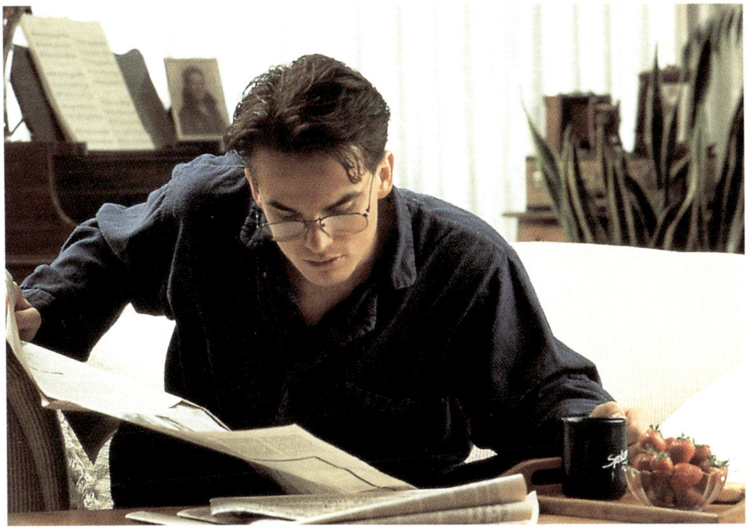

Bei Kurz- und auch bei Weitsichtigkeit liegt ein Missverhältnis zwischen Strahlenbrechung im Auge und Achsenlänge des Auges vor. Dann wird eine Brille notwendig. Aber auch Augengymnastik kann die Sehfähigkeit bis zu einem gewissen Grad schulen.

Tritt die Erkrankung erst später im Leben auf, dann steht das Sehen von verzerrten Bildern im Vordergrund. Auch Gefäßverkalkungen und Stoffwechselerkrankungen (Zuckerkrankheit) können eine Makuladegeneration als Komplikation entwickeln. Auf jeden Fall sollte bei Sehschärfestörungen der Augenarzt aufgesucht werden.

Der graue Star ist eine langsam fortschreitende Linsentrübung, die sich im höheren Alter entwickelt. Diese Erkrankung kann man erfolgreich durch die Einpflanzung einer künstlichen Linse behandeln. Ein solcher Eingriff ist heute Routine.

Merke

Die Sehfunktion eines oder beider Augen kann unterschiedlich beeinträchtigt sein. Es können neben einer Sehverschlechterung dunkle Punkte, Funken, Blitze, Doppelbilder, ein blinder Fleck, Schleier bzw. Nebel auftreten, oder das Blickfeld kann eingeschränkt sein (»Röhrensehen«).

Grauer Star (Katarakt)

Bei vielen Menschen entwickelt sich im höheren Alter der so genannte graue Star. Es handelt sich dabei um eine langsam fortschreitende Linsentrübung. Erstes Anzeichen ist ein allmählich schlechter werdendes Sehvermögen. Da die Linse in besonderem Maß der UV-Strahlung und anderen Strahlen ausgesetzt ist, entstehen in ihr besonders viele freie Radikale (= aggressive Substanzen). Diese müssen von Radikalefängern, wie z.B. dem Vitamin C, neutralisiert werden. In der Augenlinse findet man deshalb hohe Konzentrationen dieses Vitamins. Heute wird angenommen, dass eine Vitamin-C- und Vitamin-E-arme Ernährung das Risiko, am grauen Star zu erkranken, erhöht. Auch durch andere Ursachen, die zu einer erhöhten Radikalebildung führen, wie z.B. Diabetes mellitus (Zuckerkrankheit), kann sich ein Katarakt entwickeln.

Merke

Bei multipler Sklerose treten neben den sonstigen Nervenstörungen wie Missempfindungen an Armen oder Beinen oder Schwäche in Armen oder Beinen auch unterschiedliche Sehstörungen auf, wie Doppelbilder (typisch für Augenmuskellähmungen), Flimmern, trübes Bild, Schmerzen in einem Auge oder sogar eine teilweise Blindheit. Wer also eines oder mehrere dieser Symptome an sich beobachtet, sollte unbedingt zum Arzt gehen. Die Augenbeschwerden könnten die ersten Hinweise auf multiple Sklerose sein.

Halswirbelsäulenveränderung

Auch ein Tumor, z.B. der Hirnanhangsdrüse, der zu einer Steigerung des Hirndrucks führt, kann plötzliche Blindheit auslösen.

Warzenartige Ablagerungen an der Halswirbelsäule können derart auf Gefäße und Nervengeflechte drücken, dass sie neben Hinterhauptschmerzen, Schwindel und Hörstörungen auch Schmerzen im Augenbereich bewirken können. In solchen Fällen werden nur noch verschwommene Bilder gesehen.

Tumor

Der Sehnerv verläuft vom Augenhintergrund bis zum Inneren des Schädels, wo die vom Auge aufgenommenen Signale im Sehzentrum in ein Bild umgewandelt werden. Wächst entlang des Sehnervs ein Tumor, kommt es je nach Geschwindigkeit seines Wachstums früher oder später an einem Auge zu einer Einschränkung des Sehvermögens, teilweise auch zu einem verschwommenen Sehen.
Manchmal ist die Ursache für schlechter werdendes Sehen auch eine angeborene Gefäßfehlbildung (Kavernom) oder eine geschwulstartige Gefäßausbuchtung (Angiom), die derart zunehmen kann, dass sie wie ein Tumor auf den Sehnerv drückt. Ist hingegen der sechste Hirnnerv geschädigt, so treten Doppelbilder auf.

Das Wichtigste zu Sehstörungen

- Beim grauen Star (Katarakt) handelt es sich um eine langsam fortschreitende Linsentrübung mit allmählicher Verschlechterung der Sehkraft.
- Eine chronische Durchblutungsstörung in der Augenregion engt allmählich das Gesichtsfeld ein, ohne dass dabei Schmerzen auftreten.
- Sehen von Doppelbildern, Mundtrockenheit und fehlender oder abgeschwächter Pupillenreflex sind Symptome einer Lebensmittelvergiftung.
- Eine plötzliche schmerzhafte Sehverschlechterung ist oft Folge eines entzündlichen Prozesses am Auge.
- Starke Kopfschmerzen, ein rotes, schmerzendes Auge, abgeschwächte Sehstärke, Übelkeit und Erbrechen können Hinweis auf einen akuten Glaukomanfall (grüner Star) sein.
- Flimmern und Lichtblitze vor den Augen sind manchmal Vorboten eines Migräne- oder epileptischen Anfalls.
- Bei Flimmern, Lichtblitzen und vorhangartigen Schleiern vor den Augen sowie Flockensehen handelt es sich wahrscheinlich um eine Netzhautablösung.
- Eine starre, nicht mehr auf Lichteinfall reagierende Pupille und eine plötzliche Erblindung ohne Schmerzen ist verdächtig für einen akuten Verschluss eines Netzhautgefäßes. Ursache ist in der Regel eine Thrombose oder Embolie.

Sehstörungen, die eine plötzliche Erblindung zur Folge haben, sind meist auf eine Thrombose oder Embolie zurückzuführen. Sie müssen sofort behandelt werden.

Ursache plötzliche Sehstörungen

Akute Durchblutungsstörung

Bei einem akuten Verschluss einer Augenarterie (Netzhautzentralarterie) durch ein Blutgerinnsel kommt es zu einer einseitigen, plötzlichen Erblindung ohne Schmerzen. Die Pupille ist starr und kann in der Größe nicht mehr verändert werden. Auch ein Verschluss einer Augenvene (Netzhautzentralvene) kann ähnliche Symptome hervorrufen, wobei es nicht zu einer Erblindung, sondern zu einer starken Sehverschlechterung kommt.

Entzündung

Die deutliche Sehverschlechterung wird als plötzliches Ereignis wahrgenommen. Als Ursache kommen eine Arteriitis temporalis, Iritis, Neuritis retrobulbaris und Papillitis infrage.
Bei der Neuritis retrobulbaris treten Schmerzen hinter dem Auge auf, auch die Augenbewegung tut weh. Bei der Iritis verschlechtert sich vor allem das Nahsehen; auch bei dieser Infektion bestehen Schmerzen. Die Patienten sind lichtscheu, die Bindehaut ist entzündet und die Pupillen sind eng. Den Augenarzt aufsuchen!
Des Weiteren können entzündliche Erkrankungen im Kopf wie z.B. eine Gehirnhautentzündung oder ein Hirnabszess plötzliche Sehstörungen auslösen.

Sehstörungen beim Migräneanfall

Kurz vor einem Migräneanfall treten bei manchen Patienten Flimmern, Lichtblitze und Überkreuzsehen auf, die das Sehen beeinträchtigen.

Glaskörperblutung

Bei manchen Formen der Epilepsie werden vom Kranken vor einem Krampfanfall auch Lichtblitze gesehen.

Jeder Glaskörperblutung geht eine Schädigung der Netzhautgefäße voraus. Die Sehverschlechterung tritt plötzlich und ohne Schmerzen auf. Sofort zum Augenarzt!

Grüner Star (Glaukom)

Der grüne Star kann chronisch sein, sich aber auch plötzlich und sehr schmerzhaft bemerkbar machen. Um die Hornhaut rötet sich das Auge, das Sehen ist deutlich eingeschränkt und oft kann nur noch Hell oder Dunkel unterschieden werden. Der Kopf und manchmal sogar der ganze Körper schmerzen so sehr, dass es zu Übelkeit und Erbrechen kommt. Bei einem Glaukomanfall sofort zum Augenarzt!

Netzhautablösung

Plötzliches Flimmern, Blitze, Funken, Sehen von verzerrten Bildern, schwebende Flocken oder vorhangartige Schleier vor den Augen sind Zeichen einer akuten Netzhautablösung und müssen sofort als Notfall vom Augenarzt mit Laserstrahlen behandelt werden. Als Ursache kommen Verletzungen oder vorausgegangene Erkrankungen der Netzhaut oder des Glaskörpers infrage. Bei fortschreitender Ablösung der Netzhaut kommt es schließlich zu einer Erblindung. Auch Kurzsichtigkeit oder höheres Alter begünstigen die spontane Ablösung der Netzhaut.

Bei Vergiftungen mit Blei, Chinin, Thallium, Tabak oder Methylalkohol kann eine plötzliche Blindheit auftreten. Sie müssen sich sofort in ärztliche Behandlung begeben!

Schlaganfall

Beim Schlaganfall stehen mehr oder weniger starke Lähmungserscheinungen im Vordergrund, die sich mit unterschiedlicher Geschwindigkeit und in unterschiedlichem Ausmaß entwickeln können.

Am häufigsten ist der akute Schlaganfall, der innerhalb von wenigen Minuten seinen Höhepunkt erreicht. Das Auge der betroffenen Gehirnhälfte ist blind. Der Notarzt muss sofort gerufen werden, um den Patienten schnell in einer Klinik behandeln zu lassen. Nur so lässt sich der Schaden eines Schlaganfalls begrenzen.

Merke

Bei Augenverletzungen durch ätzende Flüssigkeiten und Stoffe muss das Auge vorsichtig und sorgfältig mit reichlich klarem Wasser gespült werden. Danach einen Verband anlegen und den Augenarzt aufsuchen. Bei Blutungen beide Augen mit einer sterilen Mullkompresse abdecken und sofort zum Augenarzt oder in die Augenklinik fahren lassen.

Bei folgenden Beschwerden dringend zum Arzt

- Bei akut auftretenden Sehstörungen jeglicher Art. Denn nach ihrer Ursache muss vom Arzt sofort geforscht werden. In einigen Fällen sind akute Sehstörungen sogar ein Notfall, denn es kann sich um einen akuten Glaukomanfall handeln, um eine Netzhautablösung, Glaskörperblutung, Augenverletzung, einen Schlaganfall, einen epileptischen Anfall oder um eine schwere Vergiftung.
- Bei jeder Art von Sehverschlechterung

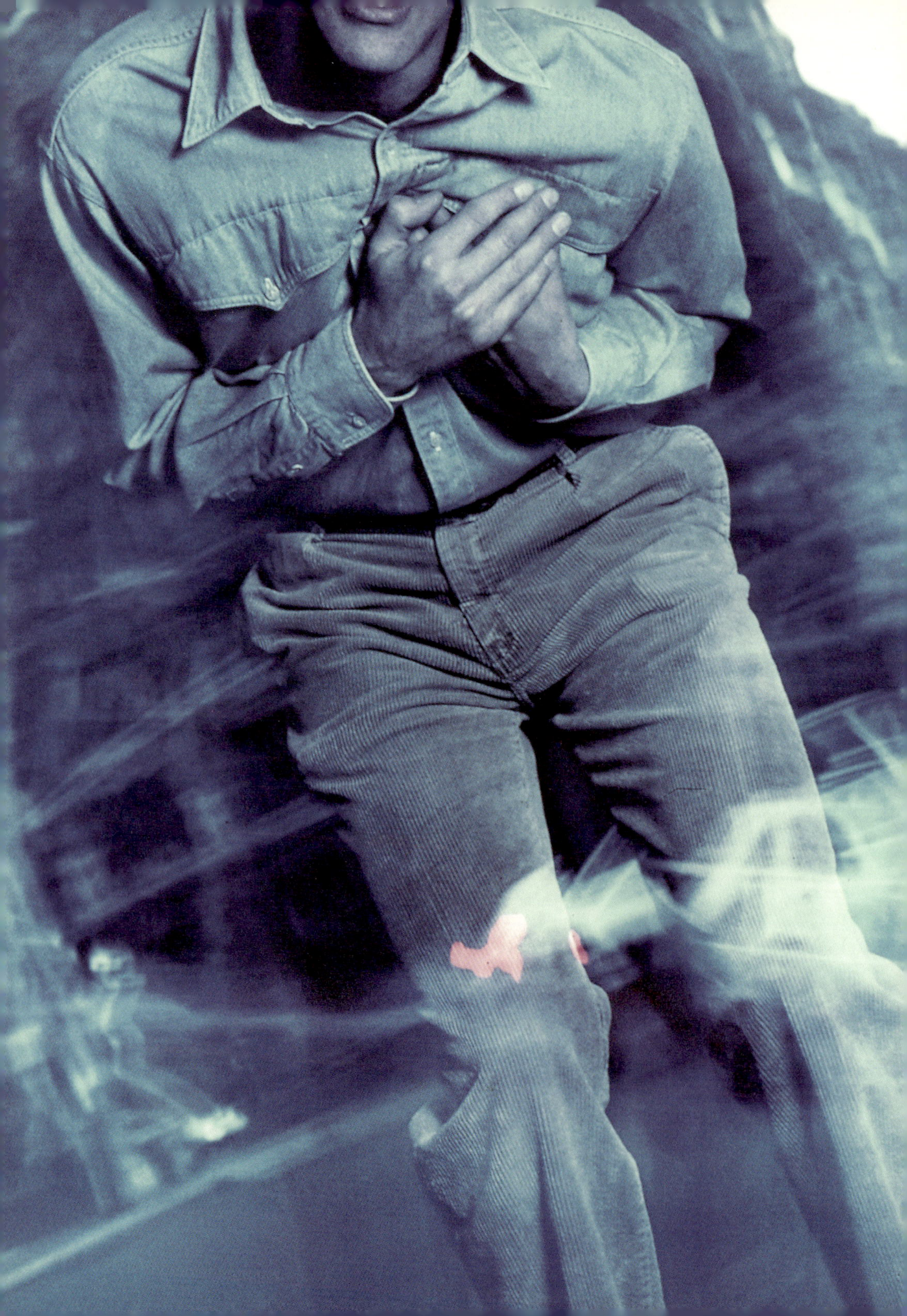

BESCHWERDEN IM BRUSTKORB

Da das Herz unser wichtigstes Organ ist, sind wir natürlich gleich etwas nervös, wenn Beschwerden oder gar Schmerzen in der Herzgegend auftreten. Wie aus dem nachfolgenden Kapitel hervorgeht, ist aber nicht alles, was in der Brust schmerzt, gleich auf Herzbeschwerden oder gar eine schwere Herzkrankheit zurückzuführen. Die Ursachen können ganz unterschiedlicher Natur sein. Sinnvoll ist es jedoch, bei sich wiederholenden Beschwerden den Gang zum Arzt nicht auf die lange Bank zu schieben. Denn meistens lässt sich dann Schlimmeres verhindern.

Schmerzen im Brustkorb müssen nicht gleich mit einer ernsthaften Herzkrankheit in Verbindung gebracht werden. Die Ursachen sind oft harmloser Natur. Bei wiederholten Beschwerden ist aber ein Arztbesuch unerlässlich.

Atemnot

Was kann die Ursache sein?

- Blutkrankheiten
- Erkrankungen im Bauchraum
- Herzerkrankungen
- Lungenerkrankungen
- Stoffwechselerkrankungen
- Wirbelsäule

Ursache Blutkrankheiten

Blausucht (Methämoglobinämie)

Bestimmte Stoffe können das Eisen in den roten Blutkörperchen chemisch so verändern (oxidieren), dass es keinen Sauerstoff mehr transportieren kann. Die Patienten leiden dann unter Atemnot, weil zu wenig Sauerstoff gebunden wird. Der Körper reagiert darauf mit Erhöhung der Atemfrequenz. Als Auslöser kommen sowohl bestimmte Arzneimittel (z.B. das Schmerzmittel Phenazetin) als auch Lebensmittelvergiftungen infrage (z.B. durch stark nitrathaltiges

Wasser oder durch Vergiftung am Arbeitsplatz mit Polyphenolen, Nitroglyzerin, Anilin usw.). Durch das Gift Arsen kann es sogar zu einer tödlichen Methämoglobinämie kommen. Bei Kleinkindern ist die Ursache der Blausucht meist stark nitrathaltiges Grundwasser, das durch intensive Düngung mit Gülle entstanden ist. Sofort in ärztliche Behandlung!

Blutarmut (Anämie)

Rasche Ermüdbarkeit, Atemnot mit Pulsbeschleunigung und blasser Haut können Hinweise auf eine Blutarmut sein.

> **Bei folgenden Beschwerden dringend zum Arzt**
>
> - Bei dem Gefühl, zu wenig Luft zu bekommen, muss die Ursache geklärt werden.
> - Bei akut auftretender Atemnot und Blaufärbung der Haut sofort den Notarzt rufen.

Ursache Erkrankungen im Bauchraum

Bauchwassersucht

Im fortgeschrittenen Stadium einer Lebererkrankung oder durch Tochtergeschwülste einer Krebserkrankung kann sich so viel Flüssigkeit im Bauchraum ansammeln, dass sich der Bauchraum vergrößert. Das Volumen drückt nach oben auf das Zwerchfell und erschwert die Atmung, da sich die Lungen dann nicht mehr ausreichend ausdehnen können.

Stark übergewichtige Menschen geraten bei körperlicher Belastung rasch in Atemnot. Manche schleppen so viel Gewicht mit sich herum, dass sie sogar ständig Atemprobleme haben. Hier hilft nur Abnehmen.

Zwerchfellbruch (Hiatushernie)

Ein Bruch der Zwerchfellmuskulatur bedeutet, dass sich ein Teil des Magens durch einen Spalt im Zwerchfell in den Brustraum drückt. Bei einem großen Bruch kann dadurch die Atmung erschwert werden. Die Magenbeschwerden strahlen in den Brustraum, in die Schultern, Arme und den Rücken aus. Der Patient leidet unter häufigem, saurem Aufstoßen, das im Liegen zunimmt. Die durch den Zwerchfellbruch entstandene Lücke kann man operativ wieder verschließen.

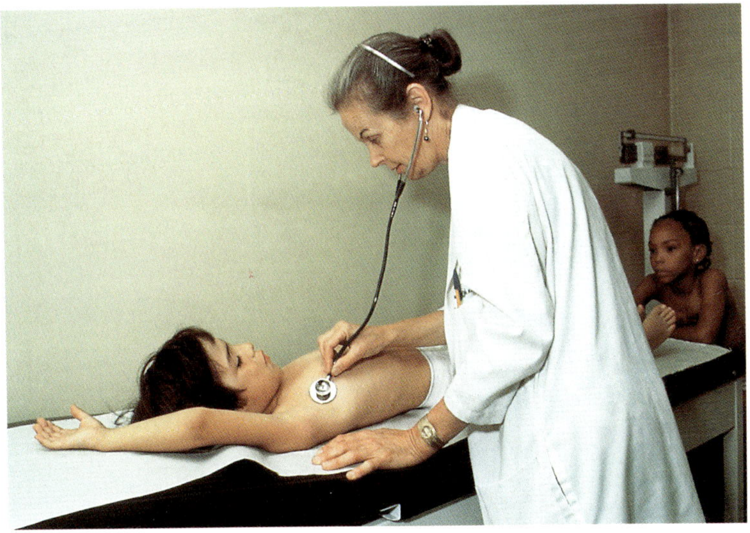

Angeborene Herzfehler beruhen auf Missbildungen mit unterschiedlichen Ursachen, z. B. Vererbung, chemische Einwirkungen oder Strahlenbelastung im Embryonalstadium. Werden sie frühzeitig erkannt und behandelt, sind die Heilungsaussichten heute recht gut.

Ursache Herzerkrankungen

Angeborene Herzfehler

Kinder, die beim Herumtoben mit Spielkameraden leicht in Atemnot geraten, blass werden und deren Lippen bläulich schimmern, müssen unbedingt auf einen möglichen angeborenen Herzfehler untersucht werden. Die regelmäßigen Kontrolluntersuchungen im frühen Kindesalter sollten daher unbedingt eingehalten werden, um rechtzeitig einen Schaden erkennen zu können. In vielen Fällen kann der Schaden heute operativ behoben werden.

Wenn Kinder häufig nach Luft ringen und kurzatmig sind, kann ein angeborener Herzfehler die Ursache sein. Regelmäßige Kontrolluntersuchungen helfen, einen Herzfehler rechtzeitig zu erkennen und zu behandeln.

Angina pectoris

Durchblutungsstörungen am Herzen lösen bei körperlicher Belastung Schmerzen über dem Brustbein sowie Atemnot aus.

Herzasthma (Asthma cardiale)

Im fortgeschrittenen Stadium einer Herzschwäche kann der linke Teil des Herzes das Blut, das aus der Lunge kommt, nicht mehr ausreichend weiterpumpen. Es kommt zu einem Rückstau in die Lunge mit Erhöhung des Drucks in den Gefäßen. Dadurch werden die kleinen roten Blutkörperchen und Blutplasma durch die Lungenkapillaren gepresst, so dass der Hustenauswurf schaumig und blutig ist. Die Patienten atmen oberflächlich und keuchend. Im Gegensatz zum Asthma bronchiale fällt das Einatmen schwerer als das Ausatmen. Die Luftnot wird im Liegen meist schlimmer. Der Puls ist stark beschleunigt. Aufgrund der Schwere des Krankheitsbilds muss dringend der Arzt gerufen werden.

Herzschwäche

Je schwächer das Herz pumpt, umso weniger kann das Blut in den Lungenkreislauf hineingepresst werden. Der Sauerstoffaustausch ist verschlechtert. Es kommt zur Atemnot.

Ursache Lungenerkrankungen

Asthma bronchiale

Jeder 100. Deutsche leidet an Asthma. Bei Asthma tritt anfallartig Atemnot auf. Meistens ist es eine allergische Reaktion auf Hausstaubmilben, Pollen oder Hautschuppen. Darüber hinaus gibt es auch noch eine andere Asthmaform, bei der keine Allergie nachgewiesen werden kann. Sie tritt in der Regel erst nach dem 30. Lebensjahr auf.

Chronische Bronchitis

Atemnot ist ein typisches Anzeichen für Asthma und chronische Lungenkrankheiten wie Bronchitis.

Ein mindestens drei Monate andauernder leichter Husten mit gelblich grünem Auswurf am Morgen kann, wenn er im Verlauf von zwei Jahren immer wieder auftritt, in eine chronische Entzündung der Bronchialschleimhaut übergehen. Atemnot ist dabei ein sehr typisches Symptom.

Chronische Lungenblähung (chronisch obstruktives Lungenemphysem)

Eine Lungenblähung ist eine abnorme Vermehrung der Luft in der Lunge. Bei älteren Menschen ist sie oft Folge einer langjährigen chronischen Bronchitis. Der Betroffene muss gegen den erhöhten Widerstand der verschleimten Bronchien atmen. Als Folge der ständigen Druckerhöhung platzen viele Lungenbläschen und sterben ab.

Dadurch nimmt die Fläche zum Gasaustausch in der Lunge ab, und sie verliert ihre Elastizität. Die Lunge kann nicht mehr so viel Sauerstoff aufnehmen wie im gesunden Zustand. Es kommt zur Lungenblähung mit massiver Atemnot, anfangs nur unter Belastung, später auch im Ruhezustand.

Flüssigkeitsansammlung im Brustfellraum (Pleuraerguss)

Im Raum zwischen Lunge und Brustkorb kann sich Flüssigkeit ansammeln, meist als Folge einer Entzündung des Brustfells (Pleura). Ein Pleuraerguss kann sich aber auch unter einer Herzschwäche bilden, durch eine Erkrankung an einer bestimmten Rheumaform (Lupus erythematodes oder Sklerodermie), durch Tuberkulose sowie bei Lungenkrebs bzw. Lungenmetastasen.
Die Folge ist, dass sich die Lunge nicht mehr vollständig ausdehnen kann, was zu Atemnot führt.

Wenn Zuckerkranke plötzlich schneller atmen, unter Luftnot leiden, die Haut trocken und das Gesicht gerötet sind, muss sofort der Notarzt gerufen werden.

Lungenkollaps (Pneumothorax)

Im Verlauf einer Lungenerkrankung oder auch bei einem gesunden Menschen kann Luft in den Raum zwischen den Lungenflügeln und dem Brustkorb gelangen. Die Luft, die mit jedem Atemzug durch ein Loch in den Lungenbläschen in den Zwischenraum strömt, drückt die Lunge zusammen. Der Betroffene bekommt plötzlich und ohne warnende Vorzeichen nur noch sehr schlecht Luft. Meist sind es junge Männer zwischen dem 20. und 40. Lebensjahr; am häufigsten ist bei ihnen die rechte Lunge betroffen.

Ursache Stoffwechselerkrankungen

Präkoma bei der Zuckerkrankheit

Bei sehr hohen Zuckerwerten im Blut kann es zum diabetischen Koma kommen. Bei Zuckerkranken sollte deshalb vor allem auf das Vorstadium geachtet werden, das sich langsam entwickelt. Die Patienten haben Luftnot und beginnen, schneller zu atmen. Die Haut ist trocken und das Gesicht gerötet. Die Körpertemperatur ist meistens niedrig. Typisch und auffallend ist ein fruchtiger Geruch in der Atemluft. Sofort den Arzt holen!

Schilddrüsenüberfunktion

Nervöse, schlanke Personen, die große Mengen essen können, ohne an Gewicht zuzunehmen, leiden häufig an einer Überfunktion der Schilddrüse. Sie atmen schnell, der Puls ist beschleunigt und sie haben ein Wärmegefühl. Hier sollte der Schilddrüsenstatus vom Arzt untersucht werden. Große, hervortretende Augen (Morbus Basedow) sind typische Zeichen, müssen aber nicht vorhanden sein.

Eine Schilddrüsenüberfunktion kann mit Atemnot einhergehen. Daher sollten Sie regelmäßig den Schilddrüsenstatus von Ihrem Arzt untersuchen lassen.

Schilddrüsenunterfunktion (Myxödem)

Im fortgeschrittenen Stadium der Schilddrüsenunterfunktion kommt es zu Blutarmut und dadurch zu einem Gefühl der Atemnot.

Ursache Wirbelsäule

Sitzende Tätigkeit in verkrampfter Haltung über längere Zeit, z.B. am Schreibtisch, kann die obere Rückenmuskulatur so stark verspannen, dass die Nervenfasern beim Austritt aus dem Rückenmarkskanal eingeengt werden. Gespürt wird es aber im Brustbereich mit Engegefühl und Luftnot – es ähnelt der Angina pectoris. Im Gegensatz zu ihr ist das EKG bei Wirbelsäulenveränderungen aber normal.

Das Wichtigste zu Atemnot

- Die häufigsten Ursachen von Atemnot sind Erkrankungen der Lunge bzw. der Bronchien oder des Herzes.
- Aufregungen sind bei gestressten Menschen oft die Ursache von Verkrampfungen der Gefäßmuskulatur am Herzen. Der Abfall der Durchblutung löst ein Engegefühl in der Brust und heftige Atemnot aus.
- Stoffwechselerkrankungen können von Atemnot begleitet sein, wie z.B. die Überfunktion der Schilddrüse oder das diabetische Präkoma.
- Ein Abfall der Sauerstofftransportkapazität der roten Blutkörperchen führt zur Stimulation des Atemzentrums, um den Verlust auszugleichen.

Merke

Krankhafte Prozesse, die entweder als Geschwulst oder als übermäßige Gefäßerweiterung den Brustraum einengen, führen auch zu Atemnot. Die Lungen können sich nicht mehr vollständig ausdehnen. Dies ist meist erst bei fortgeschrittenen Erkrankungen der Fall. Die Hodgkin-Krankheit, eine Krebserkrankung, die vor allem in den Lymphknoten und in der Milz wuchert, kann durch Befall der Halslymphknoten und der Lungenflügel zu heftiger Kurzatmigkeit und Atemnot führen.

Brustschmerzen

Was kann die Ursache sein?

- Entzündungen in der weiblichen Brust
- Herzerkrankungen
- Lungenerkrankungen
- Speiseröhren- oder Oberbaucherkrankungen
- Wirbelsäulenerkrankungen

Zysten und Knoten in der Brust müssen unbedingt vom Frauenarzt genau untersucht werden, um einen möglichen Brustkrebs ausschließen oder frühzeitig entdecken zu können.

Ursache Entzündungen in der weiblichen Brust

Mastopathie

Unter einer Mastopathie, einem verstärkten, höckerigen Wachstum von Drüsen- und Bindegewebe in der Brust, leidet jede zweite Frau im gebärfähigen Alter. Etwa eine Woche vor der Monatsblutung kommt es zu teils schmerzhaften Spannungen in der Brust. Meist hilft die Einnahme von Magnesium, Vitamin B6 und Folsäure.

Zysten (Mastopathia fibrosa cystica)

Zysten sind sack- oder blasenartige, mit Flüssigkeit gefüllte Hohlkörper. Die Mastopathia fibrosa cystica ist eine gutartige Veränderung in der weiblichen Brust. Meistens sind es einzelne tastbare Zysten, die unterschiedlich groß und gelegentlich druckempfindlich sind und dann schmerzen können. Einige von ihnen lassen sich auch innerhalb der Brust verschieben. Auf jeden Fall muss der Frauenarzt aufgesucht werden, um zu klären, dass es sich nicht um Brustkrebs handelt.

Rippenmetastasen

Viele bösartige Tumore bilden Tochtergeschwülste vor allem im Skelettsystem. Meistens werden zuerst die Rückenwirbel befallen. Aber auch jeder andere Knochen kann durch eine Metastase verändert werden. Bei Metastasen, z.B. an den Rippen, ist die entsprechende Stelle druckempfindlich. Patienten, die eine bösartige Erkrankung haben, sollten vermehrt auf solche Beschwerden achten und regelmäßig zur Nachsorge gehen.

Ursache Herzerkrankungen

Angina pectoris (krampfartiges Engegefühl in der Brust)

In seltenen Fällen kommt es zu einer schmerzhaften Verdickung der Rippenknorpel an der Stelle, wo sie am Brustbein ansetzen (Tietze-Syndrom). Betroffen sind vor allem die zweite und dritte Rippe. Die Ursache ist unbekannt.

Die Schmerzen einer Angina pectoris werden meist als bohrend und dumpf hinter dem Brustbein liegend beschrieben und als erdrückend empfunden. Das vorübergehende Engegefühl im Brustraum entsteht durch eine Minderdurchblutung der Herzkranzgefäße. Die Herzkranzgefäße ziehen sich entweder krampfhaft zusammen, oder der Blutdurchfluss ist wegen Arterienverkalkung zu gering, wodurch es zum Sauerstoffmangel kommt. Die Schmerzen können in den linken Arm bis in die Finger hinein, ebenso in den Rücken, Hals, Unterkiefer und die Zähne oder auch in die Magengegend ausstrahlen. Gleichzeitig leidet der Kranke unter Atemnot mit Todesangst. Angina pectoris muss immer als ernsthaftes Alarmzeichen für einen Herzinfarkt angesehen werden. Auslöser der Beschwerden sind körperliche oder seelische Überanstrengung, manchmal auch Kälte. Die Schmerzen klingen nach ein bis zehn Minuten wieder ab. Bei Anwendung des gefäßerweiternd wirkenden Arzneimittels Nitroglyzerin lassen sie sofort nach. Eine Angina pectoris kann manchmal auch im Ruhezustand auftreten (Prinzmetal-Angina).

Funktionelle Herzbeschwerden

Gestresste Menschen leiden öfter unter Beschwerden am Herzen. Die Schmerzen werden direkt über dem Herzen angegeben, seltener als Engegefühl beschrieben. Im EKG lässt sich kein krankhafter Befund erkennen, weshalb man von funktionellen und nicht von organischen Störungen spricht. Da sich die Symptome nicht so ohne weiteres von einer Angina pectoris unterscheiden lassen, sollte unbedingt ein Arzt aufgesucht werden.

Aortenaussackung (Aortenaneurysma)

In seltenen Fällen kann sich die Muskelschicht der Aortenwand im Brustbereich von der Innenschicht abspalten, so dass Blut hineingepresst wird und so die Wand erweitert. Die plötzlich auftretenden starken Schmerzen werden als zerreißend angegeben und sind kaum von einem Herzinfarkt zu unterscheiden. Sofort den Arzt rufen!

Herzbeutel- oder Herzmuskelentzündung

Erleidet ein Patient Schmerzen wie bei einer Angina pectoris, jedoch mit dem Unterschied, dass er auch Fieber hat sowie einen schnellen und flachen Puls, dann liegt vermutlich eine Entzündung des Herzmuskels (Myokarditis) oder des Herzbeutels (Perikarditis) vor. Der Verdacht wird erhärtet, wenn sich die Beschwerden im Liegen verstärken und atemabhängig sind. Gleichzeitig besteht Atemnot. Die Ursache dieser Entzündungen am Herzen können akute oder verschleppte Entzündungen durch Viren, Bakterien oder Pilze sein.

Angina pectoris muss immer als ernstes Alarmzeichen für einen Herzinfarkt angesehen werden. Der Anfall kann beispielsweise durch körperliche Belastung oder Aufregung ausgelöst werden.

Herzinfarkt

Die Schmerzen gleichen denen einer Angina pectoris, lassen aber nicht nach ein paar Minuten nach, sondern halten an. Die Gabe von Nitroglyzerin hilft in diesem Fall nicht. Herzinfarkte können sowohl nach einer körperlichen als auch nach einer seelischen Belastung auftreten oder, was viel häufiger ist, in den frühen Morgenstunden zwischen vier und fünf Uhr. In dieser Zeit steigt der während der Nacht abgesunkene Blutdruck wieder an; das stellt eine sehr empfindliche Phase für das Herz dar.

Die Schmerzintensität eines Herzinfarkts ist sehr unterschiedlich. Während der eine seinen Infarkt gar nicht spürt (»stummer Infarkt«), hat ein anderer extreme Schmerzen mit Todesangst und kaltem Schweiß. Bei Verdacht auf Herzinfarkt sofort den Notarzt rufen!

Herzklappenfehler

Bei jedem 20. Patienten mit Herzklappenfehler (Aorteninsuffizienz) treten Angina-pectoris-artige Beschwerden auf, und zwar vorzugsweise nachts. Die Abgrenzung zur Prinzmetal-Angina kann nur der Facharzt vornehmen.

Wer an schwerer Herzschwäche erkrankt ist, bekommt selbst schon bei der geringsten körperlichen Anstrengung Herzklopfen.

Eine Aortenklappenverengung (Aortenstenose) ist häufig nur ein Zufallsbefund, da sie vom Kranken nicht gespürt wird. Bei einer schweren Aortenklappenstenose jedoch bestehen die Symptome in Luftnot unter Belastung sowie Schwindel- oder Ohnmachtsanfällen und Herzrhythmusstörungen. Angina-pectoris-Anfälle treten bei jedem zweiten Patienten mit Aortenklappenstenose auf, ohne dass die Herzkranzgefäße verengt sind.

Bei folgenden Beschwerden dringend zum Arzt

- Bei einem Engegefühl in der Brust muss nach der Ursache gesucht werden, um eine eventuell notwendige Therapie so rasch wie möglich einleiten zu können.
- Bei plötzlich auftretenden Brustschmerzen, kombiniert mit Luftnot oder Schmerzen beim Atmen, ist es dringend angesagt, den Notarzt zu rufen.

Ursache Lungenerkrankungen

Lungenembolie

Häufigste Ursache einer Lungenembolie ist eine Thrombose in den Beinvenen. Wird dieses Blutgerinnsel fortgespült und gelangt schließlich über die rechte Herzkammer in die Lunge, dann löst dies eine Lungenembolie aus. Je nach Größe des Blutpfropfs kann so ein unterschiedlich großes Lungenareal vom Sauerstoffaustausch abgeschnitten sein. Der Patient empfindet einen plötzlichen stechenden

Schmerz in der Brust und Atemnot. Betrifft die Lungenembolie die linke Lungenseite, so kann die auftretende Luftnot auch mit einem Herzinfarkt verwechselt werden. Verdacht auf eine Lungenembolie besteht vor allem dann, wenn eine bekannte Venenthrombose besteht oder der Patient schon seit längerem bettlägerig ist (siehe dazu auch Seite 126).

Lungenentzündung (Pneumonie)

Eine beginnende Lungenentzündung äußert sich durch Schüttelfrost, Brustschmerzen, bellenden Husten und Schmerzen beim Atmen und Fieber. Weil die Entzündung des Lungengewebes abrupt mit Brustschmerzen auftritt, lässt sich auch ein Herzinfarkt vermuten. Der Puls ist auf 100 bis 140 Schläge pro Minute erhöht. Der anfangs trockene Husten verursacht später einen eitrig-blutigen Auswurf. In der Regel geht diesen Beschwerden eine Infektion des Hals-Nasen-Rachen-Raums voraus.

Eine Rippenfellentzündung ist zunächst nur schwer von einem Herzinfarkt zu unterscheiden, da die stechenden Schmerzen in der Brust ebenso plötzlich auftreten können.

Lungenkollaps (Pneumothorax)

Gerät Luft zwischen Lungenflügel und Rippenfell, verändern sich die Druckverhältnisse im Brustraum, und ein Teil der Lunge fällt zusammen, d.h. die Lunge kollabiert. Je nach Ausmaß können die Beschwerden sehr gering sein oder sich bis zu einem lebensbedrohlichen Kollaps weiterentwickeln. Oftmals handelt es sich um junge Menschen, die aus völliger Gesundheit heraus und ohne ersichtliche Ursache einen Spontanpneumothorax erleiden, mit schneidenden Schmerzen in der Brust und Atemnot.

Rippenfellentzündung (Pleuritis)

Es gibt zwei Formen der Rippenfellentzündung, die auch Brustfellentzündung genannt wird: die trockene und die feuchte Rippenfellentzündung. Bei der ersten Form treten atemabhängige, stechende Schmerzen in der betroffenen Brusthälfte oder im Rücken auf. Auch hier ist die Unterscheidung zum Herzinfarkt schwer, da die Schmerzen ebenfalls plötzlich beginnen. Diagnostischer Hinweis auf eine trockene Brustfellentzündung ist eine Zunahme der Schmerzen beim tiefen Atmen und Reizhusten sowie eine Schmerzerleichterung bei Druck auf den Bauch. Die feuchte Rippenfellentzündung ist gekennzeichnet durch rasselnde Atemgeräusche, Atemnot, Druckgefühl auf der Brust und Schmerzen in der Schulter der betroffenen Seite. Typisches Zeichen ist im Übrigen eine Schonhaltung der erkrankten Seite, um die Schmerzen zu lindern.

Merke

Das Brust- bzw. Rippenfell entzündet sich in der Regel als Folge einer Erkrankung der Lunge oder eines anderen umliegenden Organs oder aufgrund einer anderen schwer wiegenden Krankheit.

Ursache Speiseröhren- oder Oberbaucherkrankungen

Neuromuskuläre Störung der Speiseröhre (Achalasie)

Muskuläre Verspannungen im Nacken und oberen Rückenbereich können auf Nerven drücken, die von der Wirbelsäule ausgehen und unterhalb der Rippen zum Brustbein verlaufen.

Durch eine Störung der Speiseröhrennerven werden die aufgenommenen Reize nicht mehr weitergeleitet. Dadurch kann die Muskulatur zwischen Magen und Speiseröhre nicht mehr erschlaffen, wodurch der Schließmuskel sich nur gering öffnet. Die Folge ist, dass der Speisebrei in der Speiseröhre nur sehr schlecht weiterbefördert wird. Beim Essen und Trinken treten deshalb Schmerzen auf. Brustschmerzen sowie Rückfluss von Speisebrei, vor allem im Liegen, und nächtliches Husten sind Anzeichen der Erkrankung.

Ursache Wirbelsäulenerkrankungen

Interkostalneuralgie

Unter Interkostalneuralgie versteht man Nervenschmerzen mit Überempfindlichkeitsreaktionen in Rippenzwischenräumen. Diese Irritation der Nerven, die vor allem nach Rippenbrüchen und bei Wirbelsäulenerkrankungen auftreten, kann ähnliche Symptome wie bei Angina pectoris oder Herzinfarkt auslösen. Die bohrenden, druckempfindlichen Schmerzen können sich vom Schultergürtel aus auf den gesamten Brustraum ausbreiten. Zur genauen Klärung der Ursache sollte ein Arzt aufgesucht werden.

Das Wichtigste zu Brustschmerzen

- Stellt sich unter Belastung ein Engegefühl in der Brust mit Luftnot und Schmerzen über dem Brustbein ein, besteht Verdacht auf Angina pectoris.
- Länger andauernde Angina-pectoris-ähnliche Beschwerden und kalter Schweiß sind typisch für einen Herzinfarkt.
- Muskelverspannungen im Schulter-Nacken-Bereich sind eine häufige Ursache für Angina-pectoris-ähnliche Symptome.
- Entzündungen des Herzbeutels haben ebenfalls ähnliche Symptome wie Herzinfarkt.
- Ein Lungenkollaps kann lebensbedrohlich sein und verursacht ähnliche Beschwerden wie ein Herzinfarkt.
- Schmerzen in der Brust können auch auf eine Lungen- oder Brustfellentzündung hinweisen.
- Plötzliche, stechende Schmerzen in der Brust bei einem bettlägerigen Patienten deuten auf eine Lungenembolie hin.
- Erkrankungen der Speiseröhre – auch bösartige Tumore – verursachen vor allem Schluckbeschwerden beim Essen. Eine Schwäche des Schließmuskels am Mageneingang ist Auslöser von Sodbrennen.
- Frauen im gebärfähigen Alter leiden häufig ein paar Tage vor der Monatsblutung unter teils schmerzhaften Spannungsgefühlen in der Brust.

Sodbrennen wird durch sauren Mageninhalt in der Speiseröhre verursacht. Häufiges Sodbrennen kann auch zu einer Entzündung der Speiseröhre führen.

Sodbrennen

Eine Schwäche des Schließmuskels am Mageneingang kann dazu führen, dass saurer Mageninhalt in die Speiseröhre zurückfließt. Dieses saure Aufstoßen verursacht ein brennendes Gefühl hinter dem Brustbein und wird als Sodbrennen bezeichnet. Sodbrennen wird nicht durch zu viel Magensäure ausgelöst, sondern durch Inhaltsstoffe in bestimmten Nahrungsmitteln (z.B. Tomaten), die den Schließmuskel in seiner Funktion beeinträchtigen. Manchmal ist auch Druck auf den Magen schuld daran; deshalb sollte man sich auch nicht sofort nach dem Essen hinlegen. Häufiges Sodbrennen kann zu einer Entzündung der Speiseröhre führen.

Das menschliche Herz ist ein Hochleistungsorgan. Dieser etwa 300 Gramm schwere, faustgroße Hohlmuskel schlägt während eines 70-jährigen Lebens ca. 3 000 000 000-mal und pumpt dabei etwa 250 Millionen Liter Blut durch unseren Körper.

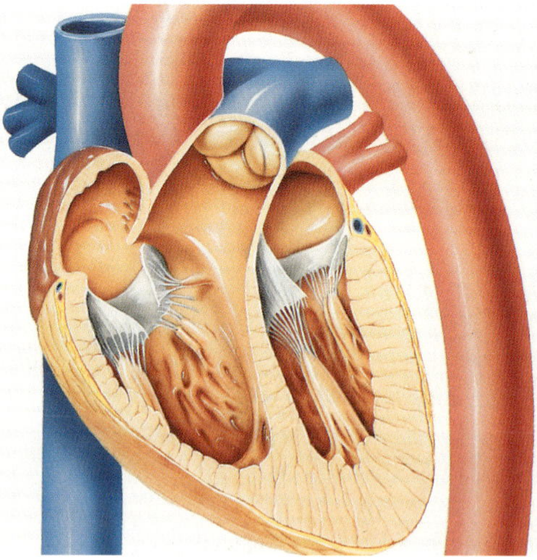

Speiseröhrenkrebs

Eine bösartige Geschwulst in der Speiseröhre äußert sich meist durch Schmerzen hinter dem Brustbein beim Schlucken. Der Speichel lässt sich nicht mehr herunterschlucken. Ein weiteres Anzeichen für einen Speiseröhrenkrebs ist eine deutliche Gewichtsabnahme.

Zwerchfellbruch (Hiatushernie)

Angst und Fieber, aber auch bestimmte Medikamente können mitunter unangenehmes Herzklopfen auslösen.

Teile des Magens können durch einen Spalt im Zwerchfell nach oben in den Brustraum drängen. Manchmal tritt dabei auch Sodbrennen auf. Üblicherweise verursacht die Hiatushernie keine Beschwerden. Manche Patienten klagen jedoch über Schmerzen in der Brust.

Herzklopfen

Was kann die Ursache sein?

- Angst
- Fieber
- Innere Erkrankungen
- Medikamente
- Überanstrengung
- Wechseljahrebeschwerden

Ursache Angst

Der durch Angst erhöhte Adrenalinspiegel im Blut steigert die Schlagkraft des Herzens, was dann als »Herzklopfen bis zum Hals« gespürt wird.

Ursache Fieber

Bei Fieber pumpt das Herz vermehrt Blut durch den Körper und schlägt dabei schneller. Das kräftiger und schneller schlagende Herz spürt der Kranke als Herzklopfen.

Ursache innere Erkrankungen

Blutarmut

Bei einer Blutarmut enthält das Blut zu wenig rote Blutkörperchen. Es muss schneller durch die Organe gepumpt werden, damit die Sauerstoffversorgung gewährleistet ist. Neben der blassen Hautfarbe und leichter Ermüdbarkeit ist Herzklopfen ein weiteres Symptom.

Ein schwaches Herz kann schon bei leichter körperlicher Anstrengung an die Grenzen seiner Leistung geraten. Ein Zeichen dafür ist Herzklopfen bis hin zu Herzstolpern.

Bluthochdruck

Wer bei sich eine herabgesetzte Leistungsfähigkeit feststellt und selbst bei leichter Anstrengung in Atemnot gerät und Herzklopfen bekommt, der sollte seinen Blutdruck kontrollieren lassen.

Entzündliche Herzerkrankungen

Entzündungen sowohl des Herzmuskels als auch der Herzinnenhaut oder des Herzbeutels beeinträchtigen die Herzfunktion. Schmerzen verstärken sich im Liegen und beim Atmen. Dabei können auch Atemnot, Herzklopfen und Fieber auftreten.

Herzklappenfehler

Wenn die Herzklappen nicht mehr richtig schließen, kommt das Herz bereits bei geringer körperlicher Belastung an seine Leistungsgrenze, die man auch als Herzklopfen spüren kann.

Bei folgenden Beschwerden dringend zum Arzt

- Bei Verdacht, dass das Herzklopfen eine Erkrankung des Herzes sein könnte. Das gilt umso mehr, wenn sich zusätzlich Fieber einstellt.
- Wenn bei Einnahme eines Medikaments Herzklopfen auftritt. Der Arzt muss dann entscheiden, ob er die Dosis des Medikaments erhöht oder senkt oder aber ein anderes Medikament verordnet.
- Bei Verdacht, dass eine Zuckerkrankheit, Schilddrüsenüberfunktion oder Blutarmut besteht. In diesem Fall sollte auch dann der Arzt aufgesucht werden, wenn eine dieser Erkrankungen vermutet wird, ohne dass Herzklopfen vorhanden ist.

Rhythmusstörungen

Wenn Blässe, kalter Schweiß, Kopfschmerzen, Heißhunger und Herzklopfen gemeinsam auftreten, ist oft der Blutzuckerspiegel zu niedrig.

Das Herz kann so unregelmäßig schlagen, dass der Transport des Bluts nicht mehr ausreichend gewährleistet ist. Die Patienten verspüren Schmerzen über dem Brustbein oder ein Engegefühl, oder sie klagen über Herzklopfen bis hin zu Herzstolpern. Schwindel und Schweißausbrüche treten auf, wenn der Blutdruck zu tief fällt.

Schilddrüsenüberfunktion

Gewichtsverlust, Wärmegefühl, Nervosität, Schlafstörungen, zitternde Hände und auch Herzstolpern bei schnellem Puls sind typische Zeichen einer Schilddrüsenüberfunktion.

Unterzuckerung

Ein zu niedriger Zuckerspiegel im Blut löst neben Blässe der Haut, kaltem Schweiß, Kopfschmerzen und Heißhunger auch Herzklopfen aus. Häufigste Ursache einer Unterzuckerung ist ein starker Alkoholkonsum, ein Vorstadium einer Zuckererkrankung (latenter Diabetes mellitus), zu heftige, länger andauernde Anstrengungen oder bestimmte Medikamente zur Behandlung von Bluthochdruck oder der Zuckerkrankheit (Typ-II-Diabetes). In seltenen Fällen kann eine Entzündung der Bauchspeicheldrüse oder eine fortgeschrittene Lebererkrankung zu Symptomen einer Unterzuckerung führen.

Ursache Medikamente

Herzklopfen als Nebenwirkung kann beispielsweise auftreten bei Medikamenten zur Behandlung von Allergien, Asthma, Angina pectoris, Depressionen, epileptischen Anfällen, Bluthochdruck, zu niedrigem Blutdruck und Schilddrüsenunterfunktion.

Ursache Überanstrengung

Wer untrainiert eine anstrengende Bergwanderung unternimmt oder schwere Gegenstände trägt, dessen Herz muss deutlich mehr Blut durch den Körper pumpen, um den erhöhten Sauerstoffbedarf zu decken. Der Blutauswurf pro Herzschlag steigt – das empfindet man dann als Herzklopfen.

Ursache Wechseljahrebeschwerden

Unter den sehr vielfältigen Beschwerden der Frau in der Zeit der hormonellen Umstellung stehen vor allem Hitzewallungen, Nachtschweiß, Depressionen und Herzjagen, eventuell auch Herzstechen oder Herzschmerzen im Vordergrund.

Frauen in den Wechseljahren leiden oft unter Herzklopfen bis hin zu Herzjagen und Herzschmerzen.

Das Wichtigste zu Herzklopfen

- Körperliche Überanstrengung im untrainierten Zustand ist die häufigste Ursache von Herzklopfen – Pause machen!
- Jede Art von Herzerkrankung kann die Funktion und damit die körperliche Belastbarkeit einschränken. Bereits geringe Anstrengungen führen schon zu Luftnot und Herzklopfen.
- Bestimmte Medikamente können Herzklopfen als Nebenwirkung auslösen. Beipackzettel sorgfältig durchlesen!
- Fieber, Wechseljahrebeschwerden, Schilddrüsenüberfunktion, zu niedriger Blutzuckerspiegel und Blutarmut können von Herzklopfen begleitet werden.

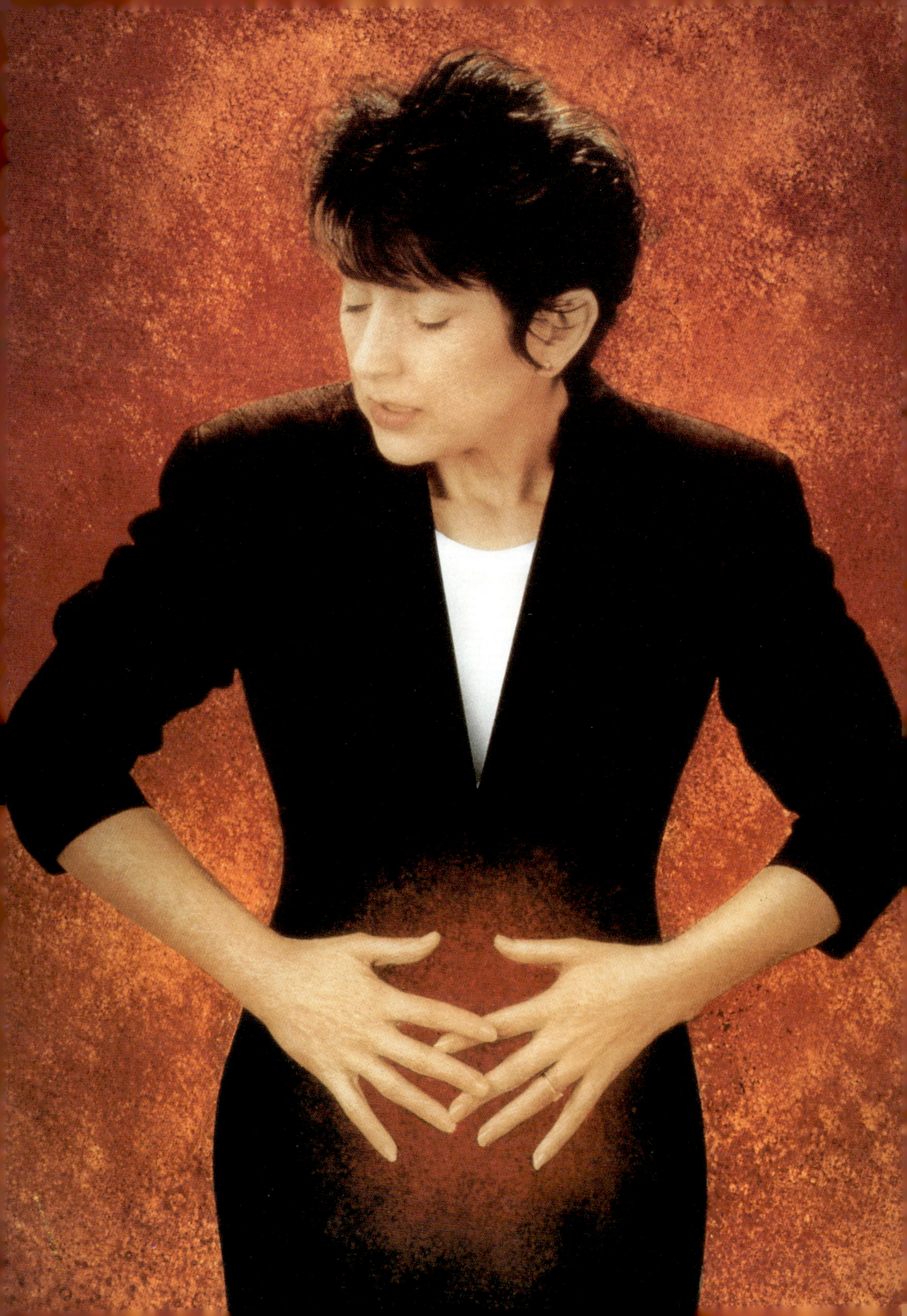

WENN SCHMERZEN IM BAUCHRAUM PLAGEN

Manche Menschen reagieren bereits auf äußere Einflüsse mit Magen- oder Darmbeschwerden wie ein Seismograph auf ein Erdbeben. Andere wiederum behaupten von sich, sie hätten einen Kuhmagen und würden schlichtweg alles vertragen. Entsprechend muten sie ihren Verdauungsorganen auch einiges zu. Doch irgendwann bekommen sie die Quittung ihrer Organe serviert. Und dann stellt sich die bange Frage, woher die Beschwerden kommen könnten. In diesem Kapitel werden einige Hinweise gegeben, wie sich Beschwerden im Magen, Darm oder Unterleib einkreisen lassen und welche Ursachen dafür infrage kommen.

Wer seinen Verdauungsorganen zu viel zumutet, bekommt irgendwann Beschwerden oder Erkrankungen. Eine gesunde Ernährungsweise und eine vernünftige Lebensführung sind immer noch die beste Vorsorge.

Bauchschmerzen

Den quadratischen Bereich vom unteren Rippenbogen bis zu den Leisten bezeichnet man als Abdomen (Bauch). Dabei hat es sich eingebürgert, dieses Quadrat gedanklich zu vierteln, so dass man dann vom rechten und linken Oberbauch bzw. Unterbauch spricht.

Schmerzen im rechten Oberbauch

Schmerzen im rechten Oberbauch können entweder von der Gallenblase, der rechten Niere oder der Leber herrühren.

Was kann die Ursache sein?

- Gallenblasen- und Gallenwegserkrankungen
- Nierenerkrankungen
- Lebererkrankungen

Ursache Gallenblase und Gallenwege

Akute Gallenblasenentzündung (Cholezystitis)

Schmerzen im rechten Oberbauch, die an Intensität zunehmen und mit Übelkeit, Erbrechen und Fieber einhergehen, sind vermutlich durch eine Entzündung der Gallenblase ausgelöst. Typisch ist, dass die Schmerzen nach dem Essen stärker werden. Drückt man auf die rechte Oberbauchseite, so löst dies starke Schmerzen aus.

Gallenblasenkarzinom

Aus einer chronischen Entzündung der Gallenblase kann sich ein bösartiger Tumor entwickeln. Die ersten Symptome sind oft nur Beschwerden im rechten Oberbauch. Häufig wird deshalb bei einem chronischen Steinleiden die Gallenblase operativ entfernt.

Gallenkolik

Erkrankungen der Gallenblase und der Gallenwege lösen starke Schmerzen und oft kolikartige Anfälle aus.

Gallensteine in der Gallenblase können kolikartige starke Schmerzen im rechten Oberbauch verursachen. Die Schmerzen strahlen in den Rücken und zur rechten Schulter hin aus. Danach kommt es oft zu Blähungen oder einer leichten Gelbfärbung der Haut. Treten die Koliken häufiger auf, muss der Arzt eventuell die Gallenblase entfernen. Es besteht ansonsten die Gefahr, dass die Gallenblase platzt; dann wird eine sofortige Operation dringend notwendig.

Gallengangsteine (Choledocholithiasis)

Wenn Steine in den Gallengängen den Abfluss der Galle verhindern, dann kommt es schnell zu einer Entzündung sowie zu kolikartigen Schmerzen und einer Gelbfärbung der Haut. Der Urin wird dunkel, die Stühle hell. Treten dabei noch Fieber und Schüttelfrost auf, muss man sofort ins Krankenhaus!

Entzündliche Papillenverengung (Papillitis stenosans)

Der Ausgang des Gallengangs verläuft zusammen mit dem Ausgang der Bauchspeicheldrüse in den Zwölffingerdarm. Er kann sich aus verschiedenen Gründen verengen. Die Galle sowie die Sekrete der Bauchspeicheldrüse können nicht abfließen. Dies löst kolikartige Schmerzen aus. Die Haut verfärbt sich gelb. Sofort den Arzt rufen!

Bei folgenden Beschwerden im rechten Oberbauch dringend zum Arzt

- Plötzliche starke Schmerzen im rechten Oberbauch mit oder ohne Fieber
- Gelbfärbung der Haut
- Unerklärliche Beschwerden im rechten Oberbauch

Ursache Nierenerkrankungen

Akute Entzündung der rechten Niere und des Nierenbeckens

Wenn Schmerzen im rechten Oberbauch bis in den Rücken und die Flanken ausstrahlen, nicht kolikartig, sondern dauerhaft anhaltend sind, können sie Hinweis auf eine Nierenentzündung sein. Im Unterschied zur Nierenkolik geht eine Nierenentzündung mit hohem Fieber sowie Schmerzen beim Wasserlassen einher.

Eine Nierenkolik wird meistens durch Nierensteine verursacht. Die Symptome sind Harndrang, Übelkeit und Erbrechen sowie extrem starke Schmerzen.

Kolik in der rechten Niere

Kommt es plötzlich zu kolikartigen starken Schmerzen im rechten Oberbauch, die in die Leistenregion bzw. bei Männern bis in die Hoden ausstrahlen, dann handelt es sich mit sehr hoher Wahrscheinlichkeit um eine Nierenkolik. Verursacher sind meistens Nierensteine. Gleichzeitig leidet der Kranke unter Harndrang sowie unter Übelkeit und Erbrechen. Allein schon wegen der starken Schmerzen sollte sofort der Arzt gerufen werden.

Oberbauchbeschwerden durch eine schwere chronische Herzschwäche

Wenn das Herz zu schwach ist, um das Blut aus dem Kreislauf in die Lungen zu pumpen, dann staut sich das Blut in die Bauchorgane zurück. So kann es u.a. zu einer Vergrößerung der Leber, der so genannten Stauungsleber, mit Beschwerden kommen. Diese Patienten sind schwer krank und benötigen wegen ihrer Herzprobleme regelmäßige ärztliche Behandlung.

Ursache Lebererkrankungen

Akute Hepatitis

Bei einer Hepatitis sind strikte Bettruhe sowie eine fettarme Diät notwendig. Sie müssen unbedingt auch eingehalten werden. Außerdem besteht ein absolutes Alkoholverbot!

Die Hepatitis ist eine infektiöse Gelbsucht. Die Entzündung der Leber kann durch eine Infektion mit Hepatitisviren oder durch andere Infektionen wie Röteln und Typhus entstehen. Bislang sind u.a. die Hepatitis A, B, C und D – je nach Virusform – bekannt. Am häufigsten treten die Formen A und B auf. Hepatitis A wird durch Lebensmittel, Urin und Körpersekrete übertragen, die Inkubationszeit beträgt 10 bis 50 Tage. Erste Anzeichen sind Abgeschlagenheit, Appetitmangel und Gelenkschmerzen; im Vordergrund der akuten Erkrankung stehen Fieber und Gelbfärbung der Haut. Die Leber ist druckschmerzempfindlich. Weitere Informationen siehe Seite 201f.

Leberabszess

Das Hauptsymptom eines Abszesses ist Fieber. Nur jeder zweite Patient verspürt Schmerzen im rechten Oberbauch. Ein Abszess entwickelt sich aus einer allgemeinen bakteriellen Infektion heraus oder aufgrund einer Gallenwegsinfektion.

Leberbefall mit dem Hundebandwurm

Die Larven des Hundebandwurms (Echinokokkus) bilden in der Leber des Menschen Zysten. Die Beschwerden im rechten Oberbauch treten oft erst Jahre nach dem Befall auf. Der Arzt kann mit dem Ultraschallgerät die Zysten erkennen.

Leberzellkrebs/Lebermetastasen

Wird eine Virushepatitis vom Typ B oder D chronisch, so hat der Betroffene ein erhöhtes Risiko, Leberzellkrebs zu entwickeln. Die Erkrankung schließt sich oft einer Leberzirrhose (Schrumpfung der Leber) an. Die ersten Symptome sind meist nur Bauchschmerzen und ein unerklärlicher Gewichtsverlust. Die gleichen Beschwerden werden durch Lebermetastasen, also Tochtergeschwülste eines Krebsleidens, ausgelöst, die über das Blut in die Leber gelangen.

Für Krebs mit Lebermetastasen gibt es nur wenig Hoffnung auf Heilung, aber Zytostatika können das Leben verlängern. In jedem Fall muss der Betroffene unbedingt den Arzt aufsuchen!

Das Wichtigste zu Schmerzen im rechten Oberbauch

- Bei einer Entzündung der Gallenblase nehmen die Schmerzen nach dem Essen zu. Übelkeit, Erbrechen und Fieber sind Begleitreaktionen.
- Kolikartige Schmerzen im rechten Oberbauch ohne Fieber sind Zeichen einer Gallenkolik.
- Bei Schmerzen, Gelbfärbung der Haut, dunkel gefärbtem Urin und hellem Stuhl ist die Ursache oft ein Verschluss des Gallengangkanals durch einen Gallenstein.
- Leberzellkrebs sowie Lebermetastasen verursachen meistens Schmerzen im rechten Oberbauch. Ein weiteres Zeichen ist ein unerklärlicher Gewichtsverlust.
- Schmerzen im rechten Oberbauch können auch durch eine Infektion mit dem Hundebandwurm verursacht werden. Bei Kontakt mit Hunden sollte man daran denken.
- Nierenkoliken rechts verursachen periodenartig auftretende und extrem starke Schmerzen im rechten Oberbauch, die über Flanken bis in die Leiste, bei Männern bis in die Hoden ausstrahlen. Weitere Symptome sind Übelkeit und Erbrechen.
- Gleichmäßig anhaltende starke Schmerzen, Fieber sowie Schmerzen beim Wasserlassen deuten auf eine akute Nierenentzündung hin.

Entzündungen von Gallenblase oder rechter Niere lösen zum Teil so starke Schmerzen im rechten Oberbauch aus, dass sofort der Arzt gerufen werden muss.

Schmerzen im linken Oberbauch

Schmerzen im linken Oberbauch können entweder von der Bauchspeicheldrüse, von der linken Niere oder der Milz herrühren. Die Beschwerden müssen unbedingt genau untersucht werden. In der Regel treiben aber die starken Schmerzen im linken Oberbauch die Betroffenen von selbst zum Arzt.

Was kann die Ursache sein?

- Bauchspeicheldrüsenerkrankungen
- Milzerkrankungen
- Nierenerkrankungen

Schmerzen im linken Oberbauch deuten auf Erkrankungen von Niere, Milz oder Bauchspeicheldrüse hin.

Bei folgenden Beschwerden im linken Oberbauch dringend zum Arzt

- Bei Schmerzen, die vom linken Oberbauch in die linke Rückenseite sowie in die Leiste ausstrahlen, vor allem, wenn die Schmerzen kolikartig sind
- Bei allen Schmerzen im linken Oberbauch während einer Infektionserkrankung
- Grundsätzlich müssen alle Schmerzen im linken Oberbauch abgeklärt werden

Ursache Bauchspeicheldrüse

Bauchspeicheldrüsenentzündung (Pankreatitis)

Da die Bauchspeicheldrüse ein längliches Organ ist, dessen Kopfteil in der Magengrube liegt, können bei Entzündung des Bauchspeicheldrüsenendes Schmerzen auch im linken Oberbauch auftreten. Die akute Entzündung geht mit plötzlichen, heftigen, meist sehr star-

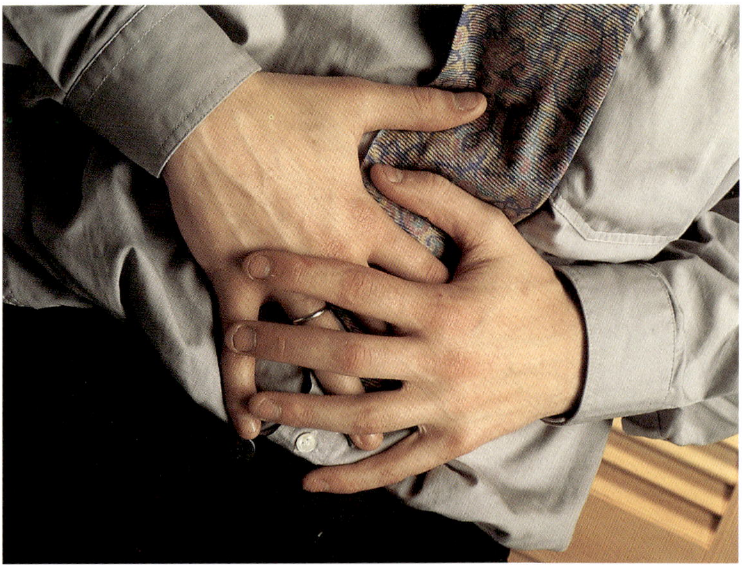

Bei einer Bauchspeicheldrüsenentzündung, die sich mit Bauchschmerzen und Verdauungsbeschwerden bemerkbar macht, kann nicht genügend Verdauungssekret in den Darm fließen. Dadurch wird der Eiweiß- und Fettstoffwechsel gestört. Eine häufige Ursache ist Alkoholmissbrauch.

ken Oberbauchschmerzen, die in den Rücken ausstrahlen, sowie Übelkeit und Erbrechen einher. Bei der chronischen Pankreatitis treten die Schmerzen sporadisch auf. Weitere Informationen siehe Seite 91f.

Bauchspeicheldrüsenkrebs

Das Fatale an dieser Krebserkrankung ist, dass sie meistens erst Schmerzen bereitet, wenn schon Tochtergeschwülste bestehen. Die Schmerzen strahlen bis in den Rücken aus, und eine zunehmende Gelbsucht tritt auf.

Ursache Milzerkrankungen

Milzabszess

Bei einer schwachen Immunabwehr können bei infektiösen Erkrankungen (z.B. mit Staphylokokken, Streptokokken) die Bakterien in die Milz eindringen und dort Abszesse bilden. Die Hauptsymptome sind langsam steigendes Fieber und Schmerzen im linken Oberbauch sowie in der linken Flanke. Sie können bis in die linke Schulter ausstrahlen.

Die Milz hat eine wichtige Funktion innerhalb der Immunabwehr. Erkrankungen der Milz führen daher zu einer erhöhten Infektanfälligkeit.

Milzinfarkt

Wer an Leukämie oder anderen Erkrankungen des Blut bildenden Systems leidet, hat ein erhöhtes Risiko für einen Milzinfarkt. Die Erkrankung äußert sich durch einen plötzlich auftretenden und stechenden Schmerz im linken Oberbauch, der bis in die linke Schulter ausstrahlen kann und beim Einatmen stärker wird.

Milzvergrößerung

Es kommt immer wieder vor, dass sich die Milz bei verschiedenen Erkrankungen als Komplikation vergrößert. Dies ist z.B. bei Infektionen, Leukämie, Autoimmunerkrankungen, Bluterkrankungen oder Leberzirrhose möglich. Die Milzvergrößerung verursacht Schmerzen im linken Oberbauch sowie ein frühes Sättigungsgefühl beim Essen, da der Magen durch die große Milz eingeengt wird. Behandelt wird an erster Stelle die Grunderkrankung, und erst bei

Versagen anderer Therapien wird die Milz entfernt. Die Patienten leiden später unter einer erhöhten Infektanfälligkeit, da die Milz eine wesentliche Funktion in der Immunabwehr hat.

Ursache Nierenerkrankungen

Akute Entzündung der linken Niere

Eine Nierenentzündung wird häufig begleitet von Fieber, Schüttelfrost, Kopfschmerzen, Appetitlosigkeit und Brechreiz. Sie löst sehr heftige Schmerzen aus.

Die linke Niere verursacht die gleichen Schmerzsymptome wie die rechte Niere. Siehe unter »Akute Entzündung der rechten Niere und des Nierenbeckens« auf Seite 67.

Kolik in der linken Niere

Die Schmerzen treten im linken Oberbauch auf. Siehe unter »Kolik in der rechten Niere«, Seite 67.

Das Wichtigste zu Schmerzen im linken Oberbauch

- Eine Kolik der linken Niere verursacht Schmerzen im linken Oberbauch, die in den Rücken, in die Flanke und die Leiste ausstrahlen.
- Bei ähnlich gelagerten Schmerzen, die aber gleichbleibend stark sind und in die Leiste ausstrahlen, besteht Verdacht auf eine Nierenentzündung.
- Gürtelförmig empfundene Schmerzen im linken Oberbauch werden meist durch eine Entzündung des hinteren Teils der Bauchspeicheldrüse ausgelöst.
- Auf einen Milzinfarkt weisen plötzlich auftretende stechende Schmerzen im linken Oberbauch hin, die in die linke Schulter ausstrahlen und sich beim Einatmen verstärken. Treten die Beschwerden im linken Oberbauch in Verbindung mit Fieber auf, handelt es sich in den meisten Fällen um einen so genannten Milzabszess.
- Eine Infektion mit Schmerzen im linken Oberbauch, verbunden mit einem frühen Sättigungsgefühl beim Essen, weist auf eine Milzvergrößerung hin.

Schmerzen im rechten Unterbauch

Im rechten Unterbauch können der Dünndarm, der aufsteigende Teil des Dickdarms und der Blinddarm Schmerzen verursachen, bei Frauen auch der rechte Eierstock.

Was kann die Ursache sein?

- Blinddarmerkrankungen
- Dünndarmerkrankungen
- Eierstockerkrankungen

Ursache Blinddarmerkrankungen

Blinddarmentzündung

Die ersten Schmerzen einer akuten Blinddarmentzündung beginnen meistens ganz plötzlich im Ober- und Mittelbauch und sind begleitet von Übelkeit und Erbrechen. Innerhalb von wenigen Stunden verlagern sich die Schmerzen in den rechten Unterbauch. Meistens ist die Temperatur auf 38 bis 39 °C erhöht. Bei Verdacht auf eine Blinddarmentzündung sollte man sofort in ärztliche Behandlung, da die Gefahr besteht, dass der Blinddarm durchbricht – und das kann lebensgefährlich werden.

Bei Verdacht auf eine Blinddarmentzündung müssen Sie sofort zum Arzt! Bei Blinddarmdurchbruch besteht Lebensgefahr.

Bei folgenden Beschwerden dringend zum Arzt

- Bei allen Schmerzen, die auf eine Blinddarmentzündung hindeuten

Ursache Dünndarmerkrankungen

Morbus Crohn

Lässt das Beschwerdebild an eine Blinddarmentzündung denken, und besteht – oft schon vor Beginn der Schmerzen – Durchfall, kann der Auslöser der Symptome eine Entzündung des Dünndarms sein. Weitere Informationen siehe Seite 88.

Ursache Eierstockerkrankungen

Entzündung des rechten Eierstocks und rechten Eileiters

Die Entzündung eines Eierstocks zieht oft auch die Entzündung des Eierstocks auf der anderen Seite nach sich.

Bei Entzündungen sind immer sowohl Eierstock als auch Eileiter betroffen. Oft liegt nur ein leichter Schmerz bei Druck auf den rechten Unterbauch vor. Es können aber auch Fieber mit Schüttelfrost und starken Schmerzen im gesamten Bauchraum auftreten. Die Beschwerden sind von konstanter Dauer, Begleitsymptome vielfach Blähungen und ein verstärkter gelblicher Scheidenausfluss. Die monatliche Periodenblutung kann verstärkt auftreten oder in ihrem Rhythmus schwanken.
Die Entzündung eines Eierstocks zieht oft die Entzündung des Eierstocks auf der anderen Seite nach sich.

Zyste im rechten Eierstock (Ovarialzyste)

Eine größere Zyste am Eierstock kann neben den Unterbauchschmerzen auch von Rückenschmerzen und Schmerzen beim Stuhlgang begleitet sein. Bei Verdacht darauf sollte man unbedingt zum Frauenarzt gehen!

Das Wichtigste zu Schmerzen im rechten Unterbauch

- Allgemeines Unwohlsein, das später in starke Schmerzen im rechten Unterbauch übergeht, deutet auf eine Blinddarmentzündung hin. Weitere Symptome sind Übelkeit, Erbrechen und Fieber. Ein entzündeter Blinddarm muss immer operativ entfernt werden.
- Morbus Crohn weist ähnliche Symptome auf wie eine Blinddarmentzündung. Bei einem chronischen Verlauf kommen Durchfälle und Schmerzen im Unterbauch hinzu. Die Crohn-Krankheit ist eine Dünndarmentzündung, deren Ursachen Autoimmunprozesse sind und von der in erster Linie junge Menschen betroffen sind.
- Schmerzen im rechten Unterleib, verbunden mit Fieber, können bei Frauen auch Anzeichen einer Entzündung von Eileiter und Eierstock sein. Sie muss medikamentös behandelt werden.

Schmerzen im linken Unterbauch

Schmerzen im linken Unterbauch kommen meistens vom absteigenden Teil des Dickdarms, können bei Frauen aber auch eine gynäkologische Ursache haben.

Darmkrebs wächst nur sehr langsam und verursacht jahrelang keine Beschwerden. Wenn deutliche Symptome auftauchen, ist es meist zu spät. Daher ist die Früherkennung bei dieser Erkrankung besonders wichtig. Erste Anzeichen für Darmkrebs sind Müdigkeit, Schwäche und blasses Aussehen.

Was kann die Ursache sein?

- Darmerkrankungen
- Erkrankungen der weiblichen Geschlechtsorgane

Das Wichtigste zu Schmerzen im linken Unterbauch

- Plötzliche, krampfartige Schmerzen im linken Unterbauch können auf eine Entzündung von Schleimhautausstülpungen hinweisen.
- Darmpolypen können den Darm verstopfen und einen Darmverschluss auslösen. Sie sind normalerweise gutartig, können aber auch entarten.
- Müdigkeit, Schwäche und blasses Aussehen sind häufig die ersten Symptome von Darmkrebs, vor allem, wenn sich Verstopfung und Durchfall abwechseln.
- Verursacht ein Händedruck auf den linken Unterbauch leichte Schmerzen, dann kann es sich um eine Entzündung des linken Eierstocks handeln.
- Unbehandelte Scheidenentzündungen können aufsteigen und dann Schmerzen im Unterleib verursachen.

Ursache Darmerkrankungen

Darmkrebs

Eine Krebsgeschwulst im Darm wächst langsam. Erste Anzeichen sind Müdigkeit und Schwäche sowie Blässe. Sie entsteht durch Blutungen der Geschwulst. Am häufigsten wächst die Krebsgeschwulst im linken Teil des Dickdarms. Es kommt dann abwechselnd zu Verstopfung und Durchfall und auch Bauchkrämpfen. Bei stärkeren Blutungen aus der Krebsgeschwulst enthält der Stuhl helles Blut.

Merke

Bei Blut im Stuhl sollte man unbedingt unverzüglich zum Arzt gehen. Mit Teststreifen, dem Hämocculttest, lassen sich selbst kleinste Blutungen im Stuhl einfach nachweisen. In den überwiegenden Fällen sind Hämorrhoiden die Ursache. Blut im Stuhl kann aber auch ein Warnhinweis auf Darmkrebs sein.

Darmpolypen

Da spezielle Formen von Darmpolypen bösartig werden können, sollte man Polypen grundsätzlich entfernen lassen.

Polypen können überall auf Schleimhäuten wachsen. So gibt es Polypen nicht nur auf der Nasenschleimhaut und im Magen, sondern auch im Dünn- und Dickdarm. Letzterer wird am häufigsten von Polypen befallen. Normalerweise sind sie gutartig. Es gibt aber Formen, die bösartig werden können.

Kleine Darmpolypen verursachen keine Beschwerden, größere können zu Krämpfen, Bauchschmerzen und zu wässrigen Durchfällen führen. Da Polypen bösartig werden können, sollte man sie, wenn sie bei einer Darmspiegelung oder Röntgenuntersuchung entdeckt werden, entfernen lassen.

Divertikulitis

Plötzliche, krampfartige Schmerzen im linken Unterbauch sind Verdachtsmomente auf eine Entzündung von Divertikeln. Divertikel sind Ausstülpungen der Schleimhaut durch die Darmwand nach außen hindurch. In diesen kleinen, bruchsackartigen Erweiterungen kann Stuhlrest zurückbleiben und eine Entzündung auslösen. Normalerweise begleiten Fieber sowie Durchfall oder Verstopfung eine Divertikulitis. Betroffen sind vor allem Frauen, die an Verstopfung leiden und Abführmittel einnehmen.

Ursache Erkrankungen der weiblichen Geschlechtsorgane

Eierstock- und Eileiterentzündung links

Die Symptome sind die gleichen wie bei einer Eierstock- und Eileiterentzündung im rechten Unterbauch (siehe Seite 74).

Scheidenentzündung (Kolpitis)

Eine Scheidenentzündung geht mit Ausfluss und meist unangenehmem Geruch einher. Da sie zunächst unbemerkt verlaufen kann, besteht die Gefahr, dass sie Infektionen in Blase und Gebärmutter hervorruft, die sehr schmerzhaft sein können. Eine Entzündung wird durch Infektionen, allergische Reaktionen oder mangelnde bzw. übertriebene Hygiene verursacht. Dadurch wird die Scheidenflora so verändert, dass Entzündungen entstehen.

Diffuse Bauchschmerzen

Die Ursache von diffusen Bauchschmerzen sind manchmal auch Vergiftungen. Die häufigsten sind nachstehend aufgeführt.

- Akute Bleivergiftung

Wer alte, bleihaltige Wasserleitungen in seiner Wohnung hat, nimmt mit dem Wasser vermehrt Blei in den Körper auf. Daneben haben auch Arbeiter in Blei verarbeitenden Betrieben das Risiko, durch Unachtsamkeit zu viel Blei aufzunehmen. Die akute Vergiftung macht sich zunächst nur durch Appetitlosigkeit bemerkbar. Später kommen Verstopfung und diffuse, den ganzen Bauch einschließende Schmerzen hinzu. Der Kranke ist blass, und sein Puls ist langsam. In diesem Fall sollte man unbedingt den Arzt aufsuchen!

- Thalliumvergiftung

Eine Thalliumvergiftung kommt heute praktisch nur in Thallium verarbeitenden Betrieben durch Unachtsamkeit vor. In den ersten vier Tagen nach Aufnahme dieses Schwermetalls treten abwechselnd Verstopfung und Durchfall auf. Ab dem siebten Tag kommt es zu Schlafstörungen und psychischen Veränderungen, begleitet von einem auffallenden Symptom, das typisch für die Thalliumvergiftung ist: Eine Berührung des Schienbeins oder der Fußsohlen wird vom Patienten als unerträglicher Schmerz empfunden. Spätestens jetzt muss dringend der Arzt aufgesucht werden. Wenn nicht rechtzeitig eingegriffen wird, kann es zu bleibenden Lähmungen und auch zur Erblindung kommen.

Diffuse Bauchschmerzen sind in seltenen Fällen auf Vergiftungen durch Metalle wie Blei und Thallium zurückzuführen.

Ein »akuter Bauch« muss sofort diagnostisch abgeklärt werden. Es kann sich eine lebensbedrohende Krankheit dahinter verbergen.

»Akuter Bauch« (akutes Abdomen)

- Als akutes Abdomen werden plötzlich auftretende, heftige Bauchschmerzen bezeichnet, die so stark sind, dass sich der normalerweise weiche Bauch sehr hart anfühlt. Es handelt sich um eine muskuläre Abwehrspannung. Der Zustand kann sich im Verlauf von wenigen Stunden, manchmal auch über mehrere Tage hinweg entwickeln. Der Patient empfindet Brechreiz und fühlt sich schwer krank. Unbedingt sofort den Arzt rufen! Es kann eine lebensbedrohliche Erkrankung dahinter stecken, die sofort diagnostisch abgeklärt werden muss.
- Hinter einem akuten Abdomen kann sich eine Vielzahl von Erkrankungen verbergen. Die Ursache kann im Bauchraum liegen; rund 60 Prozent des akuten Bauchs sind Blinddarmentzündungen. Des Weiteren kann die Ursache der Verschluss eines Gefäßes oder des Darms sein. Infrage kommen aber auch Herz- und Kreislauferkrankungen, Stoffwechselerkrankungen, Vergiftungen, Blutkrankheiten, Autoimmunerkrankungen, Erkrankungen des Nervensystems, gynäkologische Ursachen u.v.a.m. Die Ursache des »akuten Bauchs« muss dringend durch einen Arzt abgeklärt werden. Er erfordert die sofortige Einweisung ins Krankenhaus, da umfangreiche Untersuchungen eingeleitet werden müssen und oft eine Notfalloperation notwendig wird.

Blähungen

Was kann die Ursache sein?

- Äußere Faktoren (Medikamente, Nervosität)
- Erkrankungen der Bauchspeicheldrüse
- Leber- und Gallenblasenerkrankungen
- Probleme im Magen-Darm-Bereich, auch durch Nahrungsmittel

Ursache äußere Faktoren

Medikamente

Antibiotika können die gesunde Darmflora empfindlich stören. Sie hemmen nicht nur krank machende Bakterien, sondern auch wichtige Bakterien im Dickdarm, die wir für unsere Verdauung brauchen. Auch die unkontrollierte, häufige Einnahme von Säurehemmern (Antazida) kann an Blähungen Schuld haben. Sie verschwinden, wenn man die Dosis auf die Hälfte reduziert oder ganz auf sie verzichtet.

Nervosität

Nervöse Menschen, die hastig ihr Essen hinunterschlingen, können unbemerkt viel Luft mitschlucken. Das führt zu Blähungen. Diese Luft verlässt nach etwa 45 Minuten über den Darm wieder den Körper.

Ursache Erkrankungen der Bauchspeicheldrüse

Entzündung der Bauchspeicheldrüse

Neben der Produktion von Insulin ist die Herstellung von fettabbauenden Enzymen eine wichtige Funktion unserer Bauchspeicheldrüse. Erkrankungen, die die Enzymherstellung beeinträchtigen, können deshalb an dem nicht verdauten Fett erkannt werden. Es bleibt im Darm zurück und lässt die Stühle breiig und fettglänzend aussehen. Blähungen sind auch hier eine Begleiterscheinung.

Gehen Sie zum Arzt, wenn Sie den begründeten Verdacht auf eine Erkrankung Ihrer Bauchspeicheldrüse haben. Eine häufige Ursache dafür ist übermäßiger Alkoholkonsum.

Ursache Leber- und Gallenblasenerkrankungen

Hepatitis und Gallenblaseninfektion

Eine Infektion der Leber oder ein Gallensteinleiden kann den Abfluss des Gallensafts hemmen. Dadurch fehlt der Emulgator für das Nahrungsfett. Es kann nicht über die Darmschleimhaut aufgenommen und im Blut transportiert werden, so dass es im Darm verbleibt. Auch hier sind die Stühle breiig und fettglänzend. Blähungen als Zeichen einer schlechten Verdauung runden das Krankheitsbild ab.

Leberzirrhose

Das Auftreten starker Blähungen kann auch das Frühsymptom einer beginnenden Herzschwäche sein. Durch die Steigerung des Gewebedrucks kommt es zu Wasseransammlungen und zur schlechteren Aufnahme von Nahrungsstoffen aus dem Darm. Die Funktion der Leber wird beeinträchtigt.

Der Übergang einer chronischen Lebererkrankung in eine Leberzirrhose macht sich oft durch das Auftreten starker Blähungen bemerkbar. Die Patienten geben zusätzlich an, dass es im Bauch »gluckert«. Das sind Geräusche, die durch Flüssigkeitsansammlungen im Bauchraum zustande kommen. Diese Patienten müssen unter regelmäßiger ärztlicher Kontrolle und Behandlung stehen.

Das Wichtigste zu Blähungen

- Die häufigste Ursache von Blähungen ist der Verzehr von blähenden Speisen.
- Nahrungsmittelunverträglichkeiten, sei es durch Enzymmangel, Allergien oder Pseudoallergien, können zu unangenehmen Blähungen führen.
- Zu wenig Magensäure verschlechtert die Verdauung. Die zusätzliche Einnahme von Säureblockern verstärkt das Verdauungsproblem.
- Erkrankungen der Leber oder Störungen des Galleflusses beeinträchtigen die Verdauung. Blähungen sind u.a. die Folge.
- Nach einer Antibiotikatherapie ist die Darmflora gestört. Die Verdauung ist schlecht. Es kommt zu Blähungen. Sauerkraut und Joghurt bauen die natürliche Darmflora wieder auf.
- Wer beim Essen schlingt, schluckt viel Luft. Dies kann auch eine der Ursachen für Blähungen sein.

Ursache Probleme im Magen-Darm-Bereich

Blähende Speisen

Der häufigste Grund von Blähungen ist der Verzehr von bestimmten Lebensmitteln wie z.B. Hülsenfrüchten, Zwiebeln oder Kohlgemüse wie Sauerkraut. Die Beschwerden treten weniger häufig auf, wenn man die Portionen verkleinert und diese Speisen öfter isst. Dadurch gewöhnt sich der Darm daran, und man braucht nicht auf diese wertvollen Lebensmittel zu verzichten. Auch die Zubereitung mit entblähenden Gewürzen, z.B. Kümmel, hat sich als hilfreich erwiesen.

Menschen mit Laktasemangel vertragen keine Milch und sollten sich daher beim Verzehr von Milchprodukten auf Joghurt beschränken. Naturjoghurt enthält keinen Milchzucker mehr, weil dieser von den Milchsäurebakterien schon abgebaut wurde.

Merke

Durch eine übermäßige Ansammlung von Gas bzw. Luft im Darm kommt es zu Schmerzen, die sich kolikartig steigern können. Manchmal ist es auch nur ein Druck- oder Völlegefühl, das nachlässt, wenn die Luft entweicht.

Häufiges Essen von Süßigkeiten

Die Verdauung im Dickdarm wird im Wesentlichen durch die Mithilfe von 300 bis 400 Bakterienarten gesteuert. Durch eine übermäßige Aufnahme von Kohlenhydraten kommt es zum Ungleichgewicht im Zusammenspiel der Bakterienstämme, was zu Verdauungsproblemen, wie z.B. Blähungen und Verstopfung, führen kann. Außerdem wachsen dann die Candida-Hefepilze besonders gut.

Laktasemangel

Menschen, deren Organismus das Enzym Laktase nicht ausreichend oder gar nicht produziert, können Milch- und Milchprodukte nur

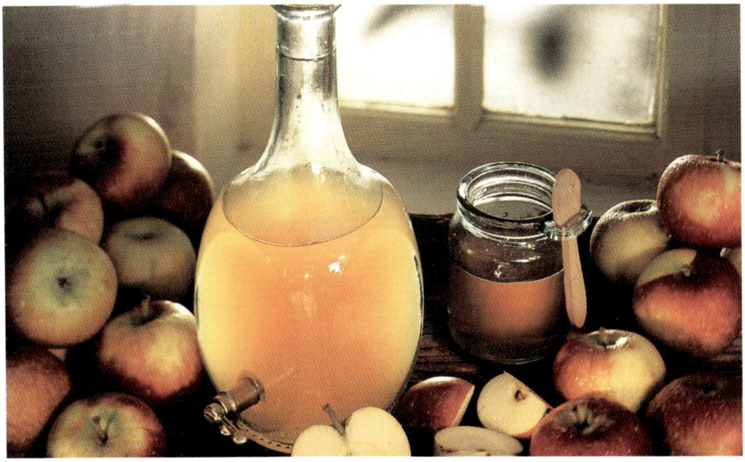

Apfelessig ist ein altes Hausmittel und hat sich auch bei Darmproblemen bewährt. Bereitet man blähende Nahrungsmittel mit ihm zu, erleichtert seine Essigsäure deren Verdauung.

schlecht vertragen – mit Ausnahme von Joghurt. Das Enzym Laktase kommt in den Dünndarmzellen vor und baut Milchzucker (Laktose) ab. Das Fehlen oder ein Mangel von Laktase im Organismus verursacht eine Störung der Milchzuckerverdauung. Die Symptome sind Gärungsprozesse im Darm, Völlegefühl, Blähungen, Bauchkrämpfe und Durchfall.

Asiaten sind besonders oft von diesem ererbten Enzymmangel betroffen. Bei der weißen Bevölkerung ist der Laktasemangel selten, entwickelt sich aber häufig mit zunehmendem Alter, vor allem bei Frauen. Wer also in der Jugend Milch und Käse essen konnte, muss diese Milchprodukte nicht zwangsläufig auch im Alter vertragen.

Bei folgenden Beschwerden dringend zum Arzt

- Bei Blähungen, die unabhängig von der Art der verzehrten Lebensmittel auftreten und nicht auf hastiges Essen, Unverträglichkeiten oder die Einnahme von Medikamenten zurückzuführen sind
- Wenn breiige, fettige Stühle mit unangenehmem Geruch, meist begleitet von Blähungen, auftreten

Wenn Sie meinen, den Verursacher einer Nahrungsmittelallergie gefunden zu haben, dann lassen Sie diese Speisen weg – oft sind es die Lieblingsgerichte. Bessern sich Ihre Beschwerden, dann hängt es mit einer Unverträglichkeit von bestimmten Stoffen in Ihrem Essen zusammen.

Zu wenig Magensäure

Die Menge unserer Magensäure ist entscheidend dafür, wie gut unsere Nahrung verdaut werden kann. Durch die Magensäure werden die regelmäßig über die Nahrung aufgenommenen schädlichen Bakterien und andere Keime abgetötet.

Auch die Qualität der Eiweißverdauung wird von unserer Magensäure gesteuert. Bei zu wenig Magensäure findet die so genannte Denaturierung, ein wichtiger Vorgang zur späteren Aufspaltung der Eiweißbausteine (Aminosäuren), nur unvollständig statt; die Eiweißreste verbleiben im Darm. Es kommt u.a. zu Störungen der Darmflora und dadurch auch zu Blähungen.

Lebensmittelallergie

Leichte Formen einer Nahrungsmittelunverträglichkeit können sich in Blähungen äußern. Es empfiehlt sich in solchen Fällen, ein Verzehrtagebuch zu führen, in dem genau vermerkt wird, was und welche Mengen gegessen wurden und wann die Beschwerden aufgetreten sind. Auch die Beschwerdeart und Intensität ist zu vermerken. Tumorerkrankungen im Magen-Darm-Bereich beeinträchtigen ebenso die Verdauung. Treten also trotz Vermeiden von blähenden Speisen, trotz gutem Kauen und Weglassen von Säurehemmern Blähungen auf, dann sollte man unbedingt einen Arzt aufsuchen.

Durchfall

Akuter Durchfall

Der akute Durchfall setzt in der Regel plötzlich ein. Der Darm wird mehr als dreimal pro Tag entleert, wobei die Konsistenz flüssig ist. Meist treten noch krampfartige Bauchschmerzen kurz vor und während des Stuhlgangs auf. Erbrechen und Übelkeit sowie Fieber können hinzukommen.

Kinder, ältere Menschen und Fernreisende sind besonders anfällig für akuten Durchfall. Besonders wichtig ist es, den dabei auftretenden starken Flüssigkeitsverlust auszugleichen.

Was kann die Ursache sein?

- Alkohol- und Koffeinabhängigkeit
- Allergie
- Darminfektion mit Bakterien, Viren oder Pilzen
- Lebensmittelvergiftung
- Medikamente
- Obstdiät
- Seelische Belastungen

Ursache Alkohol- und Koffeinabhängigkeit

Wer nach einer durchzechten Nacht nicht nur einen Kater, sondern auch Durchfall hat, leidet an einer leichten Alkoholvergiftung. Auch ein zu reichlicher Kaffeekonsum kann eine abführende Wirkung haben, insbesondere wenn man gewöhnlich nur wenig Kaffee trinkt.

Ursache Allergie

Bei Kindern in Mitteleuropa sind Allergien die häufigste Ursache von Durchfallerkrankungen. Weitere typische Symptome sind Übelkeit, Appetitlosigkeit und Erbrechen. Fieber tritt nicht auf.
Immer häufiger wird das in Getreide enthaltene Eiweiß Gluten dafür verantwortlich gemacht (Reis, Mais und Kartoffeln sind glutenfrei). Bei Personen mit einer Glutenunverträglichkeit führt das mit der Nahrung aufgenommene Fremdeiweiß – vermutlich aufgrund einer vererbten Störung im Immunsystem – zur Antikörperbildung, wenn es nicht vollständig zu Aminosäuren abgebaut wird.

Treten Durchfälle ohne Fieber auf, ist die Ursache wahrscheinlich eine Pseudoallergie auf Lebensmittel. Sie ist umso heftiger, je mehr von dem betreffenden Lebensmittel gegessen wird.

Merke

Bei Durchfällen ohne Fieber sollte immer an eine Lebensmittelunverträglichkeit gedacht werden. Meistens handelt es sich sogar um »pseudoallergische Reaktionen«, bei denen keine Antikörper gebildet werden. Allergie und Pseudoallergie unterscheiden sich auch dadurch, dass die Pseudoallergie umso heftiger auftritt, je mehr von dem verdächtigen Lebensmittel verzehrt wird. Bei der klassischen Allergie genügt für eine Überempfindlichkeitsreaktion bereits eine kleine Menge des allergieauslösenden Nahrungsmittels.

Ursache Darminfektionen

Darminfektionen sind die häufigsten Durchfallerkrankungen. Auslöser können Bakterien sein, wie bei der Lebensmittelvergiftung, oder auch Viren und Pilze. Seltener sind es Infektionen mit Parasiten, wie z.B. Spul- oder Bandwürmern.
Zum Teil gelangen die Keime, z.B. Kolibakterien oder Larven von Bandwürmern, über verunreinigte Nahrungsmittel in den Körper, wie z.B. der Erreger der Ruhr über das Trinkwasser. Je nach Keim kann unterschiedlich hohes Fieber auftreten. Im eigentlichen Sinn sind deshalb viele Darminfektionen Lebensmittelvergiftungen. Ist vorrangig der Dünndarm betroffen, treten meist Übelkeit und Appetitlosigkeit auf. Die Symptome bei Infektionen überwiegend im Dickdarm sind Schleim und Blut im Stuhl, manchmal vermischt mit Eiter.

Die Ursache von Pilzinfektionen ist hingegen ein Ungleichgewicht der Bakterien im Dickdarm, wodurch die in diesem Darmabschnitt eigentlich immer vorhandenen Pilze im Wachstum nicht mehr eingedämmt werden können.

Ursache Lebensmittelvergiftung

Eine Lebensmittelvergiftung verursacht fast immer akuten Durchfall. Er wird meistens ausgelöst durch Keime, die sich in den Lebensmitteln durch mangelnde Hygiene bei der Nahrungszubereitung vermehren konnten, z.B. in Kartoffelsalat mit Mayonnaise, der einige Stunden im Warmen stand, oder im beliebten Tiramisù, einer italienischen Süßspeise, die mit rohen Eiern zubereitet wird.
Tritt der Durchfall wenige Stunden nach dem Essen auf und verschwindet bald wieder, so sind die Auslöser meistens Staphylokokken. Dauert er hingegen ein bis zwei Tage an, so handelt es sich wahrscheinlich um eine Salmonelleninfektion. Eine Salmonelleninfektion ist eine meldepflichtige Erkrankung und muss dem Gesundheitsamt durch den Hausarzt mitgeteilt werden. Sie geht einher

Eine Lebensmittelvergiftung wird durch Keime ausgelöst, die sich in den Lebensmitteln durch mangelnde Hygiene bei der Zubereitung vermehren.

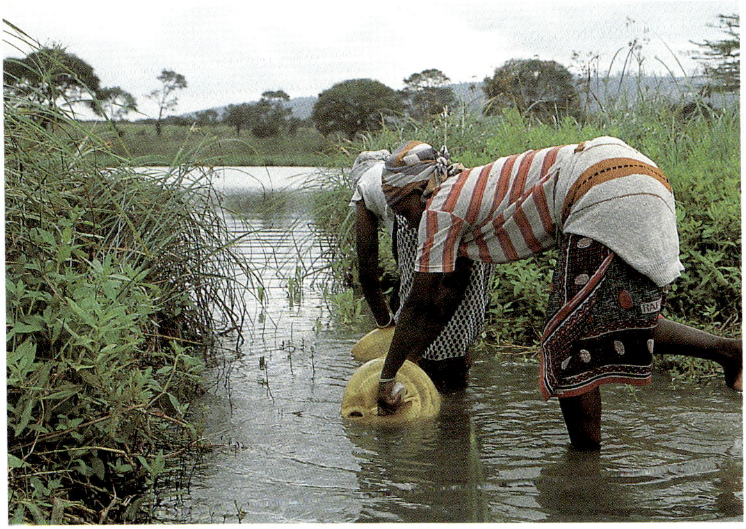

Darmerkrankungen treten häufig bei Reisen in ferne Länder durch verkeimtes Wasser auf. Daher sollte man dort niemals Leitungswasser oder Getränke mit Eiswürfeln trinken. Auf Speiseeis muss man genauso verzichten wie auf Rohkostsalate oder Obst, das man nicht selbst geschält hat.

mit hohem Fieber, so dass in jedem Fall der Arzt gerufen werden muss. Haben gleichzeitig mehrere Personen Durchfall, nachdem sie das Gleiche gegessen haben, dann spricht dies sehr wahrscheinlich für eine Lebensmittelvergiftung. Besonders oft sind auch Personen betroffen, die in ferne Länder mit mangelnden hygienischen Verhältnissen reisen.

Ursache Medikamente

Bei manchen Menschen führen Antibiotika zu Durchfällen. Wer sie häufiger einnimmt, geht das Risiko ein, dass seine Darmflora massiv gestört wird.

Wer zu viel Abführmittel einnimmt, braucht sich über wässrige Stühle nicht zu wundern. Besonders Frauen versprechen sich dadurch eine Gewichtsabnahme, die aber nur durch vermehrtes Ausschwemmen von Flüssigkeit zustande kommt. Durchfälle führen immer zu Störungen im Wasser- und Elektrolythaushalt.
Bei vielen Menschen führen auch Antibiotika zu Durchfällen. Häufiger Antibiotikagebrauch birgt vor allem das Risiko, dass die Darmflora mit ihren natürlichen Keimen zerstört und statt dessen zum Tummelplatz für Candidapilze wird. Manche Arzneimittel zur Krebstherapie können ebenfalls Durchfälle verursachen.

Das Wichtigste zu akutem Durchfall

- Durchfälle sind die häufigsten Erkrankungen, unter denen wir Menschen zu leiden haben.
- Meistens sind Bakterien die Auslöser von akuten und heftigen Durchfällen.
- Durchfälle als Folge allergischer Reaktionen treten vor allem bei Kindern immer häufiger auf.
- Medikamente wie Abführmittel oder Antibiotika können zu Durchfall führen.
- Besonders ängstliche, gestresste und sensible Menschen leiden unter nervösen Funktionsstörungen des Darms, wenn sie vor einer für sie kritischen Situation stehen. Hier muss jedoch zuerst eine Erkrankung als Ursache der Durchfälle durch den Arzt ausgeschlossen werden.

Ursache Obstdiät

Einseitiger Verzehr von Obst zur Gewichtsreduktion führt zu einer hohen Aufnahme von Fruchtzucker; dieser hat eine abführende Wirkung. Verwenden Diabetiker zur Zubereitung ihrer Süßspeisen viel Fruchtzucker, dann leiden sie ebenfalls häufig unter Blähungen und Durchfällen.

Vegetarier mit einem hohen Verzehr von rohem Gemüse und Obst haben bisweilen mehrere Stuhlgänge pro Tag. Sind die Stühle von normaler Konsistenz, handelt es sich dabei nicht um Durchfall.

Ursache seelische Belastungen

Angst und Stress können bei sensiblen Menschen zu Durchfällen führen – vor allem immer vor aufregenden Situationen. In jedem Fall muss aber hier eine andere organische Ursache durch den Arzt ausgeschlossen werden. Der Spruch »Der macht ja vor Angst in die Hose« ist davon abgeleitet.

Chronischer Durchfall

Dauert der Durchfall länger als vier Wochen, so ist er chronisch. Er muss nicht konstant vorhanden sein, sondern kann auch in wiederkehrenden Schüben auftreten. Während akute Durchfälle meistens nach kurzer Zeit wieder verschwinden und oft auch nur auf Unpässlichkeit zurückzuführen sind, kann bei chronischen Durchfällen schon etwas Ernsteres dahinter stecken. Findet sich beispielsweise Blut im Stuhl, muss die Ursache unbedingt vom Arzt festgestellt werden. Bei schwerem Durchfall ist darauf zu achten, dass Wasser und Elektrolyte umgehend ersetzt werden, um das Wasser-Salz-Gleichgewicht wieder herzustellen.

Was kann die Ursache sein?

- Erkrankungen der Bauchspeicheldrüse, Gallenblase und Leber
- Magen-Darm-Erkrankungen
- Medikamente
- Stoffwechselerkrankungen
- Vergiftungen

Ursache Erkrankungen von Bauchspeicheldrüse, Gallenblase und Leber

Die Leber produziert Galle, die für die Fettaufnahme in den Körper notwendig ist. Die Bauchspeicheldrüse stellt Enzyme her, die die Fette zerlegen, so dass sie mit Hilfe der Gallensäuren durch die Darmschleimhaut schlüpfen können.
Liegen Erkrankungen in diesem Verdauungsbereich vor, so dass entweder die produzierte Galle nicht abfließen kann (z.B. bei Gallensteinleiden) oder die Fettzersetzung nicht funktioniert, kann die Nahrung nicht richtig verwertet werden. Es kommt dann u.a. zu Durchfällen.

Ursache Magen-Darm-Erkrankungen

Erkrankungen an Gallenblase, Leber und Bauchspeicheldrüse führen dazu, dass die aufgenommene Nahrung nicht richtig verwertet wird. Es kommt dann zu Durchfällen.

Entzündungen des Magen-Darm-Bereichs sind die häufigsten Auslöser von chronischem Durchfall. Colitis ulcerosa sowie Morbus Crohn sind schwere und auch schwer beherrschbare Erkrankungen, bei denen die Entzündung durch immunologische Vorgänge ausgelöst wird. Die Therapie besteht deshalb u.a. in der Gabe von Kortisonpräparaten. Die Diagnose erfolgt durch eine Dickdarmspiegelung bzw. eine Röntgenkontrastdarstellung des Dünndarms.
Lebensmittelallergien sind oft an der Krankheitsauslösung beteiligt. Auch hier besteht meist ein Defekt im Immunsystem, der für diese Krankheit anfällig macht. Entzündungen im Magen-Darm-Bereich führen zur vermehrten Durchlässigkeit der Schleimhautzellen, ähnlich wie eine Hautverletzung auch einen vermehrten Übergang an Schadstoffen in den Körper ermöglicht. Liegt eine Verdauungsstörung z.B. von Eiweiß zeitgleich mit einer Entzündung der Darmschleimhaut vor, so können größere Fremdeiweißpartikel aus der Nahrung über die krankhaft durchlässige Schleimhaut in den Blutkreislauf gelangen und dort zur Antikörperbildung führen.
Setzt sich dieser Prozess fort, weil das auslösende Lebensmittel weiter verzehrt wird, so kommt es zu Antikörperreaktionen an der Darmschleimhaut. Die Folge ist, dass sich Geschwüre bilden.

Bei folgenden Beschwerden dringend zum Arzt

- Wenn Durchfall und Verstopfung im Wechsel auftreten
- Kinder oder ältere Personen mit Durchfällen, da bei ihnen durch starken Flüssigkeitsverlust die Gefahr des »Austrocknens« mit Kreislaufschock und Nierenversagen besteht
- Wenn Blut im Stuhl sichtbar ist
- Durchfälle bei geschwächten Personen
- Massive Durchfälle mit hohem Fieber, denn es könnten sich auch schwere Infektionserkrankungen dahinter verbergen

Ursache Medikamente

Patienten, die immer Medikamente einnehmen müssen, unterliegen dem Risiko von Arzneimittelnebenwirkungen. Durchfälle gehören mit zu den am häufigsten genannten Begleiterscheinungen, z.B. bei Antibiotika, Wasser ausschwemmenden Mitteln, Blutdrucksenkern, Herzmedikamenten, Blutverdünnungsmitteln und Abführmitteln.

Oft sind Durchfälle die Folge einer Überfunktion der Schilddrüse. Das führt zu einem gesteigerten Stoffwechsel, und auch die Verdauungsvorgänge werden beschleunigt.

Ursache Stoffwechselerkrankungen

Eine Überfunktion der Schilddrüse geht mit einem gesteigerten Stoffwechsel einher. Der Körper läuft beständig auf Hochtouren, so dass auch die Verdauungsvorgänge beschleunigt werden. Die Folge davon sind nicht selten Durchfälle. Im späten Stadium der Zuckerkrankheit (Diabetes mellitus) können die Nervenbahnen so geschädigt sein, dass sie nicht mehr normal funktionieren. Hier sind Durchfälle dann Zeichen eines Defekts der Nerven an der Darmwand.

Ursache Vergiftungen mit Schwermetallen

Die ständige Zufuhr von kleinen Mengen Arsen und Quecksilber kann u.a. auch zu Durchfällen führen. Schwere Vergiftungen treten nur noch äußerst selten auf.

Das Wichtigste zu chronischen Durchfällen

- Chronisch entzündliche Erkrankungen des Magen-Darm-Bereichs führen fast immer zu Durchfällen und sind begleitet von starken Bauchkrämpfen.
- Verdauungsprobleme mit Durchfällen treten häufig auch infolge von Erkrankungen der Leber, des Galleflusses sowie der Bauchspeicheldrüse auf.
- Die regelmäßige Einnahme von bestimmten Medikamenten kann von Durchfällen als unerwünschter Nebenwirkung begleitet sein.
- Nahrungsmittelunverträglichkeiten spielen bei den Autoimmunkrankheiten Colitis ulcerosa und Morbus Crohn vermutlich eine wichtige Rolle.

Merke

Bei Durchfällen immer viel trinken, am besten auch die Speisen gut salzen, damit das Wasser an die Elektrolyte (z.B. Natrium aus dem Kochsalz) gebunden wird und dadurch im Körper verbleibt.
Gründliches Kauen und Einspeicheln der Nahrung schützt vor Magen-Darm-Infektionen. Unterstützen Sie Ihren Magen bei nachlassender Säureproduktion durch Trinken von frisch gepresstem Zitronensaft während oder nach dem Essen.

Das kleine Dreieck zwischen den Rippenbögen unterhalb des Brustbeins bezeichnet man als Epigastrium. Magenschmerzen werden meistens in dieser Körperregion am stärksten empfunden.

Magenschmerzen

Wenn der Patient über Magenschmerzen klagt, dann hat er meistens Beschwerden im Epigastrium. So bezeichnet man das kleine Dreieck zwischen den Rippenbögen unterhalb des Brustbeins, die so genannte Magengrube. Dort liegen Teile des Magens, der Leber und der Bauchspeicheldrüse. Obwohl Schmerzen auch in andere Bereiche ausstrahlen, ist der Ursprung eines Krankheitsprozesses dort, wo die Beschwerden am intensivsten empfunden werden.

Was kann die Ursache sein?

- Bauchspeicheldrüse
- Magenerkrankungen
- Sonstiges

Bei einem rapiden und scheinbar unerklärlichen Gewichtsverlust sollte man immer daran denken, dass er auch Symptom einer Krebserkrankung sein kann.

Ursache Bauchspeicheldrüse

Bauchspeicheldrüsenkrebs

Diese Krebsart spürt der Kranke erst im fortgeschrittenen Stadium. Deutlicher Gewichtsverlust von mehr als zehn Prozent und Bauchschmerzen sind die ersten Symptome, die registriert werden. Dominierend ist auch hier der gürtelförmige Schmerz, der in den Rücken ausstrahlt. Manchmal beobachtet man auch Schlaflosigkeit, innere Unruhe und eine Wesensveränderung. Deshalb sollten diese Symptome immer durch einen Arzt abgeklärt werden.

Akute Bauchspeicheldrüsenentzündung

Typisch dafür sind plötzliche Schmerzen im Epigastrium, die gürtelförmig in den Rücken ausstrahlen. Die stechenden Schmerzen sind

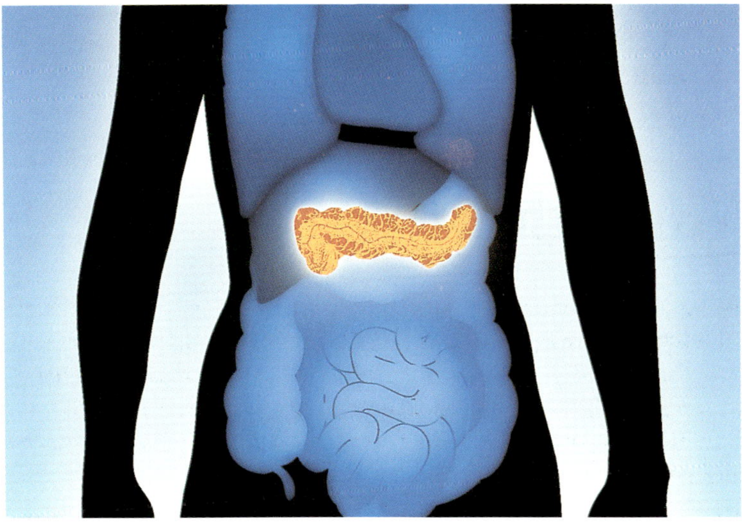

Die Bauchspeicheldrüse liegt hinter dem Magen. Ihre breiteste Stelle befindet sich links in der Kurve des Zwölffingerdarms. Das schmale Ende reicht bis zum Ausgang der Milz.

Gelegentlich kann eine Zyste in der Bauchspeicheldrüse Auslöser von Schmerzen in der Magengegend sein. Bestätigt sich der Verdacht beim Arzt, und handelt es sich um eine große Zyste, sollte man sie operativ entfernen lassen.

gleichbleibend stark und reagieren nicht auf Schmerzmittel. In Rückenlage mit angezogenen Beinen empfindet man Erleichterung. Wer früher schon ähnliche, aber weniger intensive Beschwerden hatte, hat vermutlich einen akuten Schub bei chronischer Entzündung. Über Blähungen und Durchfälle wird in der Regel berichtet. Die Patienten machen einen schwer kranken Eindruck. Der Puls ist schnell mit 100 bis 140 Schlägen pro Minute.

Chronische Bauchspeicheldrüsenentzündung

Eine chronische Bauchspeicheldrüsenentzündung kann schmerzlos, aber auch schmerzhaft sein. Wenn die Enzymproduktion für die Verdauung von Fett und Eiweiß auf unter zehn Prozent des Normalwerts sinkt, dann sind die Stühle hell, fettig und breiig. Finger weg von Alkohol, denn die Ursache ist häufig Alkoholmissbrauch! Die chronische Entzündung kann aber auch durch einen Verschluss des Gallenwegs durch Steine verursacht sein, und zwar an der Stelle, wo der Gallengangkanal durch die Bauchspeicheldrüse verläuft.

Ursache Magenerkrankungen

Magengeschwür

Das gutartige Magengeschwür tritt im Vergleich zu früher heute seltener auf. Etwa nur jeder Vierte mit einem Geschwür (Ulkus) leidet unter Schmerzen. Im Gegensatz zum Zwölffingerdarmgeschwür machen sich die Schmerzen nach dem Essen bemerkbar oder verschlechtern sich. Als Auslöser der Ulkuserkrankung wird das Bakterium Helicobacter pylori vermutet. Mit einer antibiotischen Therapie lässt sich Helicobacter abtöten und das Geschwür ausheilen. Diese Therapiemöglichkeit ist insofern von Bedeutung, als damit auch das Risiko, an Magenkrebs zu erkranken, vermindert wird.

Magenkrebs

Magenkrebs tritt am häufigsten zwischen dem 50. und 70. Lebensjahr auf, wobei mehr Männer als Frauen daran erkranken. Ursachen sind ungesunde Ernährung bei ererbter Veranlagung. Müdigkeit, eine Abneigung gegen Fleischspeisen, Blässe durch Blutarmut, eine Dunkelverfärbung des Stuhls (Teerstuhl) sowie ein Druckgefühl und Schmerzen im Epigastrium sind erste Hinweise. Da das Magenkarzinom in bestimmten Familien gehäuft vorkommt, sollten alle Mitglieder besonders wachsam sein.

Magenschleimhautentzündung (Gastritis)

Die Beschwerden einer akuten Gastritis sind Schmerzen in der Magengegend, Übelkeit und Erbrechen, verbunden mit Appetitlosigkeit. Die chronische Magenschleimhautentzündung geht hingegen lediglich mit leichten Beschwerden einher, wie Aufstoßen und Missempfindungen im Epigastrium. Eher selten empfindet man ein deutliches Krankheitsgefühl. Menschen mit einer chronischen Gastritis, die regelmäßig Aspirin einnehmen, verspüren meistens nichts von ihrer Erkrankung. In Einzelfällen ist die Temperatur leicht erhöht. Bei einer Magenschleimhautentzündung besteht ebenfalls zu 80 bis 90 Prozent eine Bakterienbesiedlung des Magens mit Helicobacter pylori. Als Ursache kommen infrage: Alkoholmissbrauch, Essen zu kalter Speisen, Stress, Einnahme von schleimhautreizenden Arzneimitteln oder auch allergische Reaktionen auf Lebensmittel. Gerade letztere sind immer häufiger zu beobachten. Auf jeden Fall sollte der Arzt die Beschwerden abklären.

Die Ursachen einer chronischen Gastritis muss der Arzt abklären. Die allergische Reaktion auf Lebensmittel ist eine Ursache, die immer häufiger zu beobachten ist.

Zollinger-Ellison-Syndrom

Typisch für das Zollinger-Ellison-Syndrom ist eine Neigung zu häufigen Magengeschwüren, die oft mit Komplikationen wie Blutungen oder Magendurchbruch verbunden sind. Zusätzlich werden kleine Tumore in der Bauchspeicheldrüse, die das Magenhormon Gastrin ungehemmt produzieren, oder im Zwölffingerdarm gefunden. Die langsam wachsenden Tumore sind oft bösartig. Bei den geschilderten Symptomen muss man daher regelmäßig zum Arzt zu gehen.

Zwölffingerdarmgeschwür

Treten Magenschmerzen vor allem dann auf, wenn man viele Stunden lang nichts gegessen hat, und peinigen sie den Betroffenen während der Nacht, dann liegt vermutlich ein Zwölffingerdarmgeschwür vor. Ein weiterer Hinweis darauf ist, dass Schmerzerleichterung empfunden wird, wenn man etwas gegessen hat.

Das Bakterium Helicobacter pylori gilt heute mit ziemlicher Sicherheit als Auslöser für bestimmte Magengeschwüre. Mit Antibiotika kann man dagegen vorgehen.

Bei folgenden Beschwerden dringend zum Arzt

- Druck in der Magengegend, verbunden mit Übelkeit
- Bei Magenschmerzen mit dunkel verfärbtem Stuhl
- Schmerzen in der Magengegend, die gürtelförmig in den Rücken ausstrahlen, sowie plötzliche starke Schmerzen zwischen Epigastrium und Nabel

Sonstige Ursachen

Angina abdominalis

So wie es Verengungen der Herzgefäße geben kann, können auch die Gefäße im Bauchbereich verengt sein, was man als Angina abdominalis bezeichnet. Meistens treten eine halbe bis eine Stunde nach dem Essen unabhängig von der Art der verzehrten Nahrung krampfartige Schmerzen in der Magengegend auf. Eine Ulkusbehandlung bringt hier gar nichts, eher eine Therapie mit Nitroglyzerin, denn es handelt sich um einen Sauerstoffmangel in den Verdauungsorganen. Eine Angina abdominalis haben vor allem Menschen mit Arteriosklerose.

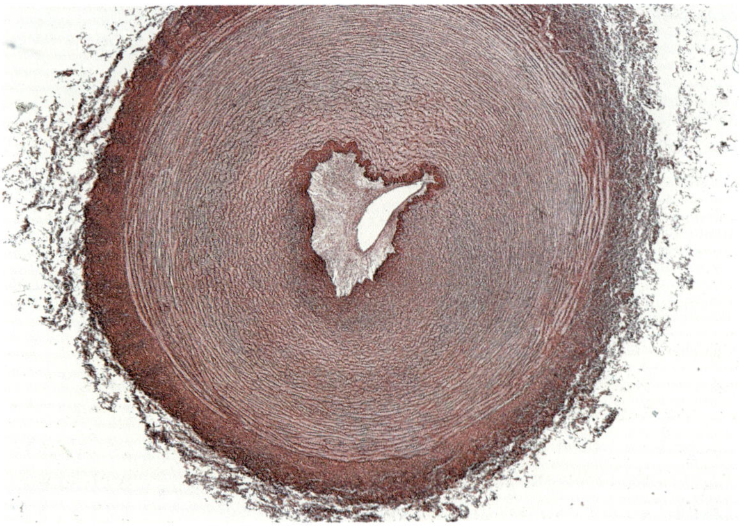

Ablagerungen an den Blutgefäßwänden führen zu Durchblutungsstörungen und im weiteren Verlauf zu einer gefährlichen Drosselung des Blutflusses. Unter dem Mikroskop wird die Verengung einer Arterie deutlich sichtbar.

Das Wichtigste zu Magenschmerzen

- Eine Magenschleimhautentzündung als allergische Reaktion auf Lebensmittel (Pseudoallergie) oder durch zu starken Alkohol- und Zigarettenkonsum sowie Stress hervorgerufen, ist die häufigste Ursache von Magenschmerzen.
- Das Bakterium Helicobacter pylori ist meistens der Auslöser von Geschwüren in Magen oder Zwölffingerdarm.
- Häufige Magengeschwüre erhöhen das Risiko, an Magenkrebs zu erkranken.
- Menschen mit vererbter Veranlagung für Magenkrebs sollten auf gesunde Nahrung achten und auch bei leichten Magenschmerzen den Arzt aufsuchen.
- Strahlen die Schmerzen vom Epigastrium gürtelförmig in den Rücken aus, dann besteht Verdacht auf eine Bauchspeicheldrüsenentzündung. Bei zusätzlich unerklärlichem Gewichtsverlust muss man umgehend einen Arzt aufsuchen.
- Gelegentlich ist eine Zyste in der Bauchspeicheldrüse die Ursache für Beschwerden in der Magengegend.
- Plötzliche und sehr intensive Schmerzen zwischen Magengegend und Nabel sind in seltenen Fällen auch Gefäßerkrankungen wie ein Darminfarkt.

Merke

Die kolikartigen, teils mit Vernichtungsgefühl einhergehenden und immer wiederkehrenden Schmerzen bei einer Angina abdominalis ähneln denen beim akuten Bauch. Wer unter derartigen Schmerzen leidet, sollte unbedingt die Ursache beim Arzt klären lassen.

Denken Sie daran: Hinter vermeintlichen Magenschmerzen kann auch ein Herzinfarkt stecken.

Darminfarkt

Bei einem Darminfarkt kommt es zum kompletten Verschluss eines oder mehrerer Gefäße im Dünndarmgekröse durch ein Blutgerinnsel. Ein erhöhtes Risiko hierfür haben Menschen mit Arteriosklerose. Die Schmerzen treten plötzlich und extrem stark zwischen der Magengrube und dem Bauchnabel auf. In diesem Fall muss schnellstmöglich der Notarzt verständigt werden.

Verstopfung

Akute Verstopfung

Unter Verstopfung hat schon jeder einmal gelitten. Manchmal ist sie die Folge von überreichlichem Essen, z.B. an Feiertagen oder Festen. In solchen Fällen handelt es sich um eine akute Verstopfung. Sie ist von der chronischen Obstipation, die aufgrund unserer heutigen Lebensweise als Zivilisationskrankheit angesehen wird, zu unterscheiden. Grundsätzlich spricht man von einer Verstopfung bei höchstens zwei harten Stuhlgängen pro Woche.

Was kann die Ursache sein?

- Änderung der Ernährungsgewohnheiten
- Darmerkrankungen

Eine akute Verstopfung ist meistens harmlos und oft nur Folge einer plötzlichen Umstellung der Ernährungsgewohnheiten – etwa an Feiertagen.

Ursache Ernährungsgewohnheiten

Zu viel Süßigkeiten, zu wenig Ballaststoffe und mangelnde Bewegung kennzeichnen den geänderten Lebensstil an Feiertagen. Eine dadurch ausgelöste Verstopfung normalisiert sich wieder, wenn zur üblichen, vollwertigen und gesunden Mischkost mit reichlich Flüssigkeitszufuhr übergegangen wird, wie sie von der Deutschen Gesellschaft für Ernährung jedem empfohlen wird.

Bei folgenden Beschwerden dringend zum Arzt

- Eine akute Verstopfung, die sich nicht durch eine Änderung in der Ernährungsweise beseitigen lässt
- Ständiger Wechsel von Verstopfung und Durchfall
- Eine dunkle Stuhlverfärbung, ebenso sehr heller Stuhl sowie Blut im Stuhl
- Bei regelmäßiger Einnahme von Abführmitteln, um den Mineralstoffhaushalt kontrollieren zu lassen

Ursache Darmerkrankungen

Darmstillstand durch Nervenleitungsstörung

Eine fehlende oder gestörte Weiterleitung von Nervenimpulsen zum Darm kann zum Stillstand der Darmbewegung und damit zur Verstopfung führen. Es sind keinerlei Darmgeräusche hörbar. Ausgelöst werden derartige Störungen durch Kopfverletzungen, Verletzungen der Wirbelsäule oder auch eine Entzündung im Bauchraum.

Darmverschluss durch einen Tumor

Ein im Darm wachsender Polyp kann so groß werden, dass der Nahrungsbrei nicht mehr weiterbefördert werden kann. Dieser Darmverschluss tritt plötzlich auf und erfordert unbedingt den Gang zum Arzt. Überlegen Sie, ob Ihnen in den vergangenen Wochen gelegentlich eine Dunkelverfärbung aufgefallen ist oder ob Sie Blut auf dem Stuhl gesehen haben.

Eine Arteriosklerose im Gehirn kann zu unterschiedlichen Regulationsstörungen der Verdauung führen. Verstopfung kann ein Symptom davon sein. Auch bei der Parkinson-Erkrankung, einer mit Schüttellähmung einhergehenden Gehirnerkrankung, ist Verstopfung eine unangenehme Begleiterscheinung.

Chronische Verstopfung

- Erkrankungen
- Falsche Lebensweise
- Sonstiges

Ursache Erkrankungen

Darmentzündungen

Entzündliche Darmerkrankungen, wie Colitis ulcerosa und Divertikulitis, die vor allem von Durchfällen geprägt sind, können von einer Verstopfung begleitet werden. Hier führen die starken Bauchschmerzen dazu, dass die Patienten von selbst rasch den Arzt aufsuchen.

Fieberhafte Erkrankungen

Bei Grippe oder anderen Erkrankungen, die mit Fieber einhergehen, kann es zu Verstopfung kommen u.a. durch den hitzebedingten Wasserverlust. Deshalb sollte man dann viel trinken.

Hämorrhoiden

Hämorrhoiden sind knotige Venenerweiterungen in der Schleimhaut des Analkanals oder im After. Ihre Entstehung wird durch Verstopfung gefördert. Wer von Hämorrhoiden geplagt wird, hat schmerzhafte Stuhlgänge und versucht deswegen, den Gang zur Toilette hinauszuzögern. Die Folge ist wiederum Verstopfung, was den Stuhlgang noch schmerzhafter macht.

Hormonstörungen

Menschen mit Hämorrhoiden leiden häufig an Verstopfung. Durch Umstellung der Ernährung können sie für einen weichen Stuhlgang sorgen. Frisches Gemüse mit Joghurt vor dem Hauptgericht wirkt wahre Wunder.

Bei einer Unterfunktion der Schilddrüse kommt es zu einer Minderproduktion des Schilddrüsenhormons. Daraus resultiert eine Verlangsamung des Stoffwechsels. Der Verdauungsvorgang wird so träge, dass Verstopfung die Folge ist. Auch andere, seltenere Hormonstörungen können von der gleichen Darmfunktionsstörung begleitet werden.

Lebensmittelallergie

Bei einer Lebensmittelallergie wechseln oft Durchfälle mit Verstopfung ab. Geht man zum Arzt, findet dieser keine Ursache, da die Organe gesund sind. Häufig wird dann die Diagnose »Reizdarm« gestellt. Eine genaue Analyse der Ernährungsgewohnheiten kann in solchen Fällen oft weiterhelfen. Entscheidend ist zu wissen, wann Durchfälle und wann Verstopfungen auftreten. Diese Kenntnis hilft dann auch dem Arzt diagnostisch weiter. Leider sind häufig gerade die Lieblingsspeisen die Allergieauslöser. Die einzige Therapiemöglichkeit ist der Verzicht auf diese Nahrungsmittel.

Nervenerkrankungen

Zuckerkranke im Spätstadium leiden manchmal an einer Störung der Nervenimpulsleitung. Eine ungenügende Befehlsweiterleitung kann den Darm deshalb lahm legen. Auch bei anderen Nervenerkrankungen bzw. Störungen wie der multiplen Sklerose oder auch Querschnittslähmung ist Verstopfung die Folge.

Störung des Mineralstoffhaushalts

Regelmäßiger Gebrauch von Wasser ausschwemmenden Mitteln kann die Darmfunktion lahm legen, da viele wichtige Mineralstoffe

ebenfalls ausgeschwemmt werden. Deswegen sollte man diese Medikamente nicht ohne ärztliche Kontrolle einnehmen. Das Gleiche gilt für Abführmittel (siehe Seite 145).
Verschiedene Tumore können ebenfalls eine Verschiebung im Mineralstoffhaushalt auslösen. Hier kann der Arzt die Ursache klären.

Machen Sie sich die Mühe, und notieren Sie sich täglich alles, was Sie essen; schätzen Sie die Mengen. Notieren Sie sich auch die verwendeten Gewürze. Wenn Sie hauptsächlich Fertignahrungsmittel verzehren, dann könnte es sich um eine Unverträglichkeit auf darin enthaltene Zusatzstoffe handeln.

Merke

Abführmittel, Wasser ausschwemmende Mittel, Beruhigungsmittel, starke Schmerzmittel, Antidepressiva und Säurehemmer sind die am häufigsten gebrauchten Arzneimittel, die eine Verstopfung nach sich ziehen können. Arzneimittel sollte man deshalb nie ohne Kontrolle des Arztes einnehmen. Auch Eisenpräparate und Mittel zur Entspannung der Muskulatur gehören in diese Arzneigruppe, ebenso wie Kodein zur Hustenstillung.

Tumor im Bauchraum

Gutartige Wucherungen sowie auch bösartige Geschwülste im Darm oder auch an anderer Stelle im Bauch können ein mechanisches Hindernis für den Weitertransport des Nahrungsbreis darstellen. Je nach Größe des Tumors und je nach Ernährungsgewohnheiten kann es unterschiedlich oft zu Verstopfungen kommen. Ist der Stuhl hart, weil an manchen Tagen zu viel Fleisch und Süßes gegessen wird, kann er die Engstelle nicht passieren, wodurch in der Folge eine Verstopfung ausgelöst wird.

Ursache falsche Lebensweise

Abführmittelmissbrauch

Hier hat meistens ein Teufelskreis eingesetzt. Je öfter und je mehr Abführmittel – auch pflanzliche – verwendet werden, umso träger wird der Darm. Es müssen dann immer stärkere Mittel eingenommen werden, damit der Stuhlgang funktioniert. Die häufigste unerwünschte Wirkung von allen Abführmitteln ist, dass sie einen Wasser- und Mineralstoffverlust auslösen. Besondere Bedeutung hat dabei der Kaliumverlust, da er zur Darmträgheit führt. Die gesamte Muskulatur einschließlich des Herzmuskels kann aber nur optimal funktionieren, wenn der Kaliumhaushalt stimmt. Nicht zu unterschätzen sind auch die Verluste an Natrium, die zu Austrocknungserscheinungen führen können, sowie ein Mangel an Magnesium, einem für das Herz wichtigen Mineralstoff. Der Verlust an Flüssigkeit kann bei älteren oder kranken Personen zu Herz-Kreislauf-Problemen sowie zu einem Abfall der Nierenleistung führen.

Ballaststoffarme Ernährung

Abführmittelmissbrauch, eine ballaststoffarme Ernährung, Bewegungsmangel und Stress sind häufige Ursachen einer chronischen Verstopfung. Es können sich aber auch ernsthafte Darmerkrankungen dahinter verbergen.

Die chronische Verstopfung gehört mit zu den häufigsten Leiden in den industrialisierten Ländern. Betroffen sind vor allem Frauen.
Die häufigste Ursache einer chronischen Verstopfung sind ein zu hoher Konsum an Süßigkeiten und Fleisch sowie ein zu geringer Verzehr an Vollkornprodukten und Gemüse, die reich an den für die Verdauung notwendigen Ballaststoffen sind.

Bewegungsmangel

Bewegungsmangel ist eine Zeiterscheinung. Die meisten Menschen üben einen sitzenden Beruf aus, und der Ausgleich nach Feierabend ist gering. Doch mangelnde Bewegung macht nicht nur den Menschen selbst immer träger, sondern auch den Darm – ein Grund, warum so viele Menschen unter Verstopfung leiden. Da diese Verdauungsstörung keine Krankheit zur Ursache hat, lässt sie sich durch etwas mehr Bewegung rasch beseitigen. Anders sieht es bei bettlägerigen Patienten aus, die ebenfalls sehr oft unter einer Stuhlverhaltung leiden, weil sie entweder krank sind oder aus Altersgründen die »Darmmassage« durch die Bewegung fehlt.

Stress

Wer sich keine Zeit nimmt, zur Toilette zu gehen, wenn der Körper Signale gibt, der braucht sich nicht über Verstopfung zu wundern. Der Darminhalt besteht auch aus Abfallprodukten, die für den Körper schädlich sind. Die Produktion von freien Radikalen (aggressiven Substanzen) ist im Darm besonders hoch. Wer also seinem Darm bei Bedarf nicht gestattet, sich von Abfallstoffen zu befreien, der läuft Gefahr, sich längerfristig eine Darmerkrankung einzuhandeln. Je länger Schadstoffe im Darm verbleiben, desto länger haben sie Kontakt zur Darmschleimhaut und können diese schädigen.

Sonstige Ursachen

Gynäkologische Ursachen

Eine Verstopfung in der Schwangerschaft kommt recht häufig vor. Der Uterus (Gebärmutter) ist ein Muskel, der zum Teil von den gleichen Hormonen wie die Darmmuskulatur gesteuert wird. Während der Schwangerschaft muss der Uterus möglichst ruhig gestellt werden, damit der Fötus nicht abgestoßen wird. Es ist deshalb nicht zu verhindern, dass auch die Darmmuskulatur träger wird. Eine ballaststoff- und gemüsereiche Ernährung ist also besonders wichtig, um über diese mechanische Reizung die Darmmuskulatur anzuregen. Man sollte keinesfalls abführende Medikamente einnehmen!

Bei älteren Frauen kann es durch eine Bindegewebsschwäche zu einer Gebärmuttersenkung sowie einer Senkung der gesamten Beckenmuskulatur kommen. Als Folge tritt Verstopfung auf. Hier hilft regelmäßiges Beckenbodentraining.

Psychische Ursachen

Viele Menschen haben Probleme damit, fremde Toiletten zu benutzen. Der Drang, zur Toilette zu gehen, wird unterdrückt. Eine Verstopfung ist meistens die Folge. Um dies zu verhindern, sollten sich Personen, die viel reisen, eine andere Verhaltensweise angewöhnen (z. B. Abdecken der Toilettenbrille mit Papier).

Das Wichtigste zu Verstopfung

- Eine nicht ernährungsbedingte, akute Verstopfung muss vom Arzt abgeklärt werden.
- Häufiger Gebrauch von Abführmitteln verschlimmert die Verstopfung erheblich.
- Erkrankungen im Darm oder Bauchbereich können von Verstopfung begleitet sein.
- Jede Art von Erkrankung, die mit Fieber einhergeht, kann die Darmfunktion stören.
- Störungen im Mineralstoff- oder Hormonhaushalt oder auch bei der Weiterleitung der Nervenimpulse können eine Darmträgheit auslösen.
- Bei älteren Personen sind es meist Herzschwäche, Muskelschwäche sowie Bewegungsarmut bei ballaststoff- und flüssigkeitsarmer Ernährung, die die Stuhlentleerung erschweren.

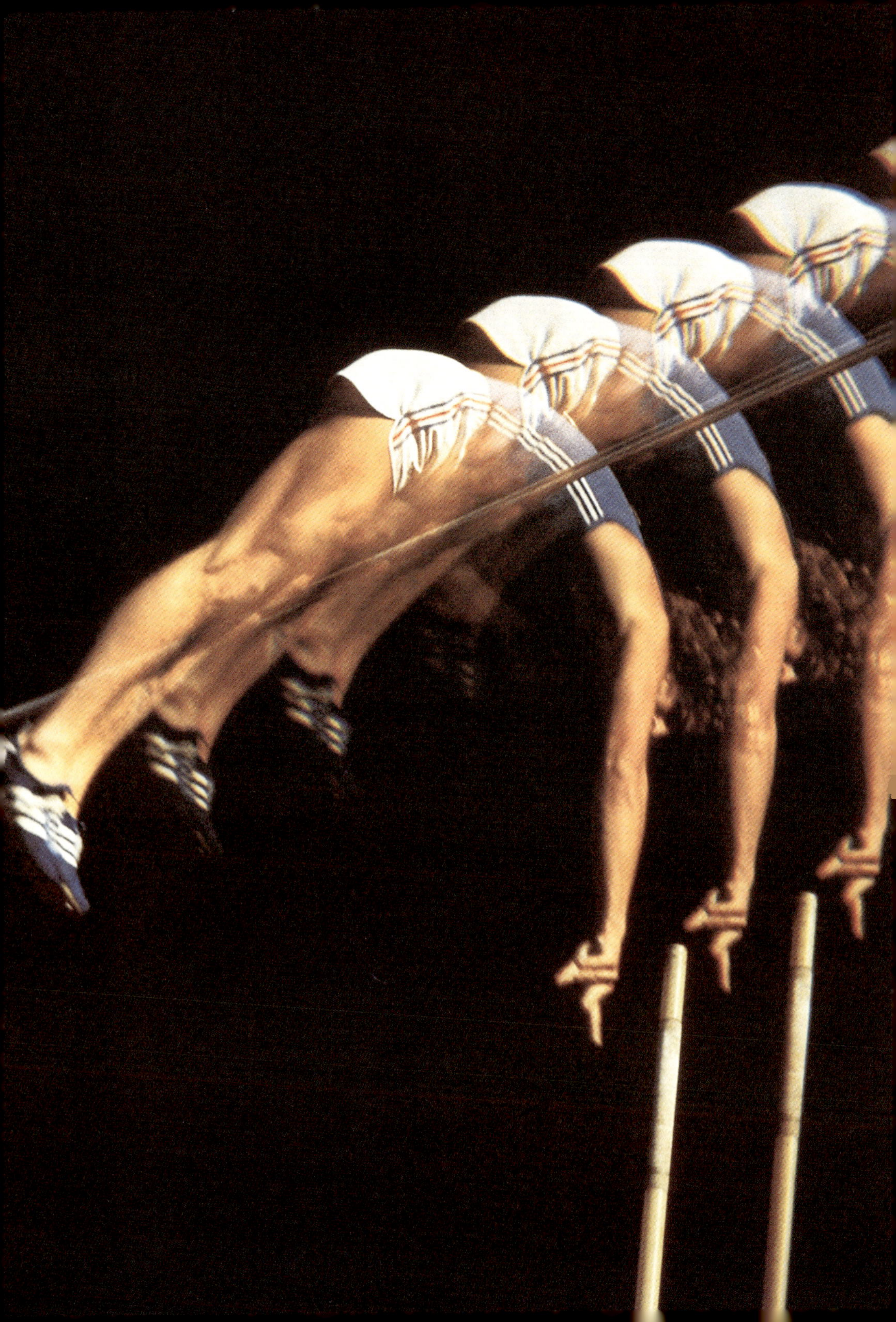

BESCHWERDEN DER MUSKELN, KNOCHEN UND GELENKE

Es ist schon manchmal ein Kreuz mit dem Kreuz – nicht nur, wenn man älter wird: Überanstrengung beim Sport, falsches Sitzen am Arbeitsplatz usw. Gründe gibt es dafür genügend. Und ganz sicher kommt es mit zunehmendem Alter zu Verschleißerscheinungen, die man wiederum durch Sport und viel Bewegung hinauszögern kann. Manche Krankheiten lassen sich allerdings auch durch eine so genannte gute Lebensführung nicht ganz verhindern. Dazu zählen ererbte Krankheiten, durch Entzündungen hervorgerufene, chronische Beschwerden sowie Autoimmunkrankheiten. Die Ursachen fast aller Beschwerden am Skelett und an den Muskeln sind vielfältig und nicht immer ganz einfach abzuklären.

Verschleißerscheinungen am Bewegungsapparat sind mit zunehmendem Alter unvermeidlich. Aktive Menschen können diese Prozesse aber hinauszögern.

Schmerzen an Gelenken und Muskeln

Was kann die Ursache sein?

- Bluterkrankungen
- Degenerative Gelenkerkrankungen
- Kollagenerkrankungen und Autoimmunerkrankungen
- Knochentumore
- Rheumatische Gelenkerkrankungen
- Rheumaähnliche Gelenkerkrankungen als Begleitsymptom
- Stoffwechselerkrankungen
- Verletzungen

Ursache Bluterkrankungen

Bluterkrankheit (Hämophilie)

Eine ererbte Blutgerinnungsstörung kann selbst bei kleinen Verletzungen zu ausgedehnten Blutungen in die Gewebe und Gelenke führen, die sehr schmerzhaft sind.

Leukämie

Diese Krebserkrankung des Blut bildenden Knochenmarks tritt in unterschiedlichen Formen auf. Manchmal sind Knochen- und Gelenkschmerzen die Hauptbeschwerden. Typisch ist, dass die Schmerzen von Gelenk zu Gelenk wechseln.

Manchmal beginnt die Erkrankung mit Blässe und zunehmender Müdigkeit; auffallend ist die Neigung zu blauen Flecken und Nasenbluten. Wenn also wechselnde Gelenkbeschwerden vorliegen, verbunden mit Blässe, Blutungsneigung und Müdigkeit, dann muss man unbedingt den Arzt aufsuchen.

Knochenmarkkrebs (Plasmozytom)

Bei an Knochenmarkkrebs Erkrankten besteht ein erhöhtes Risiko für Knochenbrüche. Oft wird die Krankheit erst durch einen Bruch entdeckt. Frühsymptome sind unerklärliche und anhaltende Knochenschmerzen.

Unerklärliche, fortdauernde Knochenschmerzen, vor allem im Rücken und im Brustbereich, sowie häufige bakterielle Infektionen (vor allem mit Pneumokokken) und Blutarmut sind die häufigsten Frühsymptome dieser bösartigen Erkrankung. Betroffen ist der die Immunzellen produzierende Knochenmarkanteil.

An einem Plasmozytom erkranken meist erst Personen ab dem 40. Lebensjahr.

Ursache degenerative Gelenkerkrankungen

Fingerpolyarthrose

Typisch bei dieser degenerativen Abnutzungserscheinung der Finger sind harte, schmerzlose Verdickungen an den Fingermittel- und -endgelenken. Frauen sind zehnmal häufiger betroffen.

Außer einer geringen Morgensteifigkeit und gelegentlichen Missempfindungen in den Fingerspitzen bereitet diese Erkrankung wenig Schmerzen.

Osteoarthrose

Aufgrund von Gelenkfehlstellungen oder durch starke Beanspruchung der Gelenke – z.B. durch häufiges Tragen schwerer Lasten oder Hochleistungssport – kann es zu vorzeitigen Abnutzungserscheinungen kommen. Die Folgen sind Schmerzen bei Belastung des betroffenen Gelenks. Am häufigsten sind das Kniegelenk, das Hüftgelenk sowie die Wirbelsäulengelenke betroffen. Morgens beim Aufstehen besteht ein Gefühl der Steife, das sich aber nach wenigen Minuten legt – vor allem, wenn man sich bewegt.

Durch starke Beanspruchung der Gelenke kann es zu vorzeitigen Abnutzungserscheinungen kommen. Die Gelenke schmerzen bei Belastung, und es entsteht ein steifes Gefühl nach Ruhephasen.

Ursache Kollagenerkrankungen und Autoimmunerkrankungen

Muskel-Haut-Entzündung (Dermatomyositis)

Bei der Bindegewebserkrankung handelt es sich um eine degenerative, entzündliche Erkrankung der Muskulatur bei gleichzeitiger Hautentzündung. Die Krankheit ist selten und kann auch schon im Kindesalter auftreten. Die auffallenden Symptome sind Muskelschwäche und die Rückbildung der Muskulatur (Muskelatrophie).
Bei einem Drittel der Patienten treten Gelenkschmerzen auf, die mit Schwellungen und Gelenkergüssen einhergehen.

Schmetterlingsflechte (Lupus erythematodes)

Von dieser Bindegewebserkrankung werden vor allem junge Frauen befallen (90 Prozent). Die Erkrankung kann plötzlich mit Fieber beginnen und eine Infektion vortäuschen. Sie kann sich aber auch unbemerkt über Monate und Jahre hinweg mit gelegentlichen Fieberepisoden entwickeln. Die damit einhergehenden Gelenkschmerzen sind ähnlich wie bei der chronischen Polyarthritis (siehe Seite 107). Rechts und links der Nase kommt es zu einem roten Ausschlag, der auch Schmetterlingserythem genannt wird. Häufig entstehen außerdem fleckförmige, rote Ausschläge an den Handflächen. Während der akuten Krankheitsphase fallen in seltenen Fällen alle Haare aus (generalisierte Alopezie). Die Erkrankung verläuft meistens in Schüben. Sie erfordert die Behandlung durch den Arzt.

Ursache Knochentumore

Es gibt verschiedene Knochentumore, die an unterschiedlicher Stelle auftreten und Knochen- bzw. Gelenkschmerzen verursachen. Am häufigsten ist das Osteosarkom, das meist junge Menschen zwischen dem 10. und 20. Lebensjahr befällt.

Merke

Manchmal sind es auch Knochenmetastasen eines bösartigen Tumors, die Schmerzen an Knochen bzw. Gelenken verursachen. Tastbare, schmerzende Veränderungen an Knochen und Gelenken sollten deshalb unbedingt schnellstmöglich einem Arzt gezeigt werden. Durch Röntgenaufnahmen und weitere Untersuchungen kann die Diagnose gestellt werden.

Ursache rheumatische Gelenkerkrankungen

Arthritis bei Schuppenflechte

An einer chronischen Entzündung der Wirbelsäulengelenke erkranken Männer häufiger als Frauen. Wird nicht rechtzeitig behandelt, führt diese Erkrankung zu einer vorzeitigen Invalidität.

Etwa jeder Zehnte mit Schuppenflechte entwickelt eine Entzündung vorzugsweise der Finger- und Zehenendgelenke. Die Symptome sind ähnlich wie bei der chronischen Polyarthritis. Die Unterscheidung muss durch eine ärztliche Untersuchung vorgenommen werden.

Bechterewsche Krankheit

Die Bechterewsche Krankheit ist nach dem russischen Nervenarzt Wladimir M. Bechterew benannt; es handelt sich um eine chronische Entzündung der Wirbelsäulengelenke. Diese chronische rheumatische Entzündung beginnt vor dem 40. Lebensjahr an den kleinen Wirbelgelenken im unteren Rückgrat. Es erkranken zehnmal so viele Männer wie Frauen. Die Schmerzen können anfallsartig während der Nacht nach mehrstündigem Schlaf auftreten und bis ins Gesäß und in die Oberschenkel ausstrahlen. Dadurch kommt es zu einer steifen Haltung in der Kreuzbeingegend, so dass das Bücken sehr schwer fällt. Eine zusätzlich auftretende Entzündung der Regenbogenhaut am Auge kann ein Frühsymptom sein. Manchmal ist die Temperatur leicht erhöht. Wenn keine Behandlungsversuche unternommen werden, dann wird jeder vierte Erkrankte vorzeitig Invalide. Diese Krankheit kann aber auch in jedem Stadium zur Ruhe kommen.

Gelenkrheumatismus (chronische Polyarthritis)

Diese entzündliche Gelenkerkrankung tritt bei Frauen dreimal häufiger als bei Männern auf. Ursache ist eine Störung der Immunabwehr. Der Erkrankungsgipfel liegt zwischen dem 25. und 50. Lebensjahr. Die chronische Polyarthritis beginnt oft schleichend mit Schwellungen und Schmerzen an den Grundgelenken der zweiten, dritten und vierten Finger. Füße, Handgelenke oder Ellenbogen können ebenfalls betroffen sein. Klassische Symptome sind Dauerschmerz in Ruhe, bei Bewegung und während der Nacht. Bei der chronischen Polyarhritis kann immer wieder einmal leicht erhöhte Temperatur auftreten. Eine morgendliche Gelenksteifigkeit dauert länger als eine halbe Stunde. Mit Fortschreiten der Erkrankung kommt es zu Missbildungen der Gelenke.

Die chronische Polyarthritis beginnt oft schleichend mit Schwellungen und Schmerzen an den Grundgelenken der zweiten, dritten und vierten Finger. Füße, Handgelenke oder Ellenbogen können aber ebenfalls betroffen sein.

Reiter-Syndrom

Bei dem Reiter-Syndrom bestehen eine Harnröhrenentzündung, Arthritis und Bindehautentzündung gleichzeitig, die typischerweise mit leicht erhohtem Fieber einhergehen. Es gibt zwei Erkrankungsformen: Die erste Form wird auf dem sexuellen Weg übertragen; es erkranken vor allem junge Männer zwischen dem 20. und 40. Lebensjahr ein bis zwei Wochen nach dem Sexualkontakt. Es sind vorzugsweise die Gelenke der Beine sowie der Zehen betroffen. Zusätzlich können sich kleine, schmerzlose Geschwüre an der Mundschleimhaut, an der Zunge und an der Peniseichel bilden. An den Handinnenflächen, Fußsohlen und um den Nagel herum treten nicht selten schuppende Hautveränderungen auf. Nach drei bis vier Monaten bilden sich die Symptome wieder zurück. Aber jeder zweite Patient erleidet Rückfälle, die über mehrere Jahre hinweg immer wieder auftreten können. Die Patienten müssen unbedingt zum Arzt gehen. Die zweite Form befällt vor allem Frauen, Kinder und ältere Menschen. Als Ursache findet sich hier eine infektiöse Darmerkrankung (mit Shigellen, Salmonellen, Yersinien und Campylobacter-jejuni-

Typisch für das Reiter-Syndrom ist leicht erhöhtes Fieber mit Gelenkentzündung (Arthritis), Bindehautentzündung (rotes Auge) sowie einer Harnröhrenentzündung mit leichten Schmerzen beim Wasserlassen.

Keimen), deren Erreger sich im Körper ausbreiten. Die Symptome sind der sexuell übertragenen Form vergleichbar. Auch hier ist ärztliche Behandlung dringend erforderlich.

Rheumatisches Fieber

Diese Erkrankung wird durch Bakterien der Streptokokken-A-Gruppe ausgelöst. Das rheumatische Fieber ist selten und tritt am häufigsten im Schulalter auf. In den Entwicklungsländern hingegen nimmt diese Erkrankung zu.

Am auffälligsten ist die damit verbundene Gelenkentzündung. Die Gelenke sind rot, warm, geschwollen und schmerzhaft. Knöchel, Knie, Ellenbogen oder Handgelenke sind typischerweise befallen, seltener Hüfte oder Schultern. Sehr häufig wird das Herz von der Entzündung ergriffen, ohne dass man es spürt. Der Arzt stellt es an deutlichen Herzgeräuschen fest. Wird die Erkrankung nicht rechtzeitig behandelt, kommt es später zu einem Herzfehler (rheumatische Herzerkrankung). Unwohlsein und Erbrechen sowie Schmerzen in der Magengegend können bei akut erkrankten Kindern ein Hinweis auf eine Herzbeteiligung sein.

Scheuermann-Krankheit

Diese Entwicklungsstörung der Wirbelsäule befällt vorzugsweise Jungen zwischen dem 12. und 17. Lebensjahr, Mädchen sehr selten. Es kommt zu einem Rundrücken im Bereich der Brustwirbelsäule mit Klopf- und Stauchungsschmerzen sowie eingeschränkter Beweglichkeit. Bei vermehrter Belastung entzünden sich die Gelenkenden einzelner Wirbelkörper. Die Ursache ist unbekannt. In schweren Fällen wird eine operative Stabilisation bzw. eine Korrektur der betroffenen Wirbelkörper notwendig. Ansonsten empfiehlt es sich, keine schweren Gewichte zu tragen sowie auf einer sehr harten Unterlage zu schlafen.

Sjögren-Syndrom

Das Sjögren-Syndrom ist eine Erkrankung, die zu einer übermäßigen Trockenheit von Augen und Mund führt. Wenn Gelenkentzündungen von diesen Symptomen begleitet werden, dann sollte man unbedingt einen Arzt aufsuchen, damit er klären kann, ob es sich um das Sjö-

gren-Syndrom handelt. Das Sjögren-Syndrom wird zu den Autoimmunerkrankungen gerechnet. Der Tränen- und Speichelfluss lässt nach. Deshalb kommt es an den Augen zu einer Zerstörung der Hornhautoberfläche.
Ein Verfall der Zähne setzt ein, da der Speichel, der für die Gesunderhaltung des Zahnapparats wichtig ist, zu gering ist.

Bei folgenden Beschwerden dringend zum Arzt

- Bei Verletzungen mit starken Schmerzen muss immer geröntgt werden, um festzustellen, ob ein Bruch vorliegt.
- Zerrungen oder Bänderrisse z. B am Knie sowie Schleimbeutel- und Sehnenscheidenentzündungen müssen behandelt werden, um Spätschäden oder Defektheilung zu vermeiden.
- Bei Gelenkschmerzen mit Fieber muss nach der Ursache der Symptome gesucht werden.
- Bei Gelenkschmerzen mit gleichzeitigem Hautausschlag muss man die Ursache klären.
- Bei wechselnden Gelenkbeschwerden mit Blässe, Müdigkeit und Neigung zu blauen Flecken besteht Leukämieverdacht.
- Bei anhaltenden Knochenschmerzen im Rücken und Brustbereich sowie häufigen Infektionen der Kiefer- oder Stirnhöhlen und Ohrentzündungen ist ein Arztbesuch nötig.

Verletzungen, die starke Knochenschmerzen auslösen, müssen immer geröntgt werden, um einen Bruch auszuschließen.

Ursache rheumaähnliche Gelenkerkrankungen als Begleitsymptom

Dickdarmentzündung (Colitis ulcerosa)

Diese chronische, entzündliche Darmerkrankung, die mit Geschwüren in der Darmschleimhaut einhergeht, verursacht Durchfälle und Bauchkrämpfe sowie blutige und schleimige Stühle. Als Komplikationen können zusätzlich Gelenkentzündung und Bindehautentzündung am Auge auftreten, des Weiteren ein Hautausschlag und eine Entzündung der Wirbelsäule, ähnlich wie bei der Bechterewschen Krankheit (vorzugsweise unterhalb der Lendenwirbelsäule).

Purpurfarbene Hautverfärbung bei Kindern

Während oder nach Infektionen im Hals-Rachen-Bereich kann es vor allem bei kleinen Kindern zu einer Immunreaktion kommen. An den Streck- bzw. Vorderseiten der Beine und Füße sowie an den Streckseiten der Arme treten auf der Haut plötzlich punktförmige kleine rote Flecken auf. Sie sind Zeichen einer Immunstörung, die durch Medikamente oder durch Bakterien, eventuell auch Viren, ausgelöst werden kann. Darüber hinaus haben die Kinder Gelenkschmerzen, auch kolikartige Bauchschmerzen bis hin zu Blut im Stuhl. Meistens sind Hände und Füße geschwollen. Hier liegt möglicherweise eine Purpura-Schönlein-Henoch-Erkrankung vor. Der Arzt muss unbedingt hinzugezogen werden, da es ansonsten bei einigen Patienten zu einem Nierenversagen kommen kann.

Granulomerkrankung (Sarkoidose)

Bei Gelenkschmerzen mit Fieber sollte man grundsätzlich immer einen Arzt aufsuchen, da die Beschwerden sehr unterschiedliche Ursachen haben können.

Diese Entzündung des Gewebes im gesamten Körper ähnelt der Tuberkulose. Als erstes Anzeichen der Erkrankung können Fieber, Gelenkschmerzen und Gewichtsverlust auftreten. Eine Beteiligung der Lunge löst meistens Husten und Luftnot aus, weswegen die Sarkoidose auch mit der Tuberkulose verwechselt werden kann. Der Leberbefall führt zu dauerhaftem Fieber.

Bei Gelenkschmerzen mit Fieber sollte man auf jeden Fall einen Arzt aufsuchen, da die Beschwerden verschiedene Ursachen haben können, die nur der Arzt klären kann.

Serumkrankheit (Medikamentenunverträglichkeit)

Die Verabreichung von Fremdserum ist nur in seltenen Einzelfällen die Ursache der Serumkrankheit. Die häufigsten Auslöser sind Medikamente, die diese besondere Form der Unverträglichkeit haben. Typisch sind Gelenkschmerzen, Fieber, Hautausschläge und Lymphknotenschwellungen. Die Symptome beginnen einige Tage nach Injektion eines Serums oder nach Gabe eines Medikaments. Manchmal kommen auch Bauchschmerzen und Durchfälle hinzu. Der Hautausschlag zeigt sich als Nesselsucht mit Rötung. Eine mit

Juckreiz verbundene Schwellung kann aber auch als rote, fleckförmige Punkte auftreten. Auf jeden Fall muss der Arzt verständigt werden, um festzustellen, was die auslösende Ursache ist. Handelt es sich um die Serumkrankheit, klingen die Symptome bei Absetzen des Medikaments ab.

Ursache Stoffwechselerkrankungen

Dupuytren-Kontraktur

Eine Dupuytren-Kontraktur tritt vorwiegend bei Männern nach dem 40. Lebensjahr auf. Die Handinnenfläche verdickt sich, die Sehnen des kleinen Fingers sowie des Mittel- und Zeigefingers verkürzen sich, so dass – in dieser Reihenfolge – mit der Zeit die Finger zur Handinnenfläche gezogen werden. Die Beweglichkeit der Hand ist dadurch eingeschränkt. Manchmal befällt die Erkrankung auch die Fußsohlen. Bisher ist die operative Behandlung das Vorgehen mit den größten Aussichten auf Erfolg.

Gelenkerkrankungen bei Infektionen

Infektionen durch Keime können sich auf eines oder mehrere Gelenke ausdehnen und dort Entzündungen hervorrufen. Das gilt auch für Geschlechtskrankheiten wie Tripper und Syphilis.

Infektionen mit Keimen, z.B. Staphylokokken, Streptokokken, Salmonellen, Pneumokokken, Gonokokken, Treponema pallidum und Meningokokken, die die Ursache von Durchfallerkrankungen, Lungenentzündung, Gonorrhö und Syphilis (beides Geschlechtskrankheiten) sowie Scharlach oder Tbc sind, dehnen sich auch auf Gelenke aus und führen zu einer begleitenden Gelenkentzündung. Manchmal ist nur ein Gelenk betroffen, manchmal auch mehrere.

Gelegentlich sind eitrige Mandeln, eitrige Zähne oder eine chronische Gallenblasen- oder Prostataentzündung Streuherde einer Bakterieninfektion. Je nach Abwehrlage des Organismus kommt es zur Gelenkerkrankung. Meist ist Fieber mit Schüttelfrost vorhanden. Das Gelenk ist warm und geschwollen und schmerzt bei Bewegung. Häufig liegt noch ein Gelenkerguss vor. Dann muss dringend der Arzt eingeschaltet werden, der das Gelenk punktieren kann. Denn wird dem Gelenk die Gelenkflüssigkeit nicht entzogen, kommt es später zur Zerstörung des Gelenkknorpels. Die Folge ist unter Umständen eine Versteifung des betroffenen Gelenks.

Gicht

Gichtanfälle sind sehr schmerzhaft. Bei dieser ererbten Stoffwechselkrankheit lagern sich Harnsäurekristalle in den Gelenken ab. Je früher Gicht erkannt wird, desto besser sind die Chancen, Folgeschäden zu vermeiden.

Bei der Gicht handelt es sich um eine ererbte Störung im Harnsäurestoffwechsel. Bei zu hohen Konzentrationen im Blut lagern sich Harnsäurekristalle in den Gelenken ab. Die ersten pochenden und drückenden Schmerzanfälle treten nachts auf, mit zunehmender Intensität. Typischerweise ist das Grundgelenk der großen Zehe betroffen. Es ist geschwollen, rot und überwärmt. Aber auch Knöchel, Knie, Handgelenke und Ellenbogen können von den spitzen Harnsäurekristallen befallen werden. Manchmal wird der Anfall von Fieber, Schüttelfrost und einem schnellen Pulsschlag begleitet. Der akute Anfall hängt nicht in erster Linie von der Höhe des Blutspiegels ab, sondern von kleinen Sünden, wie übermäßigem Alkoholkonsum oder einem zu reichlichen Essen. Doch auch chirurgische Eingriffe, Erschöpfungszustände, Infektionen, die Einnahme von Penizillin oder das Spritzen von Insulin können einen Gichtanfall auslösen.

Merke

Ein erhöhter Harnsäurewert ist immer ein Hinweis auf ein erhöhtes Risiko, eine Herz-Kreislauf-Erkrankung zu erleiden. Deshalb wird jeder Arzt nicht nur den Gichtanfall behandeln, sondern Sie auch auf Risikofaktoren für eine solche Erkrankung untersuchen.

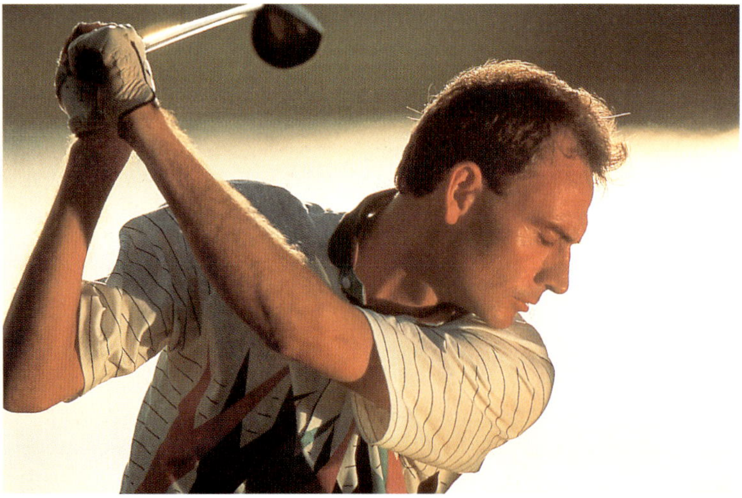

Maßhalten ist auch im Sport geboten. So wichtig ausreichende Bewegung ist: Wer es übertreibt oder seine Muskeln und Gelenke nur einseitig belastet, kann sich damit gesundheitliche Probleme einhandeln.

Pseudogicht

Diese Gelenkerkrankung ist schwer zu diagnostizieren, da sie sehr unterschiedlich verlaufen kann. Im Gegensatz zur Gicht, bei der es zu Harnsäureablagerungen in den Gelenken kommt, werden bei der Pseudogicht Kalziumkristalle in den Gelenken deponiert. Es kommt daraufhin zu akuten Gelenkentzündungen mit Verkalkung des Gelenkknorpels. Die Beschwerden sind ähnlich wie bei der Gicht (siehe Seite 112), aber etwas abgeschwächter. Im Gegensatz zur Gicht werden vor allem größere Gelenke an Armen oder Beinen befallen. Die Erkrankung tritt vorzugsweise bei älteren Personen auf.

Schleimbeutelentzündung

Dort, wo Sehnen oder Muskeln über Knochenvorsprünge laufen, z.B. am Ellenbogen- oder Kniegelenk, liegen die Schleimbeutel. Die Wand der mit Flüssigkeit gefüllten Hohlräume kann sich durch Überbeanspruchung oder auch durch akute oder chronische Infektionserkrankungen entzünden. An der Stelle, wo der Schleimbeutel sitzt, treten Schmerzen und eine Bewegungseinschränkung auf, oft auch eine Hautrötung. Eine Schleimbeutelentzündung muss vom Arzt behandelt werden.

Eine Sehnenscheidenentzündung wird der Arzt in der Regel schienen oder gipsen, um das Gelenk bis zur Besserung ruhig zu stellen. Zuvor kann man unterstützend selbst kalte Umschläge (z.B. mit Quark) machen.

Sehnenscheidenentzündung

Da der Schleimbeutel und die dazugehörige Sehne in unmittelbarer Nähe liegen, greifen Entzündungen häufig über. So geht eine Sehnenscheidenentzündung meist auch gleichzeitig mit einer Schleimbeutelentzündung einher und umgekehrt. Eine entzündete Sehnenscheide schmerzt und ist geschwollen. Meistens kann man bei Bewegung der Sehne ein Reiben fühlen. Der Arzt kann mit dem Stethoskop die Reibung hören.

Tennisellenbogen (Golferellenbogen)

Bei einem Tennisellenbogen handelt es sich um eine Überlastungsreaktion des Muskels und der dazugehörigen Sehnenansätze am Ellenbogen (die Strecker am Unterarm). Beim Golferellenbogen hingegen ist die Beugemuskulatur am Unterarm betroffen. Bei Streckung des Ellenbogens mit gleichzeitiger Streckung der Finger gegen einen Widerstand verstärken sich die Schmerzen.

Wer hofft, dass eine Bänderzerrung oder ein Bänderriss am Knie von selbst heilt, geht das Risiko ein, dass es zur Defektheilung kommt, die in späteren Jahren Beschwerden verursacht.

Das Wichtigste zu Schmerzen in Gelenken und Muskeln

- Verletzungen, die starke Knochenschmerzen auslösen, müssen geröntgt werden, um einen Bruch auszuschließen.
- Gelenkfehlstellungen oder Überlastungen führen im Alter häufig zur Zerstörung der Gelenkfläche mit der Ausbildung einer Osteoarthrose.
- Bestimmte Bakterien können Gelenke befallen und ein rheumatisches Fieber mit Schmerzen in Knöchel, Knie, Ellenbogen oder Handgelenken auslösen.
- Bei der chronischen Polyarthritis sind meistens die Finger befallen.
- Bei der Scheuermann-Krankheit kommt es zum Rundrücken in Höhe der Brustwirbelsäule.
- Gicht durch zu viel Harnsäure im Blut ist sehr schmerzhaft. Typisch ist der Befall des Zehengrundgelenks, das geschwollen und gerötet ist.
- Bei Tennis und Golf kann es zu schmerzhaften Schleimbeutelerkrankungen oder Sehnenscheidenentzündungen kommen.
- In seltenen Fällen sind Knochentumore oder bösartige Erkrankungen des roten oder weißen Knochenmarks der Auslöser für Knochen- bzw. Gelenkschmerzen.

Ursache Verletzungen

Bänderriss und Bänderzerrung

Wenn ein Seitenband am Knie gezerrt ist, dann verursacht ein seitliches Wegdrücken des gestreckten Unterschenkels mit der Hand Schmerzen. Ist das Seitenband gerissen, dann lässt sich der gestreckte Unterschenkel zur Seite wegknicken. Wenn also z.B. das Innenband stark verletzt ist, dann kann man den gestreckten Unterschenkel vom Körper wegdrücken, was bei intakten Bändern nicht möglich ist. Ist der Meniskus verletzt, dann spürt man beim Versuch, den gestreckten Unterschenkel nach links oder rechts seitlich wegzubewegen, Schmerzen in der Kniekehle. Ein abgerissener Meniskus schmerzt, wenn man mit den Fingern in die Kniekehle drückt.

Bruch

Ein Knochenbruch verursacht starke Schmerzen und Schwellungen an der Bruchstelle und in der Umgebung. Nach einer Verletzung bzw. nach einem Unfall mit starken Knochenschwellungen sollte man deshalb unbedingt zum Arzt. Durch Röntgen lässt sich feststellen, ob der Knochen verletzt ist.

Rückenschmerzen

Was kann die Ursache sein?

- Knochenerkrankungen
- Wirbelsäulenerkrankungen
- Sonstiges

Ursache Knochenerkrankungen

Bechterewsche Krankheit

Die Erkrankung beginnt meistens zwischen dem 20. und 30. Lebensjahr, vor allem bei Männern, und verläuft schubweise. Auffallend ist, dass der Rücken nicht mehr richtig gebeugt werden kann und beim Anfall schmerzhaft ist. Aus unbekannter Ursache kommt es zur Entzündung der Wirbelkörpergelenke mit anschließender Verknöcherung und damit Versteifung. Meistens ist die Lendenwirbelsäule betroffen. Es gibt aber auch Formen, die Hüftgelenke und Schultern befallen. 80 Prozent der Erkrankten reagieren im spezifischen Antigentest positiv (HLA-B27-Antigen), wodurch auch schon Frühformen erkannt werden können. Die Erkrankung kann nach Jahren zum Stillstand kommen (weitere Informationen siehe auch Seite 106f.).

Die Ursache der Bechterewschen Krankheit ist noch nicht geklärt. Aus unbekannten Gründen kommt es zur Entzündung der Wirbelkörpergelenke mit anschließender Versteifung.

Knochenmarkkrebs (Plasmozytom)

Unerklärliche Schmerzen im Rücken- und Brustbereich sowie häufige Infektionen und Müdigkeit sind oft die ersten Hinweise auf diese bösartige Erkrankung des Knochenmarks (siehe auch Seite 104).

Osteoporose (krankhafter Knochenschwund)

Mit zunehmendem Alter leiden vor allem Frauen nach den Wechseljahren unter Knochenschwund. Es ist die häufigste Knochenerkrankung in den westlichen Industrienationen. Allein in Deutschland leiden sechs Millionen Menschen an Osteoporose. Bewegungsmangel steht an oberster Stelle der Ursachenliste. Rauchen, Alkoholmissbrauch, jahrelange Einnahme von Kortisonpräparaten und ein Östrogenmangel sind weitere Gründe, die den Knochenabbau beschleunigen. Eine fortgeschrittene Osteoporose ist schmerzhaft. Bei einer andauernden Osteoporose kommt es leicht zu Knochenbrüchen, vor allem am Oberschenkelhals. An den Wirbelknochen kann es zu Einbrüchen kommen, die die Wirbel keilartig verformen. Diese Einbrüche und Deformierungen lösen Schmerzen aus, die auch die darüber liegende Muskulatur verspannen. Das Klopfen auf die Wirbelsäule ist schmerzhaft.

Die Knochenveränderungen beim Paget-Syndrom schmerzen zunächst nicht. Oft findet erst der Röntgenarzt zufällig die ersten Hinweise, denn die Knochenumbauten im Schädel, an der Lendenwirbelsäule, im Becken und Oberschenkelknochen sind im Röntgenbild zu erkennen.

Paget-Syndrom (Ostitis deformans)

Wenn jemand feststellt, dass ihm plötzlich sein Hut nicht mehr passt, dann kann dies der erste Hinweis auf einen Morbus Paget sein. Hierbei handelt es sich um eine chronische Knochenerkrankung, die an einigen Skeletttteilen zu Umbauten führt. Die Ursache ist unbekannt. Man schätzt, das jeder 30. über 40 Jahre davon betroffen ist, Männer etwas häufiger als Frauen.

Die Paget-Krankheit schmerzt nicht zwangsläufig. Treten Schmerzen auf, sind es diffuse, ziehende Knochenschmerzen. An der Stelle des Knochens, wo die Umbauten stattfinden, ist eine deutliche Erwärmung der Haut spürbar. Oftmals wird daher das Paget-Syndrom mit rheumatischen Beschwerden verwechselt. Die Erkrankung ist bis heute nicht heilbar.

Scheuermann-Krankheit

Rückenschmerzen bei dieser Knochen- und Knorpelerkrankung können, müssen aber nicht auftreten. Auch ein Rundrücken, der sich im Jugendalter ausbildet, ist vermutlich die Scheuermann-Krankheit. Aus bislang nicht geklärter Ursache kommt es bei dieser Erkrankung zu Wachstumsstörungen in den Wirbelkörpern mit keilförmiger Umwandlung im Brustwirbelbereich. So entsteht ein Rundrücken. Um bleibende Deformierungen zu vermeiden, muss je nach Ausprägung der Krankheit eventuell ein Stützkorsett getragen werden (siehe auch Seite 108).

Metastasen in der Lendenwirbelsäule

Nahezu alle Krebserkrankungen können zu Knochenmetastasen führen. Die Metastasierung geschieht bevorzugt in die Lendenwirbelkörper sowie ins Becken. Folgende Krebsarten metastasieren frühzeitig in die Knochen: Bronchialkrebs, Prostatakrebs, Brustkrebs, Schilddrüsenkrebs, Nierenkrebs (Hypernephrom), Neuroblastom (Krebserkrankung der Nervenbahnen), Ewing-Sarkom (Knochenkrebs, wächst zuerst an den langen Röhrenknochen). Bei unerklärlichen Schmerzen im Rücken sollte man deshalb immer den Arzt aufsuchen.

Männliche Jugendliche zwischen dem 12. und 17. Lebensjahr mit Anzeichen eines Rundrückens, der gelegentlich schmerzt, sollten zum Arzt gehen. Vermutlich entwickelt sich bei ihnen die Scheuermann-Krankheit.

Ursache Wirbelsäulenerkrankungen

Bandscheibenvorfall

Typisch für den Bandscheibenvorfall zwischen zwei Lendenwirbelkörpern ist der Ischiasschmerz. Er strahlt vom Rücken über das Gesäß bis zum Knie und gelegentlich bis zum Fuß aus. Meistens empfindet man ein Kribbeln oder Ameisenlaufen in den Beinen. Häufigste Ursache ist ein Vorfall des Bandscheibenkerns des fünften Lendenwirbelkörpers, der auf das hintere Längsband drückt. Dahinter liegt der aus dem Rückenmark austretende Ischiasnerv. Der Druck durch den Bandscheibenkern löst die Schmerzen aus. Selten kommt es zu einem Vorfall im Halswirbelbereich. Die Schmerzen sind dann im Schultergürtel. Sie strahlen nicht in das Bein aus. Je nach Höhe des Bandscheibenvorfalls und je nach Intensität kann es sogar zu Lähmungserscheinungen kommen. Dann muss man sofort zum Arzt.

Hexenschuss/akuter Schiefhals

Ein plötzlich einsetzender Schmerz im Nacken-/Schulterbereich oder im Kreuzbereich wird als akuter Schiefhals bzw. Hexenschuss bezeichnet. Die Wirbelsäule kann an dieser Stelle kaum bewegt werden, da jeder Änderungsversuch zu erneuten Schmerzen führt. Die

Ursache liegt in Veränderungen an den Wirbelgelenken. Durch Überlastung der Wirbelkörper oder durch einseitige Belastung bei sitzender Tätigkeit kommt es zu Lockerungen zwischen den Wirbeln. Daraufhin bildet der Wirbelknochen Randzacken, um die Lockerung wieder zu stabilisieren. Diese Randzacken können ein Gelenk zwischen zwei Wirbelkörpern so blockieren, dass keine Bewegung mehr möglich ist. Dabei werden die empfindlichen Nervenendpunkte in der Gelenkkapsel gereizt. Der dadurch ausgelöste Schmerz verspannt die Muskulatur. Die Durchblutung des Gewebes verschlechtert sich, es sammeln sich saure Stoffwechselprodukte an, was die Schmerzen noch weiter verstärkt.

Auslöser eines Hexenschusses oder akuten Schiefhalses ist oft eine abrupte Bewegung oder das Heben einer schweren Last. Schmerzmittel, Bettruhe und Wärme sind die ersten lindernden Maßnahmen. Die Chirotherapie hat sich hier als besonders hilfreich erwiesen.

Rückgratverkrümmung

Diffuse Rückenschmerzen können auch durch eine Beinverkürzung entstehen, die eine Schieflage des Beckens verursacht. Die Wirbelsäule verbiegt sich, und die Wirbelkörper werden umgebaut. Mit zunehmendem Alter löst dies Schmerzen aus, vor allem wenn dornartige Fortsätze an den Wirbelkörpern auf Nerven drücken. Andere Ursachen für eine Rückgratfehlhaltung können auch chronische Nierenerkrankungen mit Abszessbildung sein. In diesem Fall resultiert die Verkrümmung aus einer Schonhaltung, um durch Abbiegen der Wirbelsäule zur betroffenen Seite hin die Schmerzen zu mindern.

Wirbelgleiten/Wirbelkörperverschiebung

Nur jeder zehnte davon Betroffene leidet an Kreuzschmerzen mit Ausstrahlung ins Gesäß. Aus nicht bekannten Gründen verschiebt sich ein Wirbel nach vorne. Meistens gleitet der vierte Lendenwirbel gegenüber dem fünften Lendenwirbel bauchwärts. Starke Belastung des Rückens ist hier zu vermeiden. Rückengymnastik lindert wirkungsvoll die Beschwerden.

Wirbelsäulenentzündung

Quälende Rückenschmerzen, die auch durch Wärmeanwendung, Schmerzmittel und Ruhe unbeeinflusst bleiben, aber durch Bewegung verstärkt werden, lassen auf eine Entzündung der Wirbelknochen schließen. Ein Unterschenkelgeschwür, eine Kieferhöhlenentzündung oder Harnwegsinfekte sind oft die Streuherde, von denen aus sich die Erreger ausbreiten und auch die Knochen befallen können. Beklopfen der betroffenen Stellen ist schmerzhaft. Stellt der Arzt eine erhöhte Blutsenkungsgeschwindigkeit fest, wird der Verdacht auf eine Entzündung erhärtet.

Merke

Bei erstmalig auftretenden Rückenschmerzen sollte man zum Arzt gehen. Dies gilt auch für leichte Beschwerden. Haltungsfehler, Muskelverspannungen und Fehlbelastungen der Wirbelsäule führen zu degenerativen Veränderungen und Schmerzen.

Sonstige Ursachen

Erkrankungen der weiblichen Geschlechtsorgane

Fortgeschrittene bösartige Tumore der Eierstöcke oder der Gebärmutter können Kreuzschmerzen verursachen. Wenn der Orthopäde keinen Grund für die Rückenschmerzen findet, dann sollte die Frau den Gynäkologen aufsuchen.

Schwangere leiden oft unter Rückenschmerzen, da das zusätzliche Gewicht im Bauch eine vermehrte Belastung für die Wirbelsäule darstellt. Hier hilft Gymnastik.

Merke

Selten kann es aus nicht geklärter Ursache zu einer Verhärtung des Bauchfells mit Abklemmen des Harnleiters kommen. Der Harn staut in die Niere zurück, die sich dadurch entzünden kann. Wenn sich der Verschluss allmählich entwickelt, dann macht er sich lediglich durch einen dumpfen Flankenschmerz bemerkbar.

Gallenwegs- und Bauchspeicheldrüsenerkrankung

Erkrankungen der Gallenwege strahlen in den rechten Rücken sowie in die rechte Schulter aus. Die Schmerzen bei Bauchspeicheldrüsenerkrankungen verlaufen hingegen gürtelartig vom Bauch bis in den Rücken.

Nierenleiden

Nierenerkrankungen verursachen häufig Schmerzen im Rücken, die manchmal bis in die Leiste und bei den Männern in die Hoden ausstrahlen können.

Eine verspannte Rückenmuskulatur tut sehr weh. Sanfte Massagen schaffen hierbei Abhilfe.

Das Wichtigste zu Rückenschmerzen

- Der Hexenschuss ist eine plötzliche, sehr schmerzhafte Blockade der kleinen Wirbelgelenkskörper. Die Schmerzen verspannen die Muskulatur, wodurch die Beschwerden noch verstärkt werden.
- Ein Bandscheibenvorfall ereignet sich meistens im Lendenwirbelbereich.
- Osteoporose oder auch Knochenschwund ist die häufigste Knochenerkrankung, vorzugsweise der älteren Frau.
- Bei der Paget-Krankheit wird der Knochen an einigen Stellen aus noch unbekannten Gründen umgebaut. An dieser Stelle kommt es zur Hauterwärmung.
- Selten ist ein Gleiten zwischen zwei Wirbelkörpern die Ursache für Kreuzschmerzen im Lendenwirbelbereich.
- Bestimmte bösartige Tumore bilden frühzeitig Tochtergeschwülste (Metastasen) in der Lendenwirbelsäule. Sie verursachen Rückenschmerzen.
- Knochenmarkkrebs befällt oft zuerst die Wirbelkörper.
- Nierenleiden verursachen Rückenschmerzen, die teilweise bis in die Leiste nach vorne ausstrahlen und so auch Bauchschmerzen auslösen.

Überfunktion der Nebenschilddrüsen

Über eine vermehrte Bildung von Parathormon, ausgelöst durch einen Tumor der Nebenschilddrüse, wird zu viel Phosphat und Kalzium über die Nieren ausgeschieden. Der Körper versucht, den Kalziumverlust auszugleichen, indem er Kalzium aus den Knochen herausholt. Bei diesem Krankheitsbild sind die Blutspiegel an Kalzium hoch, aber die Knochen werden porös (Osteoporose). Frühsymptome sind Rücken- und Beinschmerzen, die oft als rheumatische Erkrankung fehlgedeutet werden, sowie Leistungsschwäche und Müdigkeit.

Weichteilverspannungen

Durch verspanntes langes Sitzen am Schreibtisch oder Bildschirm kann es zu Verspannungen in der Rückenmuskulatur kommen. Am meisten spürt man die Schmerzen am rechten Schulterblatt. Ursache sind Verspannungen in der Muskulatur. Die eingeschränkte Durchblutung führt zur Ansammlung saurer Stoffwechselprodukte, die den Schmerz verstärken. Entstressende Maßnahmen wie z.B. autogenes Training, Einstellen des Stuhls auf die ideale Sitzhöhe und sanfte Massagen können die Verspannungen wieder lockern.

Zyste im Rückenmark

Im Rückenmark oder Hirnstamm kann sich eine flüssigkeitsgefüllte Zyste bilden, die die Nervenfunktion beeinträchtigt. Als erstes Symptom wird eine Schmerzunempfindlichkeit in den Händen angegeben, später folgt eine Störung des Berührungsempfindens an den Schultern und am Rücken. Es handelt sich um eine seltene Erkrankung, die sowohl angeboren als auch erworben sein kann.

Schmerzen in den Beinen

Was kann die Ursache sein?

- Arthrose
- Gefäßentzündungen
- Häufige Ursachen
- Störungen des Blut- oder Lymphflusses

Bei altersbedingter Arthrose können die Betroffenen durch regelmäßige, aber wenig belastende Bewegungen viel für ihre Gelenke tun.

Ursache Arthrose

Gelenkfehlstellungen oder -fehlbelastungen können bei älteren Menschen schmerzhafte Deformierungen der Gelenkfläche am Oberschenkelhalskopf oder Kniegelenk verursachen. Typisch ist, dass die Beschwerden morgens am heftigsten sind und sich tagsüber durch die Bewegung verlieren. Bei der altersbedingten Arthrose ist es ratsam, das betroffene Gelenk viel zu bewegen, aber wenig zu belasten. Schwimmen und leichtes Radfahren sind besonders geeignete Übungen.

Krampfadern führen zu einem Schweregefühl, Schmerzen in den Beinen und gelegentlichen nächtlichen Wadenkrämpfen. Bei mangelhafter Blutzirkulation in den Krampfadern kann es zu einer Entzündung der Gefäßwände kommen.

Ursache Gefäßentzündungen

Lymphgefäßentzündung

Über eine Wunde am Bein können Bakterien in die Lymphgefäße eindringen. An der Wunde sieht man rote, warme und druckempfindliche Streifen, die sich zum Körperstamm hin ausdehnen. Zusätzlich treten meistens hohes Fieber, schneller Herzschlag und Kopfschmerzen auf. Die Lymphknoten in der Leiste des betroffenen Beins sind vergrößert, tastbar und schmerzhaft. Sofort den Arzt verständigen.

Venenentzündung

Wenn die Zirkulation des Bluts in den Krampfadern gestört ist, kann es zu einer Entzündung der Gefäßwände kommen. Dadurch können sich Blutgerinnsel anlagern. Die Krampfadern sind gerötet, überwärmt und schmerzhaft. Gelegentlich sind auch leichte Temperaturerhöhungen vorhanden. Kühlende Salbenverbände helfen dann.

Bei folgenden Beschwerden dringend zum Arzt

- Bei Verdacht auf eine entzündliche Erkrankung der Lymphgefäße und Venen oder auf eine Thrombose
- Bei starken Arthroseschmerzen, um Schmerzmittel nicht in Eigenregie einzunehmen
- Bei Jungen im Wachstumsalter mit Schmerzen in Kniegelenk und Hüfte
- Bei akut auftretenden, starken Schmerzen des Beins und blasser Haut

Häufige Ursachen

Brennende Füße (Burning-feet-Syndrom)

Schmerzhaftes Brennen der Füße tritt besonders nachts auf, und zwar anfallartig. Es ist mit Schweißbildung verbunden. Oft kommt es auch zu Hautschuppungen und Muskelverspannungen. Die Ursache ist noch unklar, aber man nimmt eine nichtentzündliche Erkrankung der Nerven an.

Elektrolytstörungen

Verschiebungen im Elektrolythaushalt können zu einem Mangel an Kalzium, Kalium oder Natrium führen. Nicht selten kommt es deswegen zu nächtlichen schmerzhaften Wadenkrämpfen. Sie sind ein Begleitsymptom in der Schwangerschaft, aber auch während einer Wasser ausschwemmenden Therapie. Deshalb sollten Frauen nie ohne ärztliche Kontrolle Medikamente zur Entwässerung einnehmen. Manchmal ist auch verstärktes Schwitzen ohne ausreichende Salzzufuhr die Ursache.

Nächtliche Wadenkrämpfe können auch auf einen gestörten Elektrolythaushalt hinweisen. Sie treten oft in der Schwangerschaft auf, aber auch, wenn Medikamente zur Entwässerung eingenommen werden.

Hüftgelenkserkrankung

Die so genannte Osteochondrosis deformans coxae juvenilis, eine degenerative Knochen-Knorpel-Veränderung, kommt vor allem bei Jungen zwischen dem dritten und zwölften Lebensjahr vor. Zuerst treten Schmerzen im Knie- und Hüftgelenk auf; später sind das Nach-innen-Drehen des Beins und das Abstrecken zur Seite erheblich eingeschränkt. Bitte sofort den Arzt aufsuchen, da ansonsten Spätschäden mit Zerstörung des Oberschenkelkopfs eintreten können. Auch die Schmerzen der degenerativen Hüftgelenkserkrankung im Alter strahlen von der Hüfte in die Beine aus.

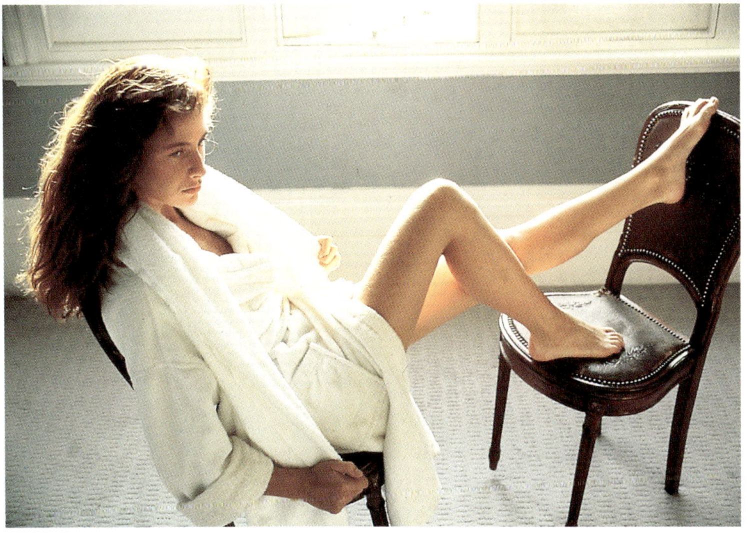

Zur Gesunderhaltung der Venen sollten Sie sitzende und stehende Tätigkeiten, die länger als eine Stunde dauern, weitestgehend vermeiden. Legen Sie außerdem die Beine hoch, wann immer das möglich ist.

Medikamenteneinnahme

Wer gegen seine Migräne ergotaminhaltige Präparate einnimmt, kann als Nebenwirkung eine arterielle Durchblutungsstörung in den Beinen, ähnlich der Claudicatio intermittens (Schaufensterkrankheit, siehe Seite 125), bekommen. Man sollte dann den Arzt bitten, gegen die Migräne ein anderes Präparat zu verschreiben.

Nervenleitungsstörungen

In einigen Fällen kann eine Nervenleitungsstörung auch als Ferneinwirkung eines Lungenkrebses auftreten.

Bei einigen Erkrankungen, wie z.B. bei Morbus Hodgkin, kann es zu einer »motorischen Neuropathie« kommen, die eine schmerzlose Lähmung der Arme und Beine auslöst.

Eine schon viele Jahre bestehende Zuckererkrankung verursacht im fortgeschrittenen Stadium sehr häufig Nervenleitungsstörungen. Es kommt zu Irritationen der Oberflächensensibilität mit Taubheitsgefühl, Kribbeln, Jucken oder Brennen der Haut, wobei oftmals die Beine zuerst betroffen sind. Die Schmerzen sind in der Regel nachts stärker als tagsüber.

In Einzelfällen kann es auch unter hoch dosierter Penizillineinnahme zu solchen Erscheinungen als schwer wiegender Nebenwirkung kommen. Sie macht sich durch einen Ausfall der Nervenleitung in der Haut bemerkbar, die sich von den Beinen und Armen rasch auf den ganzen Körper ausbreitet.

Restless-legs-Syndrom

Bei diesem Syndrom kommt es zu unangenehmem Kribbeln, Brennen und Prickeln sowie Schmerzen in den Beinen. Die Symptome treten vorwiegend dann auf, wenn die Beine nicht bewegt werden, wie beim Sitzen oder während der Nachtruhe. Die Ursache hierfür ist nicht bekannt. Der Arzt muss andere Ursachen für diese Symptome ausschließen.

Merke

Schmerzen in den Beinen können auch einen Tumor als Ursache haben, z.B. ein Osteosarkom. Die Schmerzen beginnen meistens im Knie.

Lässt sich eine Geschwulst tasten, dann sollte man unbedingt so schnell wie möglich zum Arzt gehen.

Verletzung

Bei einer Verletzung hängt die Intensität der Schmerzen von Art und Lokalisation der Verletzung ab. Eine Verletzung am Bein kann von Bluterguss, Sehnendehnung oder Sehnenriss, von einer Verrenkung bis zum Bruch reichen.

Wirbelsäulenerkrankungen

Ein Bandscheibenvorfall kann je nach Lokalisation zu starken Schmerzen führen, die sich vom Gesäß bis in die Oberschenkel und im Extremfall über das ganze Bein bis in die Zehen erstrecken. Taubheitsgefühle können zusätzlich auftreten. Beim Anheben des gestreckten Beins im Liegen verstärkt sich der Schmerz. Wenn auch noch Lähmungserscheinungen auftreten, müssen Sie zum Arzt!

Ursache Störungen des Blut- oder Lymphflusses

Akuter Arterienverschluss

Durch einen Herzklappenfehler mit Bildung eines Blutgerinnsels im linken Herzen kann es zu einem Fortspülen des Blutpfropfens in den Körperkreislauf kommen. Am häufigsten wird dadurch ein akuter Verschluss der Beinarterie ausgelöst. Typisch ist ein plötzlich auftretender Schmerz, dem die Symptome der Mangeldurchblutung wie Blässe und Kälte mit zunehmendem Taubheitsgefühl, Bewegungsunfähigkeit und Sensibilitätsstörungen folgen. Sofort den Notarzt verständigen!

Durchblutungsstörungen in einer Beinarterie verursachen Schmerzen beim Gehen, die erst nachlassen, wenn man stehen bleibt. (Daher der Name »Schaufensterkrankheit«.) Das Bein ist blass und fühlt sich kalt an.

Arterielle Verschlusskrankheit (Claudicatio intermittens)

Es liegt eine Verkalkung der Beinarterien vor, wodurch sich die Durchblutung verschlechtert. Je nach Schweregrad kommt es zu Wadenschmerzen, die durch Sauerstoffmangel ausgelöst werden. Der Schmerz kann, abhängig vom Sitz der engen Stelle, auch im Gesäß, Oberschenkel oder Fuß auftreten. Durch Ruhe sinkt der Sauerstoffverbrauch, und die Beschwerden verschwinden. Der schwach durchblutete Teil des Beins ist blass und kalt.

Krampfaderleiden

Durch eine Erweiterung von Venen kommt es zu einem fehlerhaften Venenklappenschluss, so dass das Blut in die Beine zurückstaut. Typisch sind geschwollene Unterschenkel sowie hervortretende, prall gefüllte Venen. Die Patienten berichten von einem Schweregefühl sowie von Schmerzen in den Beinen und gelegentlichen nächtlichen Wadenkrämpfen. Der Arzt muss konsultiert werden, damit er geeignete Stützstrümpfe anpassen lassen kann.

Lymphödem

Bei einem Lymphödem ist der Fuß oder das Bein dick geschwollen. Die Schwellung wird durch langes Stehen, warmes Wetter und bei Frauen vor der Menstruation verstärkt. Ein Lymphödem kann von Geburt an bestehen, während der Pubertät oder erst im höheren Lebensalter auftreten. Der Arzt muss auf jeden Fall aufgesucht werden.

Schwellung und Rötung der Gliedmaßen (Erythromelalgie)

Dieses seltene Syndrom befällt meist die Füße, weniger die Hände. Es kommt zu plötzlichen brennenden Schmerzen mit Rötung und erhöhter Hauttemperatur. Meistens wird die Erythromelalgie durch eine Wärme von rund 29 bis 30 °C in der Umgebung ausgelöst. Durch kalte Umschläge und Hochlegen des Fußes kann der Anfall unterbrochen werden. Manchmal ist die Erythromelalgie auch eine Begleitreaktion bei Bluthochdruck, Venenerkrankungen oder Zuckerkrankheit. Wenn die Grunderkrankung behandelt wird, dann verschwinden die Symptome meistens.

Starke Schmerzen im Bein beim Gehen und Stehen können Anzeichen für eine Beinvenenthrombose sein. Die Wade schmerzt beim Druck auf die Fußsohle.

Beinvenenthrombose

Eine Beinvenenthrombose tritt manchmal nach längerer Bettlägerigkeit, bei Tumoren, bei Herzschwäche oder nach Unfällen auf. Das Bein schwillt an und verfärbt sich bläulich. Die tiefe Wadenvenenthrombose ist schwierig festzustellen, da drei Hauptvenen das Blut aus diesem Gebiet abtransportieren. Die Thrombose verursacht starke Schmerzen beim Gehen und Stehen. Die Wade schmerzt beim Druck auf die Fußsohle. Bei gestrecktem Bein mit gestrecktem Fuß sind die Schmerzen am stärksten, was auf eine tiefe Venenthrombose hinweisen kann, aber kein sicheres Zeichen ist. Sofort zum Arzt!

Das Wichtigste zu Schmerzen in den Beinen

- Typisch für Gelenkarthrose beim älteren Menschen sind Beschwerden frühmorgens beim Aufstehen, die sich tagsüber durch Bewegung bessern.
- Durchblutungsstörungen in einer Beinarterie verursachen beim Gehen Schmerzen, die erst wieder nachlassen, wenn man stehen bleibt. Das Bein ist blass und kalt.
- Krampfadern verursachen meistens ein Schweregefühl und Schmerzen in den Beinen. Die Venen sind prall gefüllt und treten deutlich hervor.
- Schmerzt ein geschwollenes, bläulich verfärbtes Bein beim Gehen sowie Stehen, dann besteht möglicherweise ein Verschluss einer tiefen Beinvene.
- Eine Lymphgefäßentzündung wird meistens durch Keime verursacht. Das Bein ist geschwollen, gerötet und druckempfindlich. Ein roter Streifen dehnt sich langsam zum Körper hin aus. Die Lymphknoten in der Leiste sind schmerzhaft tastbar.
- Störungen des Elektrolythaushalts sind die häufigsten Ursachen von nächtlichen Wadenkrämpfen.
- Ein Bandscheibenvorfall kann Schmerzen vom Gesäß bis in die Zehen verursachen. Auf Lähmungserscheinungen achten!
- Hüft- und Kniegelenksschmerzen bei Jungen im Wachstumsalter sind meistens durch einen Morbus Perthes ausgelöst.

Eine Lymphgefäßentzündung wird meistens durch Keime ausgelöst, die über eine Wunde am Bein eindringen. Die Lymphknoten in der Leiste sind dann schmerzhaft tastbar.

Schwellungen an Füßen oder Beinen

Was kann die Ursache sein?

- Eiweißverwertungsstörung
- Herzerkrankungen
- Hormonelle Veränderungen
- Lymphabflussstörungen
- Medikamente
- Nierenerkrankungen
- Venenerkrankungen

Ursache Eiweißverwertungsstörung

Folgende Situationen stören unseren Eiweißhaushalt: Eiweißarme Ernährung, Teilentfernung des Magens mit Eiweißverdauungsstörung, Eiweißproduktionsstörungen bei Leberzirrhose oder auch Darmentzündungen. Durch diese Störungen können die Beine dick werden. Die Ursache hierfür ist nicht bekannt.

Ursache Herzerkrankungen

In der Schwangerschaft leiden viele Frauen unter Beinödemen. Das Hochlagern der Beine sooft wie möglich kann hier Linderung verschaffen. Am besten hilft das Tragen von Stützstrümpfen während der gesamten Schwangerschaft.

Wenn das Herz aufgrund einer Erkrankung nicht mehr ausreichend pumpen kann,wird das Blut, das den Sauerstoff ins Gewebe abgegeben hat, nicht mehr ausreichend in die Lungen weitergepumpt. Es kommt zum Rückstau ins Gewebe. Da das Blut aus der unteren Körperhälfte am weitesten rücktransportiert werden muss, staut es vorzugsweise in die Beine zurück. Blutserum wird ins Gewebe gepresst und führt dort zu Schwellungen. Dicke Beine, vor allem beim Stehen, sind die Folge. Wenn man mit dem Finger gegen das Schienbein drückt, dann bleibt die Druckstelle für einige Zeit deutlich sichtbar.

Ursache hormonelle Veränderungen

Einige Tage vor der Monatsblutung kommt es durch die hormonelle Änderung zu Wassereinlagerungen, die zwei bis drei Kilogramm ausmachen können. Manche Frauen merken das an einem dicker werdenden Bauch und den Beinen. Bei einer Schilddrüsenunterfunktion lagert der Körper ebenfalls vermehrt Wasser ein.

Bei folgenden Beschwerden dringend zum Arzt

- Wenn außer Schwellungen auch Zeichen der Entzündung wie Röte, Überwärmung und Druckschmerzhaftigkeit bestehen
- Bei jeder unerklärlichen Ansammlung von Wasser in den Beinen, ohne dass eine Venenerkrankung vorliegt

Ursache Lymphabflussstörungen

Neben Arterien und Venen gibt es Lymphgefäße. Sie haben u.a. die Aufgabe, die seröse Flüssigkeit, die aus den Blutgefäßen ins Gewebe übertritt, aufzunehmen. Sie wird an anderer Stelle (in einer Vene im Bereich der linken Schulter) wieder dem Blutkreislauf zusammen mit der fetthaltigen Lymphe aus dem Bauchraum zugeführt. Wenn ein Lymphgang verstopft ist, dann staut die Lymphe zurück und verursacht Lymphödeme. Es gibt sie als angeborene oder erworbene Form. Bevorzugt sind Frauen davon betroffen. Sie klagen über Schwellungen eines Fußes oder sogar des gesamten Beins.

Die Lymphe dient auch zur Ausscheidung von Krankheitserregern. Sie transportiert sie zu den Lymphknoten, wo sie unschädlich gemacht werden. Gelegentlich kommt es deshalb vor, dass durch eine Fußpilzerkrankung oder Hautverletzung Erreger in die Lymphbahn gelangen und eine Entzündung auslösen. Das Bein ist geschwollen, gerötet und heiß, die Entzündung verursacht hohes Fieber mit Schüttelfrost. Wichtige Hinweise auf eine solche Entzündung liefern warme und druckempfindliche rote Streifen unter der Haut. Die nächstgelegenen Lymphknoten sind geschwollen.

Ist ein Lymphkanal verstopft, dann staut sich die Lymphflüssigkeit und verursacht ein Lymphödem. Vor allem Frauen sind von solchen Lymphabflussstörungen betroffen.

Merke

Das Lymphödem tritt in der Regel einseitig auf und wird durch Wärme, durch langes Stehen oder kurz vor der Monatsblutung verstärkt. Anders als das venöse Ödem lässt sich das Lymphödem nur wenig eindrücken. Die Venenfunktion ist nicht gestört.

Sekundäres Lymphödem

Tumore, die im Bauchraum wachsen, können auf die Lymphgefäße und auf die aus den Beinen kommenden Venen drücken. Dadurch ist der Rückfluss gestört. Es kommt zu einem Stau, und die Lymphflüssigkeit drückt zurück. Wasser sammelt sich im Gewebe an. Die Beine werden dick. Treten diese Symptome plötzlich auf, ohne dass eine Venenerkrankung bekannt ist, sollte man schnellstens vom Arzt die Ursache klären lassen. Fehlen die Entzündungszeichen Röte und Druckempfindlichkeit, dann muss auch an einen Tumor als Auslöser gedacht werden.

Computerquerschnitt durch die Nierenrinde. Hauptfunktion der Nieren ist die Blutreinigung, mit der Stoffwechselschlacken aus dem Organismus entfernt und sein Flüssigkeits- und Salzhaushalt reguliert werden.

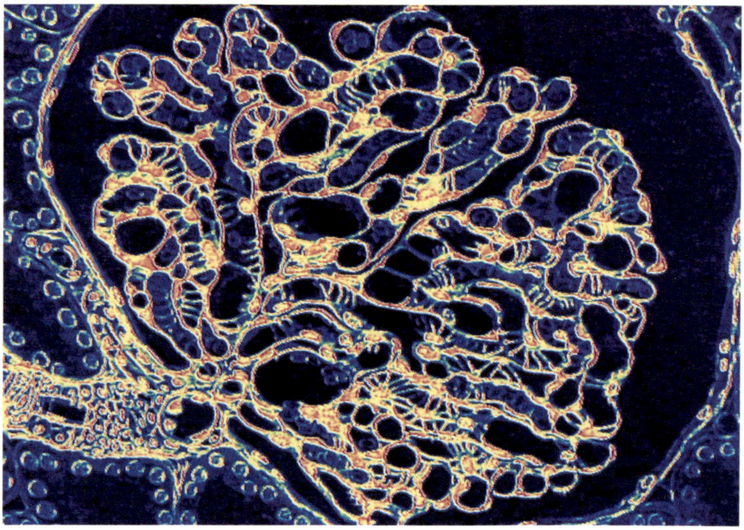

Ursache Medikamente

Medikamente können als Nebenwirkung Ödeme in den Beinen auslösen. Nachfolgend ein paar Beispiele:

- Abführmittel, da es zu Kaliummangel kommt
- Östrogenhaltige Medikamente, vor allem die Antibabypille, Kortisonpräparate
- Einige Blutdrucksenker (z.B. reserpinhaltige Mittel)

Arbeiten die Nieren aufgrund einer Erkrankung nur noch teilweise oder schlecht, bleibt zu viel Wasser im Blutkreislauf. Es kommt dann zu Wasseransammlungen in den Beinen, vor allem beim Stehen.

Ursache Nierenerkrankungen

Die Nieren regulieren unseren Flüssigkeitshaushalt und sind Abfallbeseitiger für wasserlösliche Stoffe. Sie müssen das Blut reinigen und überschüssige Flüssigkeit aus dem Blutkreislauf herausfiltern. Wenn die Nieren nur noch teilweise bzw. schlecht arbeiten, dann bleibt zu viel Wasser im Blutkreislauf. Es kommt zu einem Rückstau in die Beine, vor allem beim Stehen. Wasseransammlungen in den Beinen sind die Folge. Erste Hinweise sind geschwollene Augenlider schon morgens beim Aufstehen.

Das Wichtigste zu Schwellungen an Füßen oder Beinen

- Besonders Frauen neigen zu dicken Beinen und Venenerkrankungen. Beine sooft es geht durch Hochlagern entlasten, Stützstrümpfe tragen und auf die Ernährung achten.
- Herz- und Nierenerkrankungen führen dazu, dass es zu einem Blutrückstau ins Gewebe kommt. Wasser sammelt sich vor allem in den Beinen an. Auf Fingerdruck bleibt eine Delle zurück.
- Geschwollene Augenlider frühmorgens beim Aufstehen können erste Hinweise auf eine Nierenerkrankung sein.
- Lymphabflussstörungen im Beckenbereich können zu dicken Beinen führen.
- Keime, die durch Verletzungen am Fuß oder Bein eindringen, können die Lymphgefäße entzünden. Das Bein ist geschwollen, rot, überhitzt und schmerzt bei Druck.
- Hormonelle Veränderungen in den Tagen vor der Monatsblutung oder in der Schwangerschaft führen zu Wassereinlagerungen vor allem in den Beinen.
- Bestimmte Medikamente können als Nebenwirkung ein Beinödem verursachen.
- Störungen im Eiweißhaushalt lösen oft Ödeme aus.

Bei Krampfadern ist es sinnvoll, Stützstrümpfe zu tragen, um einen Gegendruck zu erzeugen. Er verhindert, dass die Beine anschwellen.

Ursache Venenerkrankungen

Die Ursache von Krampfadern in den Beinen ist eine ererbte Schwäche der Venenwände. Die Venen erweitern sich. In den gedehnten, dicken Venen fließt das Blut nur langsam. Dadurch kommt es zu dem typischen geschlängelt-knotigen Verlauf der dicht unter der Haut liegenden Beinvenen.

Schließlich funktionieren die Venenklappen nicht mehr, und es entstehen Stauungen im Blutkreislauf. In den Beinen kommt es zu Flüssigkeitsansammlungen, weil seröse Flüssigkeit durch die Venenwand ins Gewebe gepresst wird. Deshalb ist es wichtig, Stützstrümpfe zu tragen, um einen Gegendruck zu erzeugen. Er verhindert, dass die Beine anschwellen (siehe Seite 125ff.).

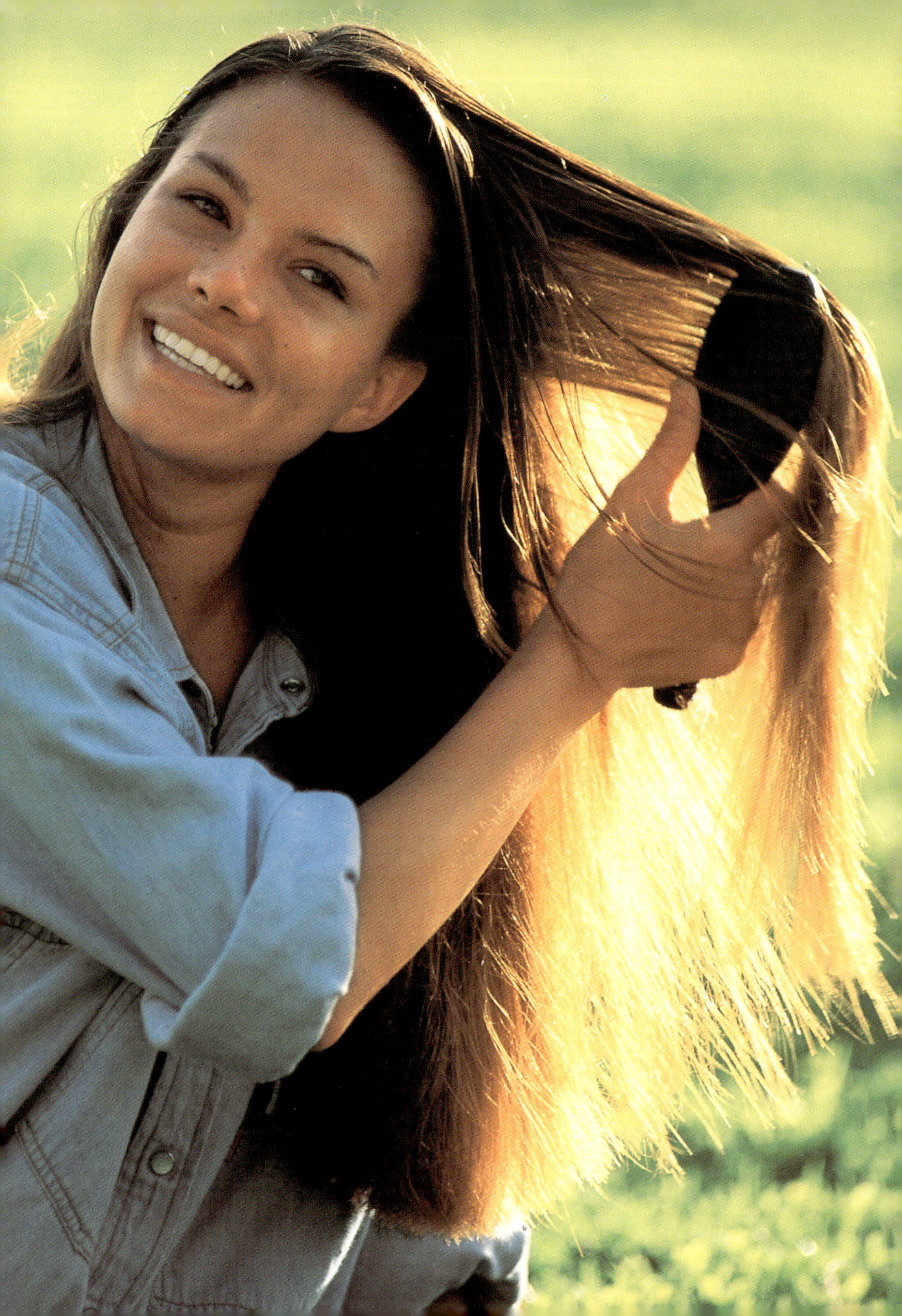

VERÄNDERUNGEN AN HAUT UND HAAREN

Haut und Haare sind sichtbare Schönheitssymbole des Menschen. Haarausfall und Hautausschläge, die vielleicht auch noch jucken, registrieren wir daher mit Unmut. Ändert auch eine besonders sorgfältige Pflege mit den entsprechenden Kosmetika daran nichts, macht man sich schon langsam Gedanken über die mögliche Ursache. Und dann sollte man auch schnell einen Arztbesuch vereinbaren, damit dieser etwas dagegen unternehmen kann. Denn hinter einem schlechten Zustand unseres natürlichen Schmucks kann sich eine ernsthafte Krankheit verbergen.

Beschwerden an Haut und Haaren sind nicht nur mit unangenehmen Begleiterscheinungen verbunden, sondern auch ein ernsthaftes kosmetisches Problem, das mit unter zu Depressionen führen kann.

Haarausfall

Was kann die Ursache sein?

- Ernährungsstörungen
- Hauterkrankungen
- Hormonelle Umstellungen
- Medikamente
- Störungen im Immunsystem
- Vergiftungen

Ursache Ernährungsstörungen

Vitaminaufnahmestörungen

Ab dem 40. Lebensjahr lässt unsere Magensaftproduktion nach, wodurch die Verdauung der Nahrung schlechter wird. Deshalb sinkt auch die Aufnahme an Vitaminen, Mineralstoffen und Spurenelementen. Gutes Kauen ist deshalb im Alter ganz besonders wichtig. Störungen der Vitaminaufnahme, insbesondere von Vitamin C, treten auch bei einem durch das Bakterium Helicobacter pylori hervorgerufenen Magengeschwür auf. Operationen mit Teilentfernung von

Magen oder Dünndarm führen ebenfalls zu einer Verkleinerung der Oberfläche für die Nährstoffaufnahme, was ebenfalls zu Mangelerscheinungen an wichtigen Biostoffen führt.

Vitamin-A-Mangel / Vitamin-A-Überdosierung

Haarausfall bei einem Magengeschwür kann durchaus auf eine schlechte Versorgung mit lebensnotwendigen Biostoffen hinweisen.

Sowohl Vitamin-A-Mangel als auch Vitamin-A-Überdosierung lösen einen Haarausfall aus. Zum Haarausfall kann es im Übrigen auch kommen, wenn dem Organismus B-Vitamine, Selen, Zink, Kupfer und Eisen fehlen. Eine Zufuhr dieser Vitamine und Spurenelemente führt dann meistens zur Besserung.

Stress strapaziert die Haare

Unter chronischer Arbeitsüberlastung, die uns unter Druck setzt, läuft unser Stoffwechsel auf Dauerhochtouren. Die Adrenalinspiegel sind hoch. Die Haut sowie auch die Kopfhaut werden schlechter durchblutet, der Haarschaft eng gestellt. Das bedeutet, die »Haare stehen einem zu Berge«.
Dies verschlechtert die Ernährung des Haars. Haarausfall kann die Folge sein.

Ursache Hauterkrankungen

Neurodermitis

Diese juckende, schuppende Hauterkrankung tritt meistens erst nach dem dritten Lebensjahr auf. Die Veranlagung für diese Hauterkrankung ist vererbt. Sie verläuft schubweise und verschlechtert sich meistens durch bestimmte Lebensmittel wie z.B. Schokolade, Nüsse oder Zitrusfrüchte sowie durch psychische Belastungssituationen. Auch diffuser Haarausfall kann als Begleitsymptom auftreten.

Pilzerkrankung der Kopfhaut

Pilze, die sich auf der Kopfhaut ausbreiten, zeigen sich auch durch eine juckende und schuppende Haut sowie Haarausfall. Man sollte zum Arzt gehen, um durch genaue Untersuchungen klären zu lassen, ob und von welchen Pilzen man befallen ist.

Schuppen

Eine stark schuppende Kopfhaut, die juckt und gerötet ist, wird auch von einem vermehrten Haarverlust begleitet. Man sollte in diesem Fall einen Hautarzt aufsuchen, um dieses so genannte seborrhoische Ekzem behandeln zu lassen.

Ursache hormonelle Umstellungen

Der Haarwuchs wird u.a. von weiblichen Hormonen gesteuert. Umstellungen im Hormonhaushalt, wie z.B. nach der Schwangerschaft oder in den Wechseljahren der Frau, führen zu einem diffusen Haarausfall. Einige Zeit nach der Schwangerschaft wachsen die Haare wieder normal nach. Die in den Wechseljahren dünner werdende Kopfbehaarung bleibt jedoch, da der Hormonhaushalt für den Rest des Lebens umgestellt ist.

Allgemeinerkrankungen wie eine schwer verlaufende Grippe, Scharlach, Masern oder auch Tuberkulose können zu einem diffusen Haarausfall führen. Er ist Zeichen der massiven Beeinträchtigung des Stoffwechsels und des Immunsystems.

Haarausfall unbekannter Ursache

Diese Art von Haarausfall tritt typischerweise in runden Flecken unterschiedlicher Größe auf der Kopfhaut oder auch im Bartbereich auf. Seltener fallen auch die Haare an den Augenbrauen, unter der Achsel und im Schambereich aus. In einzelnen Fällen kommt es zum Haarverlust am ganzen Körper. Normalerweise wachsen die Haare wieder nach. Bislang kennt man die Ursache nicht. Einige Experten vermuten einen Zusammenhang mit Stress. Beim Mann ist der Ausfall des Kopfhaars häufig anlagebedingt.

Merke

Typisch für eine schwere Unterfunktion der Schilddrüse ist spärliches, struppiges Haar, neben Übergewicht und insgesamt herabgesetzter Aktivität. Vermehrter Haarausfall kann aber auch bei einer Schilddrüsenüberfunktion beobachtet werden. In diesem Fall ist vermutlich die erhöhte Ansprechbarkeit des Gewebes auf das Stresshormon Adrenalin dafür verantwortlich.

Ursache Medikamente

Eine Nebenwirkung mancher Medikamente kann leichter Haarausfall sein. Behandlungen wie Chemo- und Strahlentherapie führen in der Regel zu massivem Haarausfall. Nach Ende der Therapie wachsen die Haare aber wieder nach.

Antibabypille

Frauen, die die Pille absetzen, klagen oft, dass sie danach vermehrt Haare verlieren. Die Haare wachsen aber in dem Moment wieder nach, wo sich der Hormonspiegel neu eingestellt hat. Gelegentlich kann Haarausfall auch umgekehrt durch die Einnahme der Pille auftreten. Sprechen Sie in jedem Fall mit Ihrem Arzt darüber. Er kann Ihnen gegebenenfalls ein anderes Präparat verordnen.

Chemotherapie

Krebskranke Patienten, die eine Chemotherapie erhalten, erleiden je nach Medikament (Zytostatikum) danach einen schweren Haarausfall. Die Haare wachsen wieder nach und werden manchmal dichter als vorher.

Haarausfall und Cushing-Syndrom

Eine aus unterschiedlichen Gründen erhöhte körpereigene Produktion von Kortison bzw. Kortisol wird sichtbar an einer typischen Fettverteilung mit »Stammfettsucht« bei schlanken Beinen und Armen sowie »Büffelnacken«. Auch hier wird öfter ein vermehrter Haarausfall beobachtet, insbesondere dann, wenn zusätzlich auch noch die Androgenbildung (männliche Hormone) ansteigt.

Gerinnungshemmer

Nach Herzinfarkt oder tiefen Beinvenenthrombosen wird Heparin oder Marcumar zur Blutgerinnungshemmung verabreicht. In diesem Fall muss auch mit leichtem Haarausfall gerechnet werden.

Kortison

Patienten, die aufgrund bestimmter Krankheiten des Immunsystems (Autoimmunerkrankungen) wie z.B. rheumatische Erkrankungen mit Kortison behandelt werden müssen, klagen meist über Haarausfall als Nebenwirkung.

Strahlenbehandlung

Eine Strahlentherapie im Kopfbereich kann zu einem vorübergehenden Verlust des gesamten Haupthaars führen.

Ursache Störungen im Immunsystem

Autoimmunerkrankungen

Verschiedene schwere Erkrankungen des Immunsystems, die zum rheumatischen Formenkreis gehören, wie Lupus erythematodes oder Sjögren-Syndrom, können auch Haarausfall auslösen.

Umweltschadstoffe

Reaktionen des Immunsystems auf Umweltschadstoffe können sehr unterschiedlich ausfallen, insbesondere dann, wenn ererbte Funktionsstörungen bestimmter Immunzellen vorliegen. Durch jahrzehntelange Schadstoffbelastung kann das Immunsystem verrückt spielen, und es entstehen Allergien gegen verschiedene Stoffe oder aber chronische Erschöpfung. So kann auch vermehrter Haarausfall auftreten.

Jahrelange Belastungen durch Umweltschadstoffe haben auch negative Auswirkungen auf das Kopfhaar. Schwermetalle lassen sich im Haar nachweisen. Es speichert diese Stoffe.

Ursache Vergiftungen

Thallium, Blei, Quecksilber oder Arsen führen bei Aufnahme zu hoher Mengen u.a. zu Haarausfall. In der heutigen Zeit sind diese Vergiftungen selten geworden, wobei sie zumeist bei unsachgemäßer Handhabung als Arbeitsunfall auftreten. Die Gifte lassen sich dann auch im Haar nachweisen. Selbst bei leichten Vergiftungen sind die Metalle im Haar aufzufinden. Die Haare sind sozusagen Fahrtenschreiber für Belastungen mit Schwermetallen.

Bei folgenden Beschwerden dringend zum Arzt

- Bei auffällig verstärktem Haarausfall, der deutlich stärker als sonst ist. Manchmal ist saisonal ein leichter Haarausfall zu beobachten, der aber nicht beunruhigen muss.

Das Wichtigste zu Haarausfall

- Stress und Störungen im Stoffwechsel können zu vermehrtem Haarausfall führen.
- Haarausfall ist manchmal eine Begleiterscheinung schwerer Infektionen.
- Ernährungsstörungen sowie Vergiftungen mit Schwermetallen lichten das Haupthaar.
- Erkrankungen der Kopfhaut gehen immer wieder einmal mit leichtem Haarausfall einher.
- Störungen des Immunsystems durch Umweltschadstoffe führen manchmal zu Haarausfall.
- Manche Medikamente haben schweren Haarausfall zur Folge. Besonders unter Chemotherapie und Strahlentherapie des Kopfs kommt es zum kompletten Haarverlust. Unter Kortisontherapie wird oft ebenso wie unter einer Therapie mit Blutgerinnungshemmern über Haarausfall geklagt.

Hautausschläge ohne Fieber

Unklare Hauterkrankungen können immer auch eine Reaktion auf Arzneimittel sein. Ein Hautausschlag kann auch auftreten, wenn man das Mittel bisher jahrelang vertragen hat.

Hautausschläge sollten grundsätzlich dem Arzt gezeigt werden, da sich dahinter die unterschiedlichsten Ursachen verstecken können. Chronische Hauterkrankungen wie Neurodermitis oder Schuppenflechte treten oft schon im Kindesalter auf und sollten frühzeitig diagnostiziert werden.

Sehr häufig lösen Arzneimittel Hautausschläge aus, die nahezu alle Hauterkrankungen nachahmen können. Selbst nach jahrelanger Einnahme des gleichen Medikaments kann eine Spätreaktion in Form eines Hautbefalls auftreten. Eine unklare Hauterkrankung sollte man deshalb immer unter dem Aspekt einer eventuellen Arzneimittelreaktion untersuchen lassen.

Hauterkrankungen können hier nur unzureichend beschrieben werden und sind immer ganzheitlich mit der sonstigen körperlichen Verfassung eines Patienten zu bewerten.

Merke
Jede Veränderung eines Muttermals, ein neu aufgetretenes oder ein juckendes Muttermal sollte man sofort dem Hautarzt zeigen. Meistens entpuppt es sich als harmlos, doch es könnte sich auch um Hautkrebs – das maligne Melanom – handeln. Davon gibt es unterschiedlich bösartige Formen.
Wer rechtzeitig zum Arzt geht, kann das Fortschreiten solcher Krebsarten verhindern und durch eine Operation geheilt werden.

Juckreiz

Was kann die Ursache sein?
- Allergien
- Geschlechtskrankheiten
- Hämorrhoiden und Fisteln
- Hauterkrankungen
- Innere Erkrankungen
- Medikamente
- Parasiten (Milben, Wanzen Zecken, Kopfläuse)

Pseudoallergien auf Lebensmittel oder Zusatzstoffe äußern sich als Juckreiz in der Mundschleimhaut oder auf der Haut. Meidet man den verdächtigen Stoff, verschwinden meist auch die Symptome.

Ursache Allergien

Meistens sind es so genannte Pseudoallergien auf Lebensmittel oder Lebensmittelzusatzstoffe, die sehr verschiedene Symptome hervorrufen können. Sie können einen Juckreiz in der Mundschleimhaut und auf der Haut auslösen. Am besten lässt sich das herausfinden, wenn man das verdächtige Lebensmittel oder den Zusatzstoff über längere Zeit nicht mehr zu sich nimmt.

Ursache Geschlechtskrankheiten

Syphilis
Die inzwischen selten gewordene Geschlechtskrankheit Syphilis verursacht im Spätstadium über eine Schädigung des Nervensystems einen Juckreiz der Haut.

Toilettenpapier, feuchte Wischtücher und Slipeinlagen können unangenehme allergische Reaktionen in der betroffenen Körperregion auslösen. Aber auch Alkoholexzesse und scharf gewürzte Speisen führen oft zu Juckreiz im Analbereich.

Trichomonaden

Die Erreger sind Geißeltierchen und werden über den Geschlechtsverkehr übertragen. Trichomonaden verursachen eine Entzündung in der weiblichen Scheide, der weiblichen und männlichen Harnröhre oder der männlichen Prostata. Bei Frauen geht die Infektion nicht nur mit Schmerzen, sondern auch starkem Juckreiz einher. Männer spüren hingegen oft gar nichts.

Ursache Hämorrhoiden und Fisteln

Hämorrhoiden oder Analfisteln gehen sehr häufig mit Juckreiz in diesem Körperbereich einher. Zuckerkranke leiden manchmal auch unter Jucken im Genitalbereich. Eine Allergie auf Toilettenpapier, feuchte Wischtücher oder Slipeinlagen ist eine immer häufiger auftretende Ursache. Bei empfindlichen Personen können auch ein Alkoholexzess oder scharf gewürzte Speisen kurzfristig zu Juckreiz führen. An Filzläuse oder die Krätze (siehe »Ursache Parasiten«, Seite 143) muss auch gedacht werden, vor allem dann, wenn der Partner die gleichen Symptome hat.

Bienenstiche können Juckreiz und Schmerzen verursachen und für Allergiker sogar lebensbedrohlich sein. Meist wurden sie aber durch den Menschen selbst provoziert, denn Bienen sind nicht aggressiv, sondern stechen nur, wenn sie sich massiv bedroht fühlen.

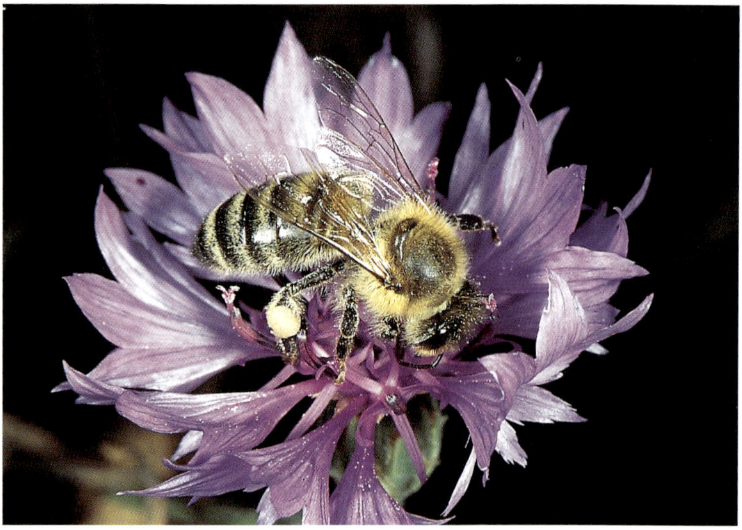

Ursache Hauterkrankungen

Es gibt unzählige, mit Juckreiz einhergehende Hauterkrankungen und Hautreizungen. Sie alle aufzuzählen, würde den Rahmen dieses Buches sprengen. Im Nachfolgenden sind kurz die am häufigsten vorkommenden Hauterkrankungen aufgeführt, die mit Juckreiz einhergehen. Dies sind:

- Allergisches Hautekzem
- Arzneimittelexanthem
- Neurodermitis
- Pilzerkrankungen
- Schuppenflechte
- Windpocken

Folgende, die Haut reizende Einwirkungen können ein Jucken der Haut verursachen:

- Insektenstiche
- Kälte
- Nervosität
- Sonnenbrand
- Trockene und/oder schuppige Haut

Insektenstiche verursachen fast immer Juckreiz. Flohstiche sind stecknadelkopfgroß, die umgebende Haut etwas geschwollen. Oft sind mehrere Bissstellen nebeneinander zu sehen. Ein ähnliches Bild zeigen Wanzenstiche.

Merke

Ein Bienen- oder Wespenstich verursacht nicht nur eine juckende Schwellung. Das Gift dieser Insekten kann auch zu einer schweren allergischen Reaktion führen. Wer empfindlich ist, sollte nach einem Stich etwas genauer als sonst auf die Symptome achten und bei starker allergischer Reaktion zum Arzt gehen. Bei einem Stich in den Mund- oder Rachenraum besteht die Gefahr, dass die Atemwege zuschwellen. Eine rohe Zwiebel kauen und schnellstens zum Arzt!

Ursache innere Erkrankungen

Diabetes mellitus

Zuckerkranke klagen gelegentlich über Juckreiz auf der Haut, ebenso wie Patienten mit einer Überfunktion der Schilddrüse.

Herpes

Eine Infektion mit Herpesviren kann an Nase, Lippen, Hornhaut der Augen und Mundschleimhaut auftreten. Es sind kleine Bläschen, die brennen und jucken.

Herpes zoster

Die Gürtelrose ist eine Viruserkrankung, die nur auftreten kann, wenn man bereits Windpocken hatte. Die Haut juckt an der betroffenen Stelle bereits, bevor Bläschen sichtbar sind. Durch entsprechende Behandlung lässt sich nicht nur der Zoster beherrschen, sondern auch der Juckreiz beseitigen. Die Gürtelrose tritt im Alter häufiger auf, wenn das Immunsystem schwächer und das Windpockenvirus aktiviert werden.

Krebserkrankungen

Bei anhaltend juckender Haut ohne bekannten Grund sollte man zum Arzt gehen und sich gründlich untersuchen lassen, um die Ursache herauszufinden.

Krebserkrankungen wie z.B. Lungenkrebs und Magenkrebs werden bisweilen von Juckreiz begleitet. Im Fall des bösartigen Morbus Hodgkin kommt es häufig in einem sehr frühen Stadium zu einem allgemeinen Juckreiz auf der ganzen Haut. Wenn bei unklarer Ursache auch noch Nachtschweiß und Fieber auftreten, dann muss unbedingt ein Arzt aufgesucht werden.

Lebererkrankung

In seltenen Fällen kann es aufgrund der Einnahme der Antibabypille zu einem Stau im Gallenfluss kommen, der einen heftigen Juckreiz mit Gelbfärbung der Haut auslöst (Cholestatische Hepatose). Bei einer akuten Erkrankung mit dem Hepatitisvirus kann die Haut ebenfalls jucken und zeigt eine starke Gelbfärbung.

Nierenerkrankungen

Eine Nierenentzündung durch Bakterien kann unauffällig verlaufen oder in eine chronische Form übergehen. Wenn starke Müdigkeit, nächtlicher Harndrang, gelegentliche Übelkeit und Hautjucken auftreten, dann muss man unbedingt zum Arzt gehen.

Ursache Medikamente

Einige Arzneimittel wie z.B. die Antibabypille, Penizillin oder eine Vitamintherapie können ein Hautjucken auslösen, ohne dass ein Ekzem oder andere Hauterscheinungen sichtbar sind. Dies muss unbedingt dem behandelnden Arzt mitgeteilt werden.

Ursache Parasiten

Milben, Wanzen und Zecken

Gelegentlich kommt es noch vor, dass einem Milben (Krätze) zu schaffen machen. Bei Personen, die sich regelmäßig duschen, sind oft nur kleine, punktartige und juckende Hautrötungen zu sehen, die vor allem an Brustwarzen, Hodensack und Bauchnabel auftreten. Die Milbengänge sind kaum zu entdecken.

Bei Verdacht auf Krätze muss immer ein Arzt aufgesucht werden, da es sich um eine ansteckende Parasitenerkrankung handelt. Bei Flöhen und Wanzen muss eventuell ein Kammerjäger helfen. Bei einem Zeckenbiss sollte man zum Arzt gehen, da er in manchen Gebieten schwer wiegende gesundheitliche Folgen haben kann.

Kopfläuse

Kopfläuse sind Blut saugende Insekten. Die Eier der Läuse nisten sich bevorzugt in Haaren, Kämmen, Bettwäsche, Handtüchern und Mützen ein. Kopfläuse jucken, können leicht übertragen werden und müssen deswegen durch eine Behandlung angegangen werden.

Die Ursache von Juckreiz am behaarten Kopf können Schuppen, Schuppenflechte oder ein Pilzekzem sein. In letzter Zeit treten vor allem bei Kindern wieder vermehrt Kopfläuse auf, die auch Jucken verursachen.

Das Wichigste zu Juckreiz

- Hauterkrankungen sind oft von Juckreiz begleitet.
- Juckreiz auf der Haut kann eine Allergie sein.
- Zuckerkrankheit, eine Überfunktion der Schilddrüse und Lebererkrankungen mit Gelbsucht führen zu Juckreiz.
- In der Schwangerschaft tritt gelegentlich Juckreiz auf.
- Das Frühstadium von Gürtelrose oder Herpes macht durch Juckreiz auf sich aufmerksam.
- Die Antibabypille kann zu Juckreiz führen.
- Eine bakterielle Nierenerkrankung kann im chronischen Stadium Juckreiz auf der Haut verursachen.
- Am Kopf und im Genital- sowie im Analbereich können Läuse bzw. Milben die Ursache von Jucken sein.
- Hämorrhoiden und Analfisteln jucken. Immer häufiger sind es auch Allergien auf Toilettenpapier oder Slipeinlagen.

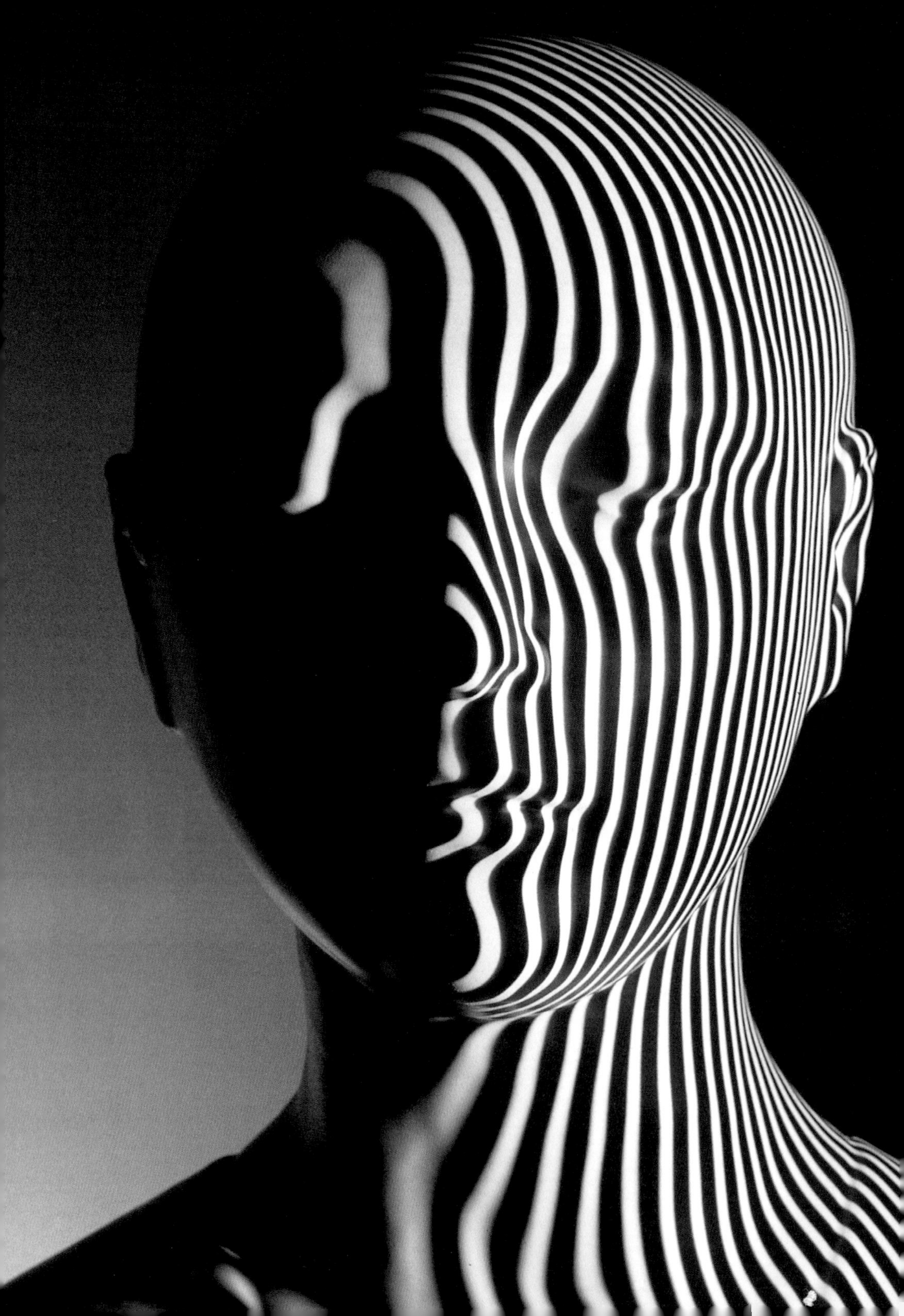

ALLGEMEINE KRANKHEITSSYMPTOME

Durst, häufiger

Was kann die Ursache sein?

- Abführmittelmissbrauch, Durchfall und Erbrechen
- Innere Erkrankungen
- Medikamente, Genussgifte
- Starkes Schwitzen

Ein krankhaft gestörtes Essverhalten ist unter Jugendlichen weit verbreitet. Magersucht und Bulimie führen zu einem Elektrolyt- und Wassermangel mit gefährlichen Folgen für den Kreislauf.

Ursache Abführmittelmissbrauch, Durchfall und Erbrechen

Besonders Frauen nehmen gerne und regelmäßig Abführmittel ein. Dies führt zu einem oft unterschätzten Elektrolyt- und Wasserverlust. Wer zu wenig trinkt und zu wenig salzhaltige Speisen verzehrt, kann Kreislaufstörungen durch einen zu niedrigen Blutdruck bekommen. Das Gleiche gilt für chronische Durchfallerkrankungen sowie für Erkrankungen mit starkem Erbrechen. Auch junge Frauen, die unter Magersucht (Anorexie = psychogene Störung des Essverhaltens) leiden, sind von einem Elektrolyt- und Flüssigkeitsmangel betroffen. Denn Magersüchtige verweigern bzw. reduzieren die Nahrungsaufnahme massiv. Patienten mit Bulimie (Ess-Brech-Sucht) essen oft zunächst ausreichend und erbrechen das Gegessene anschließend mutwillig wieder. Trotz ausreichender Flüssigkeitszufuhr nimmt die Urinmenge ab. Beide Formen eines gestörten Essverhaltens sind besonders unter Jugendlichen weit verbreitet. Oft ist eine Psychotherapie die einzig mögliche Behandlungsform, trotz hoher Rückfallquoten.

Ursache innere Erkrankungen

Kalziumanstieg im Blut (Hyperkalzämie)

Jede Erkrankung, die den Kalziumspiegel im Blut ansteigen lässt, stört die Fähigkeit der Nieren, den Urin einzudicken. Die Folge ist, dass die Betroffenen oft viel Wasser lassen müssen und deshalb auch viel Durst haben. Zusätzlich liegen meistens Verstopfung sowie Übelkeit, Erbrechen und Bauchschmerzen vor. Als Ursache kommen infrage: Überfunktion der Nebenschilddrüsen, Knochenmetastasen und Knochenmarktumor. Es ist zu empfehlen, den Arzt aufzusuchen, damit er die Ursache für den starken Durst klärt.

Nierenerkrankungen

Werden die Anzeichen von starkem Durst des Kindes von der Mutter nicht rechtzeitig bemerkt, kann das Kind einen bleibenden Gehirnschaden erleiden. Auch vermehrtes Trinken des Kindes ist unbedingt dem Arzt mitzuteilen.

Durch Verkalkung von Nierengefäßen oder auch als Spätfolge eines lange bestehenden Bluthochdrucks können die Nieren nicht mehr ausreichend durchblutet werden. Deshalb steigert der Körper die Aldosteronausschüttung. Dieses Hormon erhöht die Konzentration an Natrium im Blut, so dass mehr Flüssigkeit im Gefäßsystem aus Gründen des osmotischen Drucks zurückgehalten wird. Der Blutdruck steigt noch höher, wodurch die Nierendurchblutung verbessert wird. Das funktioniert aber nur befristet, da der Bluthochdruck wiederum die Nieren schädigt. Ein Teufelskreis setzt ein. Die hohe Natriumkonzentration führt zu starkem Durst mit vermehrtem Trinken, so dass das Herz mehr Blut durch das Gefäßsystem pumpen muss und dadurch stark belastet wird. Ein schwaches Herz schafft die Anstrengung nicht mehr. Das Blut staut zurück. Der dadurch erhöhte Druck im Blutgefäßsystem führt zu einem Durchtritt von Wasser ins Gewebe, es bilden sich Ödeme (Wasseransammlungen). Spätestens bei diesen Zeichen sollte man sich in ärztliche Behandlung begeben.

Stoffwechselstörungen, angeborene

Es gibt eine seltene, ererbte Stoffwechselstörung, bei der die Nieren den Urin nicht ausreichend eindicken können. Die Erkrankung kommt nur bei Männern vor. Die Symptome mit hoher Urinausscheidung und vermehrtem Durstgefühl treten bereits beim Säugling auf. Wenn die Mutter ihm zu wenig Flüssiges anbietet, dann kommt es zu Fieber, Erbrechen und Krämpfen.

Tumore

Einige Tumore beeinflussen durch Produktion von bestimmten Hormonen, z.B. von Aldosteron, die Ausscheidung von Flüssigkeit. Die Kaliumkonzentration im Blut fällt ab, so dass die Nieren den Urin nicht mehr ausreichend eindicken. Es kommt zu vermehrtem, verdünntem Urin mit starkem Durst.

Zuckerkrankheit (Diabetes mellitus)

Das erste Anzeichen einer Zuckererkrankung ist fast immer ein ungewöhnlich starker Durst. Beim so genannten Typ-I- oder Jugenddiabetes handelt es sich um schlanke, eher untergewichtige Personen, beim Typ-II- oder auch Altersdiabetes ist sehr oft Übergewicht die Ursache. Die hohen Zuckerkonzentrationen im Blut führen dazu, dass vermehrt Flüssigkeit ins Blut abgegeben werden muss. Auf jeden Fall sollte man bei ständig starkem Durst ohne erklärbare Ursache den Arzt aufsuchen.

Wer unter ständig starkem Durst ohne erkennbare Ursache leidet, sollte den Arzt aufsuchen. Dieses Symptom kann nämlich ein erstes Anzeichen einer Zuckerkrankheit sein.

Bei folgenden Beschwerden dringend zum Arzt

- Bei Verdacht auf eine beginnende Zuckererkrankung
- Wenn während der Einnahme von bestimmten Medikamenten vermehrt starker Durst auftritt, muss der Arzt unbedingt informiert werden
- Wenn sich anhaltender Durst mit vermehrtem Trinken nicht durch Fieber, Schwitzen, Erbrechen oder Durchfall erklären lässt

Ursache Medikamente und Genussmittel

Genussgifte

Wer einmal zu viel Alkohol getrunken hat, kennt das Problem sehr genau. Der Durst steigt mit dem Alkoholspiegel an und peinigt ganz besonders am darauf folgenden Tag. Alkohol hemmt das so genannte antidiuretische Hormon, das für die Eindickung des Urins verantwortlich ist. Auch Kaffee und Tee haben eine ähnliche Wirkung. Drogen können ebenfalls den Durst steigern.

Medikamente

Wenn die Dosierung für Wasser ausschwemmende Medikamente (Diuretika) zu hoch ist, dann kommt es zu starkem Durst und hoher Urinausscheidung. Diese Medikamente werden vorzugsweise zur Senkung des Blutdrucks und zur Wasserausschwemmung bei Herzschwäche verabreicht. Das Arzneimittel Atropin, mit dem Koliken im Magen-Darm-Bereich behandelt werden, sowie Beruhigungsmittel und hohe Dosen Vitamin D haben die gleiche Wirkung auf die Flüssigkeitsausscheidung.

Werden Wasser ausschwemmende Medikamente (Diuretika) eingenommen, sind starker Durst und hohe Urinausscheidung Anzeichen für eine falsche Dosierung.

Das Wichtigste zu häufigem Durst

- Die häufigsten Ursachen von Durst sind starkes Schwitzen, chronische Durchfälle und starkes, häufiges Erbrechen. Merke: Die Urinmenge ist hier gering!
- Der erste Hinweis auf eine Zuckerkrankheit ist meistens ein ungewöhnlich starker, über längere Zeit anhaltender Durst. Das gilt für beide Diabetestypen.
- Erkrankungen, die einen hohen Kalziumspiegel auslösen, stören den Wasserhaushalt, so dass häufiges Wasserlassen sowie vermehrter Durst auftreten.
- Bestimmte Medikamente oder auch Giftstoffe sowie Drogen können den Durst steigern.
- Manche Tumore produzieren vermehrt das Hormon Aldosteron, das den Wasserhaushalt im Wesentlichen steuert. Eine Überproduktion führt dazu, dass die Nieren den Urin nicht mehr eindicken können. Starker Durst und häufiges Wasserlassen sind dann die Folge.
- Nierenerkrankungen der verschiedensten Ursachen können den Durst steigern.
- In seltenen Fällen gibt es eine angeborene Störung des Wasserhaushalts. Dadurch ist keine ausreichende Urinkonzentration möglich. Wenn ein Kind viel hellen Urin produziert und sehr viel Flüssigkeit trinkt, dann sollte die Mutter unbedingt den Kinderarzt davon in Kenntnis setzen, um schwere Spätschäden zu vermeiden.

Ursache starkes Schwitzen

Bei Infektionserkrankungen mit Fieber, starkem Schwitzen und geringer Urinausscheidung, bei häufigen Saunabesuchen sowie an heißen Sommertagen muss der Flüssigkeits- und Elektrolytverlust über kräftiges Salzen der Speisen und vermehrtes Trinken ausgeglichen werden.

Fieber

Als Fieber wird ein Ansteigen der Körpertemperatur über den Normalwert bezeichnet. Der Normalwert beträgt in der Achselhöhle ca. 36,5 °C. Da die Temperatur in unserem Körperinneren 38 °C beträgt, werden bei Messungen im After und in der Mundhöhle bis zu 38 °C als normale Temperatur bezeichnet. Die normale Körpertemperatur ist am späten Nachmittag und frühen Abend am höchsten. Schwitzen zeigt gewöhnlich ein Absinken der Körpertemperatur an. Fieber kann die unterschiedlichsten Ursachen haben. Manche Abwehrreaktionen oder Erkrankungen unseres Organismus gehen mit leichtem, manche mit hohem Fieber und manche mit sehr hohem Fieber einher. Deswegen werden im Folgenden die einzelnen Ursachen zunächst einmal nach dem Schweregrad und der Art des Fiebers eingeteilt.

Fieber ist eine Abwehrreaktion des Körpers und immer ein Anzeichen dafür, dass irgendetwas nicht stimmt. Daher muss auch leichtes Fieber ernst genommen werden, insbesondere wenn es mit anderen Beschwerden gemeinsam auftritt.

Leicht erhöhte Körpertemperatur

Von leicht erhöhter Körpertemperatur spricht man, wenn das Fieberthermometer eine Temperatur anzeigt, die noch unter 38 °C liegt.

Was kann die Ursache sein?

- Eiterherde
- Herzinnenhautentzündung
- Mittelmeerfieber
- Nervosität
- Quecksilbervergiftung
- Rheumatisches Fieber
- Schilddrüsenerkrankungen
- Tuberkulose

Ursache Eiterherde

Die häufigsten Eiterstreuherde sind kranke Zähne. Sie müssen nicht weh tun, sind meistens aber klopfempfindlich. Das lässt sich einfach durch Klopfen auf die Zähne mit einem Löffelstiel feststellen. Entzündete Mandeln können ebenso wie eine entzündete Gallenblase beständig Eitererreger in das Blut abgeben und auf diese Weise eine leicht erhöhte Temperatur auslösen.

Bei folgenden Beschwerden mit leicht erhöhter Temperatur dringend zum Arzt

- Wenn Kinder kleine, schmerzlose Knötchen an den Knien oder Ellenbogen und gleichzeitig leichte Temperaturerhöhung mit Halsentzündung haben, da Verdacht auf rheumatisches Fieber besteht
- Bei leicht erhöhter Temperatur, Müdigkeit, Nachtschweiß und Appetitlosigkeit sowie kleinen roten Punktblutungen auf der Haut
- Bei plötzlichen, sehr starken Kopf- und Nackenschmerzen mit leicht erhöhter Temperatur und gelegentlichen Durchfällen
- Geringe Temperaturerhöhung mit Bluthusten und Luftnot erfordert Ursachenabklärung
- Atemnot, Fieber und Kopfschmerzen nach dem Umgang mit quecksilberhaltigen Mitteln (z.B. Pestiziden)

Eine Entzündung am Herz macht sich anfangs nur durch leichte Symptome bemerkbar, wie Müdigkeit, Nachtschweiß, Appetitlosigkeit und leichtes Fieber.

Ursache Herzinnenhautentzündung

Wenn das Herz von Erregern – meistens sind es Streptokokken – befallen ist, macht sich die Infektion zu Beginn lediglich durch Müdigkeit, Nachtschweiß, Appetitlosigkeit sowie eine leichte Temperaturerhöhung bemerkbar. Erst nach Monaten stellt sich ein Herzgeräusch ein. Kleine Punktblutungen unter der Haut am Oberkörper, an den Schleimhäuten und an den Beinen sind verdächtig auf eine bakterielle Ursache. Mit kränkelnden Kindern sollte man möglichst bald zum Arzt gehen.

Ursache Mittelmeerfieber

Die Erreger werden in erster Linie über infizierte Rinder, Schweine und Ziegen übertragen, in unseren Breitengraden meist durch Kuh- und Ziegenmilch. Bauern und Tierärzte sind an erster Stelle gefährdet. Kinder erkranken selten an der Brucellose. Durch Pasteurisieren der Milch ist die Erkrankung deutlich zurückgegangen. Die Infektion beginnt mit Unwohlsein, Fieber, schweren Kopf- und Nackenschmerzen, manchmal auch Durchfällen. Die Temperatur steigt abends an und fällt morgens wieder auf fast normale Werte ab.

Ursache Nervosität

Menschen mit Fehlregulationen des vom Nervus vagus und vom Nervus sympathicus gebildeten vegetativen Systems, der so genannten vegetativen Dystonie, haben manchmal eine Erhöhung der Temperatur bis auf 37,6 °C (unter der Achsel gemessen), ohne dass eine Erkrankung nachweisbar ist. Aspirineinnahme senkt die Temperatur nicht, wodurch sich die vegetative Dystonie von einer infektiösen Ursache unterscheidet.

Rheumatisches Fieber tritt häufig bei Kindern auf. Es ist Folge einer bakteriellen Infektion und kann zu Spätschäden im Erwachsenenalter führen. Deshalb sollte man bei typischen Symptomen unbedingt zum Arzt.

Ursache Quecksilbervergiftung

Eine Quecksilbervergiftung ist selten, aber sehr gefährlich. Akute Vergiftungen durch unsachgemäßen Umgang mit quecksilberhaltigen Pflanzenschutzmitteln lösen Atemnot, Fieber und Kopfschmerzen aus. Bei diesen Symptomen sofort zum Arzt!

Ursache rheumatisches Fieber

Diese Komplikation als Folge einer bakteriellen Infektion (Streptokokken) tritt typischerweise bei Kindern und Jugendlichen zwischen dem 4. und 18. Lebensjahr auf. In harmlosen Fällen kommt es nur zur fiebrigen Halsentzündung. Ein rheumatisches Fieber kann einen

Herzklappenfehler zur Folge haben, den man zunächst selten spürt und der dadurch oft erst im Erwachsenenalter festgestellt wird. Kleine Kinder mit schmerzlosen Knötchen an den großen Gelenken wie Knie oder Ellenbogen sollten vom Arzt untersucht werden. Er kann durch Abhören des Herzens die richtige Diagnose stellen.

Ursache Schilddrüsenerkrankungen

Schilddrüsenüberfunktion

Leichtes Fieber und Schmerzen, die von einer zur anderen Halsseite wandern, können Symptome einer Schilddrüsenentzündung sein.

Ein erhöhter Stoffwechsel führt zu einem leichten Temperaturanstieg. Es wird mehr Energie freigesetzt, so dass der Körper insgesamt wärmer wird.

Schilddrüsenentzündung

Im Anschluss an eine Mumpserkrankung oder auch an eine andere durch Viren ausgelöste Erkrankung kann sich die Schilddrüse entzünden. Der Kranke hat das Gefühl, eine Halsentzündung zu bekommen. Die Halsschmerzen wandern von einer Seite zur anderen, um dann an einer Stelle zu bleiben. Die Schmerzen strahlen in den Unterkiefer und in die Ohren aus. Drehen des Kopfs verstärkt die Schmerzen. Gleichzeitig steigt die Temperatur leicht an. Müdigkeit stellt sich ein. Obwohl diese Entzündung nach einigen Monaten auch wieder von selbst verschwindet, sollte der Arzt aufgesucht werden.

Ursache Tuberkulose

Die Infektion mit Tuberkelbakterien tritt vor allem in Südostasien, Afrika sowie Zentral- und Südamerika auf. Durch Fernreisen steigt das Risiko der Tuberkuloseerkrankung auch bei uns wieder an. Die ersten Symptome können sehr unspezifisch sein. Wer jedoch nach einem Aufenthalt in einem fernen Land erhöhte Temperatur mit Luftnot, Unwohlsein und Gewichtsverlust an sich bemerkt, sollte eine Tuberkulose nicht ausschließen. In einem späteren Stadium kommt Husten hinzu, bei dem meistens auch Blut abgehustet wird. Spätestens dann sollte man schnellstens zum Arzt.

Das Wichtigste zu leicht erhöhter Körpertemperatur

- Die Ursache einer leicht erhöhten Temperatur, die immer wieder auftritt, sind häufig Eiterherde.
- Bei Müdigkeit, Nachtschweiß, Appetitlosigkeit und zahlreichen kleinen roten Punkten unter der Haut besteht eventuell eine Herzinnenhautentzündung.
- Plötzliche starke Kopf- und Nackenschmerzen mit morgens normaler und tagsüber leicht erhöhter Temperatur sowie gelegentlichen Durchfällen sind möglicherweise ein Mittelmeerfieber.
- Kleine, schmerzlose Knötchen an Knien oder Ellenbogen zwischen dem 4. und 18. Lebensjahr sowie eine Halsentzündung und leicht erhöhte Temperatur lassen rheumatisches Fieber vermuten.
- Unruhe, Händezittern, Gewichtsabnahme und leichtes Fieber weisen auf eine Schilddrüsenüberfunktion hin.
- Treten bei Umgang mit quecksilberhaltigen Mitteln Atemnot, Kopfschmerzen und erhöhte Temperatur auf, besteht Verdacht auf eine Quecksilbervergiftung
- Von einer zur anderen Halsseite wandernde und dort verweilende Halsschmerzen können Symptome einer Schilddrüsenentzündung sein.
- Hinter Bluthusten, Luftnot, Gewichtsverlust sowie leicht erhöhter Temperatur kann sich eine Tuberkulose verbergen.

Steigt das Fieber auf über 39 °C an, ist absolute Bettruhe angesagt. Bei kranken Kindern und älteren Menschen sollte der Arzt gerufen werden.

Hohes Fieber

Steigt das Fieberthermometer auf über 39 °C an, dann sollte man sich sofort ins Bett legen. Denn diese Körpertemperatur ist ein deutliches Signal dafür, dass eine akute Erkrankung vorliegt.

Was kann die Ursache sein?

- Blutvergiftung
- Malaria
- Virusgrippe

Bei folgenden Beschwerden mit hohem Fieber zum Arzt

- Eine Virusgrippe bei kleinen Kindern und schwachen älteren Menschen muss vom Arzt behandelt werden.
- Wer einen geschwächten Körper mit herabgesetzter Immunabwehr hat, muss bei hohen Temperaturen unbedingt sofort den Arzt rufen.
- Bei Fieber über 40 °C und Verwirrtheitszuständen nach Rückkehr von einer Tropenreise sofort den Notarzt rufen.
- Kleine Abszesse im Mund oder blutiger Hustenauswurf mit Erbrechen, Durchfall oder Verstopfung und hohem Fieber erfordern eine genaue Diagnose.

Ursache Blutvergiftung (Sepsis)

Bei plötzlich sehr hohem Fieber und Schüttelfrost muss mit einer Blutvergiftung gerechnet werden. Sie entsteht durch eine infizierte Wunde und kann lebensgefährlich werden.

Eine Blutvergiftung entsteht meistens durch eine Wunde, durch die Bakterien und Giftstoffe (Toxine) eintreten und rasch über den Blutweg in den Organismus wandern. Meistens erleiden Menschen mit einer bereits geschwächten Immunabwehr eine Blutvergiftung. Es kommt zu rasch ansteigendem, sehr hohem Fieber und Schüttelfrost. Das Fieber fällt dann innerhalb von 24 Stunden wieder auf Normalwerte ab und steigt danach erneut. Eine Blutvergiftung kann durch einen septischen Schock lebensgefährlich werden: Blutdruckabfall, Steigerung der Herzfrequenz, Nieren- und Lungenversagen sind die Schockzeichen, die tödlich enden können. Ein Organversagen nach schweren Erkrankungen oder Verletzungen ist immer noch ein großes medizinisches Problem. Infektionen mit harmlosen Keimen werden einem Schwerkranken zum Verhängnis, weil sein Immunsystem ihn im Stich lässt.

Merke

Eine Blutvergiftung kann lebensgefährlich werden. Ein deutlich verschlechterter Allgemeinzustand, manchmal auch Verwirrtheit, graublasse oder deutlich gerötete und erwärmte Haut sind typische Symptome. Um einen septischen Schock zu vermeiden, ist bei Verdacht auf eine Blutvergiftung sofort der Notarzt zu rufen.

Ursache Malaria

Als unerwünschtes Reiseandenken werden immer wieder Krankheiten aus fernen Ländern mitgebracht. Dazu zählt vor allem auch die Malaria, deren Erreger durch eine in den Tropen lebende Mücke übertragen wird. Die zerebrale Malaria kann lebensbedrohlich werden. Schwere Kopfschmerzen, Fieber über 40 °C und Verwirrung sind Signale für diese Komplikation. Bei Verdacht sofort den Notarzt rufen, der eine Einweisung in die Klinik veranlassen wird. Diese hohen Temperaturen sind auch typisch für die Malaria tropica ohne Komplikationen.

Das Tückische an einer Malariainfektion ist, dass sie sich nicht sofort bemerkbar macht. Erste Symptome tauchen manchmal erst Monate nach der Infektion auf. Wer in Malariagebiete reist, sollte vorbeugende Medikamente einnehmen.

Ursache Virusgrippe

Die klassische Grippe geht mit hohem Fieber einher. Sie wird durch verschiedene Viren ausgelöst, die beständig ihre Oberfläche ändern und dadurch das Immunsystem des Körpers austricksen. Wer im letzten Jahr eine Grippe überstanden hat, dessen Erkrankungsrisiko ist im nächsten Winter genauso hoch, da die gebildeten Antikörper den veränderten neuen Virustyp nicht erkennen und vernichten können.

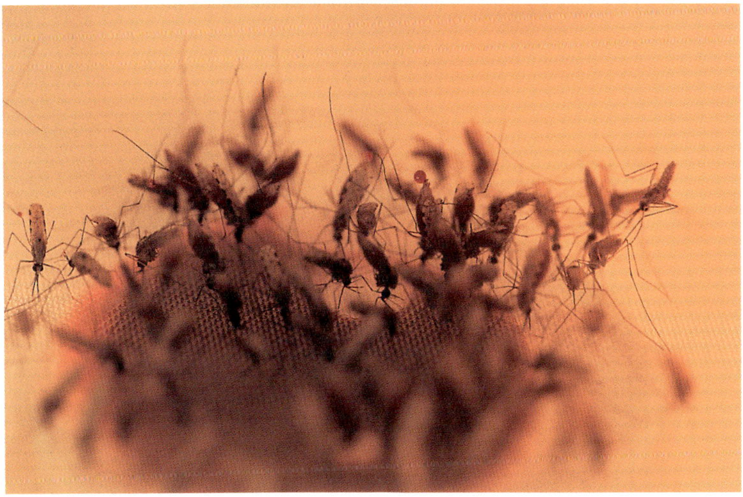

Malaria wird durch die Anophelesmücke auf den Menschen übertragen. Sie ist Wirt für die schmarotzenden Erreger, die so genannten Plasmodien. Durch den Mückenstich gelangen sie in den menschlichen Organismus.

Für Virusgrippen anfällige sowie kranke Menschen sollten sich deshalb jährlich gegen Grippe impfen lassen. Hohes Fieber belastet das Herz-Kreislauf-System, so dass immer wieder gesundheitlich schwache Menschen an einer Grippe sterben.

Hohes Fieber bei einer Grippe schwächt das Herz und den Kreislauf. Deswegen sollten Menschen, die sich häufig eine fieberhafte Grippe einfangen, die Möglichkeit der Grippeschutzimpfung nutzen.

Das Wichtigste zu hohem Fieber

- Hohes Fieber bei einer Virusgrippe belastet Herz und Kreislauf und kann bei kleinen Kindern und älteren, schwachen Menschen lebensbedrohliche Formen annehmen.
- Eine Infektion bei Menschen mit schwacher Immunabwehr kann sich über den ganzen Körper ausbreiten und sehr hohes Fieber mit Blutvergiftung (Sepsis) verursachen.
- Von Reisen in tropische Länder werden immer wieder Krankheitserreger, z.B. die Erreger der Malaria, eingeschleppt. Verdacht besteht bei hohem Fieber nach einem Fernurlaub.

Gleichbleibend hohes Fieber

Kontinuierliches hohes Fieber schwankt im Tagesverlauf höchstens um ein °C.

Was kann die Ursache sein?

- HIV-Infektion
- Lungenentzündung
- Magen-Darm-Katarrh
- Miliartuberkulose
- Papageienkrankheit
- Scharlach
- Typhus

Ursache HIV-Infektion

Seit geraumer Zeit ist bekannt, dass die schwere Infektionskrankheit AIDS durch das Human Immunodeficiency Virus (HIV) hervorgerufen wird. In einigen Fällen kann die HIV-Infektion bereits zwei bis vier Wochen nach der Ansteckung zu unspezifischen Symptomen,

wie Fieber, Hautausschlag und Gelenkschmerzen, führen. Zusätzlich sind alle Lymphknoten geschwollen. Nach 3 bis 14 Tagen verschwinden die Symptome, meist bleiben aber die Schwellungen der Lymphknoten bestehen.
Wiederum ein bis drei Monate danach folgt dann die so genannte Serokonversion, d.h. die Antikörper gegen das Virus lassen sich jetzt im Blut nachweisen.

Ursache Lungenentzündung

Eine Lungenentzündung bei der Legionärskrankheit ist ein Sonderfall. Das Herz schlägt hier im Gegensatz zu den übrigen Lungenentzündungen sehr langsam. Zusätzlich tritt Durchfall auf.

Die Lunge kann von verschiedenen Keimen befallen werden, die zu einer Entzündung führen.
Die Infektion mit Pneumokokken, den häufigsten Erregern einer Lungenentzündung, beginnt ganz plötzlich mit Schüttelfrost. Danach steigt das Fieber, das Atmen tut weh (Brustschmerzen), Luftnot und ein trockener Husten stellen sich ein. Das Fieber steigt auf über 40 °C, das Herz schlägt mit einer Frequenz von 100 bis 140 Schlägen pro Minute. Übelkeit und Erbrechen sowie Muskelschmerzen beeinträchtigen den Kranken zusätzlich.
Bei einer Entzündung durch Staphylokokken, einem anderen Bakterienstamm, verläuft die Erkrankung ähnlich wie bei der durch Pneumokokken verursachten. Der Unterschied liegt darin, dass des Öfteren Schüttelfrost auftritt und die Erkrankung insgesamt wesentlich schwerer verläuft.
Streptokokkenbakterien befallen die Lunge vor allem dann, wenn bereits eine Erkrankung durch Viren wie z.B. Masern, Windpocken oder Keuchhusten besteht. Schüttelfrost kommt hier praktisch so gut wie nie vor.
Eine Lungenentzündung kann auch bei der Legionärskrankheit auftreten, die durch das Bakterium Legionella pneumophila ausgelöst wird. Von ihr sind Männer im mittleren Lebensalter betroffen. Das Fieber steigt auch hier sehr hoch an, das Herz schlägt aber im Gegensatz zu anderen Formen der Lungenentzündung langsam. Typisch ist ein zusätzlich auftretender Durchfall. In allen Verdachtsfällen wie Brustschmerzen, hohem Fieber und Husten muss unbedingt der Arzt gerufen werden.

Ursache Magen-Darm-Katarrh

Einige Salmonellenarten lösen eine nur wenige Tage dauernde Durchfallerkrankung aus. Die Salmonellen werden durch kontaminierte Speisen und Getränke übertragen. Nach ein bis zwei Tagen kommt es zu krampfartigen Bauchschmerzen mit Übelkeit, Erbrechen und Fieber. Der Stuhl ist wässrig. Schleim- und Blutbeimengungen sind selten. Diese Erkrankung dauert ein bis vier Tage. Bei allen Durchfallerkrankungen muss man viel trinken, um den Flüssigkeitsverlust auszugleichen. Am besten ist eine gut gesalzene Gemüsebrühe.

Ursache Miliartuberkulose

Salmonellen werden durch verdorbene Lebensmittel übertragen. Krampfartige Bauchschmerzen, Fieber, Erbrechen und Durchfall sind typische Symptome.

Bricht bei der Tuberkulose (siehe Seite 213) ein Lungenherd in ein Blutgefäß ein, dann werden die Bakterien in den ganzen Körper verstreut. Es kommt zu gleichbleibend hohem Fieber, das höchstens um zwei °C schwankt. In allen Organen treten dann hirsekorngroße Tuberkelknötchen auf. Bei kleinen Kindern kommt es dadurch manchmal zu einer tuberkulösen Gehirnhautentzündung. Unbedingt den Arzt holen!

Ursache Papageienkrankheit

Die Papageienkrankheit wird durch den Erreger Chlamydia psittaci über bestimmte Vogelarten – meistens Papageien – übertragen. Bis zum Ausbruch der Erkrankung dauert es ein bis drei Wochen. Der Beginn kann plötzlich oder auch schleichend sein mit Fieber und Schüttelfrost. Dann entwickelt sich Husten, der zuerst trocken ist, sich später aber mit Eiter aus den Lungen mischt. Als Komplikation kann in der zweiten Woche eine Lungenentzündung mit Schmerzen über der Brust hinzukommen. Die Temperatur ist zwei bis drei Wochen lang gleichbleibend hoch und sinkt anschließend langsam. Der Arzt muss auf jeden Fall hinzugezogen werden, da die Papageienkrankheit sehr schwer verlaufen kann.

Malaria tropica
Die Temperatur steigt innerhalb von 20 bis 36 Stunden nur leicht an und fällt wieder ab. Nach 36 bis 72 Stunden steigt sie erneut. Der Kranke fühlt sich sehr elend und leidet vor allem unter starken Kopfschmerzen. Treten diese Symptome nach einer Tropenreise auf, dann ist dringend der Arzt aufzusuchen.

Ursache Scharlach

Das bei Scharlach durch Streptokokkenbakterien hervorgerufene, oft hohe Fieber tritt plötzlich mit Halsschmerzen und Schluckbeschwerden auf. Manchmal wird es auch von Erbrechen begleitet. Einige Stunden nach diesem akuten Erkrankungsbeginn wird ein leuchtend roter, samtartiger Hautausschlag sichtbar. Er beginnt an den Innenseiten der Oberschenkel. Die Zunge ist leuchtend rot und höckerig, weshalb man von einer Himbeerzunge spricht. Die Umgebung des Munds bleibt vom Ausschlag ausgespart. In den Hautfalten sind dunkelrote Streifen erkennbar. Typisch für Scharlach ist, dass der Hautausschlag nicht juckt. Da es unterschiedliche Streptokokkenarten gibt, kann man entgegen mancher Meinungen mehrmals an Scharlach erkranken. Ein möglicher Folgeschaden ist ein Herzklappenfehler, der sich durch rechtzeitige ärztliche Behandlung verhindern lässt.

Die Inkubationszeit von Typhus beträgt 3 bis 25 Tage. Wer seinen Urlaub in Ländern verbracht hat, in denen die Gefahr besteht, sich mit Salmonellen zu infizieren, sollte nach der Heimkehr bei jedem Durchfall daran denken, dass er Typhus haben könnte.

Ursache Typhus

Die Typhuserkrankung gilt als Prototyp einer Erkrankung mit Salmonellen, von denen man bis heute rund 2200 verschiedene Varianten kennt.
Mangelnde Hygiene, vor allem bei der Nahrungsmittelzubereitung, sind der Grund, warum symptomfreie Dauerausscheider immer wieder zur Ansteckungsquelle werden. Zwischen Aufnahme der Erreger und Ausbruch der Erkrankung können 3 bis 25 Tage, im Schnitt ein bis zwei Wochen vergehen. Entscheidend ist, wie viele Erreger auf-

genommen wurden. Zu Beginn der Erkrankung setzen allmählich Gelenk- und Kopfschmerzen ein, gefolgt von Fieber, Halsentzündung, Bauchschmerzen und Verstopfung. Nach zwei bis drei Tagen bleibt das Fieber etwa 10 bis 14 Tage konstant bei 39 und 40 °C, sofern kein fiebersenkendes Medikament eingenommen wird. Allmählich entwickelt sich eine Entzündung der Darmschleimhaut, die zu blutigen Durchfällen führt.

Gleichbleibend hohes Fieber ist immer ein Alarmzeichen. Es muss rechtzeitig ein Arzt eingeschaltet werden, um die Ursache in den Griff zu bekommen.

Das Wichtigste zu gleichbleibend hohem Fieber

- Eine Lungenentzündung wird durch verschiedene Erreger ausgelöst. Bei Pneumokokken und Streptokokken steigt das Fieber über 40 °C an, und das Herz schlägt 100- bis 140-mal pro Minute.
- Auslöser von Salmonelleninfektionen sind verdorbene Lebensmittel. Ein bis drei Tage nach Aufnahme der Keime kommt es zu hohem Fieber mit krampfartigen Bauchschmerzen und Erbrechen, später zu blutigen Durchfällen.
- Treten ein paar Wochen nach sexuellem Kontakt grippeähnliche Symptome mit hohem Fieber, Hautausschlag, Gelenkschmerzen und geschwollenen Lymphknoten auf, die auch nach Abklingen des Fiebers noch bestehen bleiben, hat man sich möglicherweise mit HIV infiziert.
- Ein leuchtend roter, samtartiger Hautausschlag und ein höckeriger Zungenbelag (Himbeerzunge), verbunden mit Fieber, sind typisch für Scharlach.
- Bei der seltenen Miliartuberkulose kommt es zu täglichen Fieberschwankungen von höchstens einem °C, bei der allgemeinen Form hingegen schwankt die Temperatur um ein bis zwei °C.
- Die Papageienkrankheit wird nicht nur von Papageien und Sittichen übertragen. Es können auch Tauben und Hausgeflügel wie Hühner, Enten und Truthähne sein.

Merke

Gleichbleibend hohes Fieber, das im Tagesverlauf nur um ein °C schwankt, muss immer vom Arzt abgeklärt werden.

Fieberschwankungen

Das Fieber schwankt um ein bis zwei °C pro Tag. Man nennt es auch remittierendes Fieber.

Was kann die Ursache sein?

- Bronchiale Form der Lungenentzündung
- Pfeiffersches Drüsenfieber
- Rheumatisches Fieber
- Tuberkulose

Ursache bronchiale Form der Lungenentzündung

Bei dieser Form der Lungenentzündung steigt das Fieber langsam auf 38 bis 40 °C an, wobei es während des Tagesverlaufs schwankt. Der damit einhergehende Husten ist schleimig-eitrig. Schmerzen über der Brust, Appetitlosigkeit und Müdigkeit stellen sich als weitere, unspezifische Zeichen einer Infektion ein.
Die Bronchopneumonie entwickelt sich in den meisten Fällen aus einer Bronchitis.

Aus einer Bronchitis kann sich eine Bronchopneumonie entwickeln. Von der Entzündung ist nicht nur ein Lungenlappen betroffen, sondern sie breitet sich auf die gesamte Lunge aus.

Ursache Pfeiffersches Drüsenfieber

Das Epstein-Barr-Virus (EBV) verursacht diese Erkrankung. Es gehört zur Gruppe der Herpesviren. Die Viren befallen die so genannten B-Lymphozyten. Die Erkrankung kommt oft bei älteren Kindern bzw. jungen Erwachsenen vor. Das Pfeiffersche Drüsenfieber kann zahlreiche andere Erkrankungen vortäuschen. Die Halsform taucht als Angina auf, die Bauchform als Leberentzündung oder Blinddarmentzündung, die systemische Form mit Lymphknoten- und Milzschwellung ahmt eine Leukämie oder ein Lymphom nach. Am häufigsten besteht hohes Fieber, das im Verlauf eines Tages um ein bis zwei °C schwankt.

Beim Pfeifferschen Drüsenfieber schwankt das Fieber täglich um bis zu zwei °C. Die Kranken leiden unter Halsschmerzen und einer Vergrößerung der Lymphknoten. Bettruhe, Fieber- und Schmerzmittel zur Bekämpfung der Symptome sind die wichtigsten Maßnahmen.

Aus dieser Ersterkrankung können sich bei einer schwachen Immunabwehr oder bei ererbten Immundefekten auch Autoimmunerkrankungen wie Lupus erythematodes entwickeln.
Da es gegen Viren keine Medikamente gibt, ist es notwendig, die geschwächte Immunabwehr gezielt durch entsprechende Gaben von Immunstimulanzien sowie Vitaminen und Spurenelementen zu unterstützen. Suchen Sie deshalb bei Verdacht Ihren Arzt auf.

Das Wichtigste zu Fieberschwankungen

- Bei der Bronchialform einer Lungenentzündung schwankt die Temperatur zwischen 38 und 40 °C, der Husten ist schleimig-eitrig, der Brustkorb schmerzt.
- Am Pfeifferschen Drüsenfieber erkranken vor allem Kinder oder junge Erwachsene. Eine Diagnose aufgrund der Symptome ist nicht möglich, da sie denen bei einer Angina, einer Leber- oder auch Blinddarmentzündung ähneln. Typisch für alle Formen ist eine im Tagesverlauf um ein bis zwei °C schwankende Fieberkurve, Halsschmerzen und eine Vergrößerung der Lymphknoten.
- Auf rheumatisches Fieber weisen geschwollene, rote, schmerzhafte und sich heiß anfühlende Gelenke hin sowie Fieberschwankungen um ein bis zwei °C.
- Die Tuberkulose beginnt meistens wie eine Erkältung. Das Fieber schwankt im Tagesverlauf um ein bis zwei °C und ist frühmorgens leicht erhöht.

Ursache rheumatisches Fieber

Das rheumatische Fieber ist oft die Komplikation einer Streptokokkeninfektion. Die Gelenke sind rot, geschwollen, überwärmt und schmerzhaft. Meist sind Fußknöchel, Knie, Ellenbogen oder Handgelenke befallen. Das damit einhergehende Fieber fällt morgens ab, erreicht jedoch nicht den Normalwert und steigt bis zum Abend wieder um ein bis zwei °C an.

Merke
Bei Fieberschwankungen während des Tages um ein bis zwei °C sollte man die Ursache vom Arzt abklären lassen.

Ursache Tuberkulose

Im Gegensatz zur Miliartuberkulose schwankt das Fieber im Tagesverlauf um ein bis zwei °C, ohne dass der Normalwert morgens erreicht wird. Neben dem Fieber fühlt man sich zu Beginn der Erkrankung nur unwohl, verliert an Gewicht und tippt meistens auf eine Erkältung. Der Husten ist vor allem morgens intensiv mit anfangs geringem, später reichlichem Auswurf, der auch blutig sein kann. Der Puls ist schnell. Die Diagnose ist insbesondere im Anfangsstadium auch für den Arzt sehr schwer. In den meisten Fällen gelingt es dem Körper, die Bakterien zu vernichten. An den abgeklungenen Entzündungsherden wird Kalk eingelagert, der im Röntgenbild als stecknadelkopf- bis bohnengroße Flecken sichtbar wird. Manchmal kann es jedoch erneut, auch nach Jahren, zu einem Aufflammen der alten Entzündung kommen.

Den Beginn einer Tuberkulose-erkrankung verwechselt man meistens mit einer Erkältung: Das Fieber schwankt, und man fühlt sich unwohl. Das erschwert auch die frühzeitige Diagnose.

Starke Fieberschwankungen

Das Fieber schwankt um mehr als zwei °C pro Tag (= intermittierendes Fieber).

Was kann die Ursache sein?

- Abszesse
- Nierenbeckenentzündung
- Rippenfellentzündung

Ursache Abszesse

Eiteransammlungen in Geweben, Organen oder Hohlräumen werden durch Bakterien verursacht. Sie lösen nicht immer Schmerzen, aber einen täglichen, hohen Anstieg der Körpertemperatur aus. Bis zum Morgen sinkt das Fieber wieder unter 37 °C ab. Zusätzlich kommt es meistens noch zu Gewichtsverlust. Ansonsten sind Abszesse nur schwer zu erkennen. Deshalb sollte bei diesen extremen täglichen Fieberschwankungen immer ein Arzt konsultiert werden, damit er die entsprechenden Untersuchungen zur eindeutigen Diagnose durchführen kann.

Ursache Nierenbeckenentzündung

Bei stark schwankendem Fieber und Schüttelfrost muss man viel trinken. Dies gilt aber nicht für Menschen mit schwerer Herzschwäche. Hier sollte man die Anweisungen des Arztes befolgen.

Typisch für eine Nierenbeckenentzündung ist eine plötzlich einsetzende Nierenkolik mit extrem starken Schmerzen, die vom Rücken bis in die Leiste ausstrahlen. Weitere Symptome sind verstärkter Harndrang mit trübem, auch blutigem Urin sowie hohes, schwankendes Fieber und Schüttelfrost. Der Betroffene fühlt sich sehr krank, hat Kopfschmerzen und leidet unter Appetitlosigkeit sowie Brechreiz. Der Arzt muss auf jeden Fall geholt werden, um eine entsprechende Behandlung einzuleiten. Auf reichliche Flüssigkeitszufuhr achten.

Ursache Rippenfellentzündung

Der Innenraum des Brustkorbs und die Lungenoberfläche sind von einer Schleimhaut überzogen, die sich entzünden kann. Die Rippenfellentzündung (Pleuritis) beginnt schleichend oder akut und geht mit Schmerzen und Stichen in der Brust, eventuell auch Seitenstechen und Atemnot, einher. Außerdem kann – muss aber nicht – hohes Fieber auftreten, das im Tagesverlauf schwankt. Zur Rippenfellentzündung kommt es meistens infolge schwerer Erkrankungen, wie einer Lungenentzündung, einem Lungen- oder Herzinfarkt oder einer Herzmuskelschwäche. Die Pleuritis kann zu einer starken Belastung des Herzens führen. Der Arzt muss auf jeden Fall geholt werden.

Merke

Wenn fieberhafte Erkrankungen im Tagesverlauf um mehr als zwei °C schwanken, muss ein Arzt aufgesucht werden.

Das Wichtigste zu starken Fieberschwankungen

- Starke Fieberschwankungen sind typisch für Abszesse, die sich meist in Hohlräumen, Geweben oder Organen ausbreiten. Meistens kann nur der Arzt durch entsprechende Untersuchungen die Herde aufdecken.
- Die Entzündung des Rippen- bzw. Brustfells äußert sich neben schwankender Temperatur in Schmerzen und Stechen über der Brust, eventuell auch mit Seitenstechen. Es gibt auch Verläufe ohne Fieberanstieg. Diese schwere Erkrankung tritt oftmals im Anschluss an eine Lungenentzündung oder an einen Herzinfarkt auf.
- Verstärkter Harndrang mit trübem, blutigem Urin, eine plötzlich einsetzende Nierenkolik mit hohen, stark schwankenden Temperaturen wird vermutlich durch eine Nierenbeckenentzündung ausgelöst.

Unregelmäßig schwankendes, immer wiederkehrendes Fieber

Wenn man das Fieber sozusagen nie richtig los wird, steckt meistens eine chronische Erkrankung dahinter.

Starke Fieberschwankungen sind typisch für Abszesse, die sich in Hohlräumen, Geweben oder Organen ausbreiten. Oft ist es schwierig, die entsprechenden Entzündungsherde zu lokalisieren.

Was kann die Ursache sein?

- Chronische Gallenblasenentzündung
- Chronische Nierenbeckenentzündung
- Hodgkin-Krankheit
- Prostataleiden

Merke

Wenn es immer wieder zu unregelmäßig schwankendem Fieber kommt, muss unbedingt die Ursache vom Arzt geklärt werden. Denn solche Fieberschwankungen sind Hinweise auf latente Erkrankungen, deren Symptome sich oft längere Zeit überhaupt nicht bemerkbar machen und dann plötzlich einsetzen.

Ursache chronische Gallenblasenentzündung

Die Entzündung der Gallenblase kann unabhängig von vorhandenen Gallensteinen auftreten. Meist ist sie jedoch Folge eines Verschlusses des Gallenblasenhalses durch Steine.

Die Symptome setzen plötzlich mit starken, kolikartigen Schmerzen im rechten Oberbauch unterhalb des Rippenbogens ein, die oft bis in das rechte Schulterblatt ausstrahlen. Die Temperatur steigt anfangs nur leicht an. Nach zwei bis drei Tagen fühlt man sich wieder deutlich besser, und nach einer Woche sind die Symptome ganz verschwunden. Nach einer unbestimmten Zeit können die Beschwerden jedoch erneut auftauchen. Steigt das Fieber auf über 39 °C an, so muss an eine Komplikation, z.B. durch einen Abszess oder Gallenblasendurchbruch, gedacht werden. Oft tritt auch noch eine Gelbfärbung der Haut auf. Sofort den Arzt rufen.

Sind die Schmerzen hingegen nicht kolikartig, sondern schwächer in Form eines Druckgefühls im rechten Oberbauch, so liegt wahrscheinlich eine Gallenwegsentzündung vor (Cholangitis). Die Behandlung muss auf jeden Fall im Krankenhaus erfolgen.

Fehlbildungen der Nieren oder Nierensteine können zu chronischen Nierenbeckenentzündungen führen. Erste Anzeichen sind oft nur schwach zu spüren und werden deshalb nicht ernst genommen.

Ursache chronische Nierenbeckenentzündung

Eine häufig wiederkehrende Entzündung des Nierenbeckens geht gelegentlich mit Fieber sowie Flanken- oder Bauchschmerzen einher. Manchmal sind die Anzeichen kaum zu spüren, so dass sie auch nicht registriert werden. Abgeschlagenheit, nächtlicher Harndrang, auch Hautjucken oder Wasseransammlung in den Beinen können zusätzliche Hinweise sein. Die häufigste Ursache für immer wiederkehrende Infektionen sind Fehlbildungen einer oder beider Nieren oder Nierensteine. Deshalb sollte man auch bei geringen, von Zeit zu Zeit immer wieder auftretenden Beschwerden in der Nierengegend den Arzt aufsuchen – auch wenn kein Fieber besteht.

Ursache Hodgkin-Krankheit

Die häufigsten Anfangssymptome dieses Krebsleidens sind eine Vergrößerung der Halslymphknoten – tastbar unterhalb des Kinns – sowie ein Jucken der Haut. Wenn hingegen Lymphknoten im Bauch- oder Brustraum oder das Knochenmark befallen sind, dann tritt das so genannte Pel-Ebstein-Fieber auf. Typisch dafür ist, dass nach einigen Tagen mit hohem Fieber mehrere Tage bis Wochen mit Normal- oder sogar Untertemperatur folgen. Zusätzlich beobachtet man ein Begleitsymptom, das schon im frühen Stadium auffällt: Nach Konsum von alkoholischen Getränken tritt sofort ein Schmerz im erkrankten Gewebe auf. Spätestens bei diesem Symptom ist dringend der Arzt aufzusuchen.

Die Hodgkin-Krankheit ist eine Krebserkrankung der Lymphknoten. Sie ist sehr selten und tritt bei Männern häufiger auf als bei Frauen. Wenn nach Alkoholgenuss Schmerzen auftreten, sollte man unbedingt zum Arzt gehen.

Das Wichtigste zu unregelmäßig schwankendem, immer wiederkehrendem Fieber

- Plötzlich einsetzende, kolikartige Schmerzen im rechten Oberbauch, die oft bis ins Schulterblatt ausstrahlen, sowie leicht erhöhte Temperatur sind vermutlich auf eine Gallenblasenentzündung zurückzuführen.
- Gelegentliche Temperaturerhöhungen mit in die Leiste ausstrahlenden Flanken- oder Bauchschmerzen, extremer Müdigkeit, nächtlichem Harndrang, eventuell auch Hautjucken, sind Hinweise auf eine Nierenbeckenentzündung.
- Häufiges Wasserlassen mit Beschwerden an der Prostata und immer wiederkehrenden Fieberanfällen kann durch einen Prostataabszess verursacht sein.
- Hautjucken und Vergrößerung der Halslymphknoten sind oft die ersten Anzeichen für eine bösartige Erkrankung der Lymphknoten (Hodgkin-Krankheit). Manchmal treten in unterschiedlichen Zeitabständen zusätzlich Fieberschübe auf. Das können Tage, aber auch Wochen sein.
- Bösartige Tumore machen sich oft erst durch eine erhöhte Anfälligkeit gegenüber fieberhaften Erkältungskrankheiten bemerkbar.

Ursache Prostataleiden

Häufiger Harndrang und eitriger Ausfluss aus der Harnröhre sind Hinweise auf einen Abszess an der Prostata. Man muss sofort zum Urologen!

Beschwerden an der Prostata, die sich häufig wiederholen und sich oft nur durch häufiges Wasserlassen bemerkbar machen, sollten einen spätestens dann zum Arzt führen, wenn ein eitriger Ausfluss aus der Harnröhre auftritt. Es kann sich ein Prostataabszess gebildet haben. Als Begleitsymptom kann Fieber auftreten.

Merke

Wer auffallend oft an einem grippalen Infekt erkrankt und vor allem immer wieder kurzfristige, unregelmäßig erhöhte Temperatur ohne erkennbare Ursache hat, sollte seinen Arzt aufsuchen. Es könnte sich um ein Frühstadium einer bösartigen Erkrankung handeln.

Regelmäßig schwankendes, immer wiederkehrendes Fieber

Bei regelmäßig wiederkehrendem Fieber sollte man eigentlich zum Arzt gehen, damit er der Ursache einmal auf den Grund gehen kann.

Was kann die Ursache sein?

- Chronisches Erschöpfungssyndrom
- Fünftagefieber
- Rückfallfieber

Ursache chronisches Erschöpfungssyndrom

Angeborene leichte Störungen der Immunabwehr treten oft nur unter bestimmten Belastungen zutage. In der Regel sind eine falsche Ernährung mit Defiziten an Vitaminen, Mineralstoffen und Spurenelementen sowie eine zusätzliche Schadstoffbelastung der Auslöser. Die Betroffenen sind extrem müde, häufig erkältet, haben öfter leicht erhöhte Temperatur, leiden unter Kopfschmerzen, Schlafstörungen und depressiven Verstimmungen. Blutuntersuchungen zeigen sehr unterschiedliche Defekte bei der Bestimmung der Immunzellen, u.a. Defekte der für die Immunabwehr zuständigen T- oder B-Zellen sowie Antikörper gegen das Epstein-Barr-Virus.

Zieht sich die Müdigkeit bereits über mindestens sechs Monate hin, dann sollte man zum Arzt gehen, um feststellen zu lassen, ob es sich um das Erschöpfungssyndrom handelt, und um sicher zu sein, dass keine andere Ursache dahinter steckt.

Ursache Fünftagefieber

Kopfläuse sind die Überträger dieser Erkrankung, die in Eritrea, Mexiko, Tunesien, Polen und in den Ländern der ehemaligen Sowjetunion sehr verbreitet ist. Reisende in diese Länder sollten bei fieberhaften Infektionen daran denken. Die Erkrankung beginnt ganz plötzlich mit hohem Fieber um 40 °C, Kopfschmerzen, Schwindel sowie starken Rücken- und Beinschmerzen. Das hohe Fieber dauert fünf bis sechs Tage. Nach weiteren fünf bis sechs fieberfreien Tagen kann das Fieber zurückkehren. Dieser Rhythmus wiederholt sich bis zu achtmal. Parallel dazu kann ein rotfleckiger Ausschlag auftreten. Die Krankheit heilt vollständig aus, doch sind die Fieberschübe mit den sehr hohen Temperaturen enorm kräftezehrend.

Merke

Gichtanfälle können gehäuft auftreten und auch von Schüttelfrost und Fieber begleitet sein.

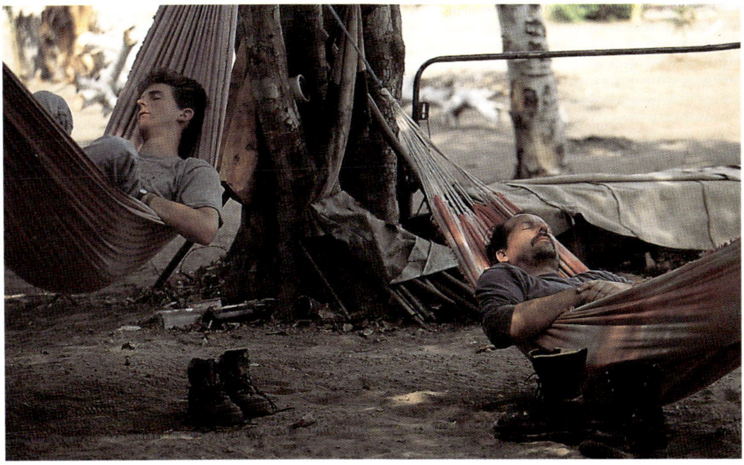

Immer wieder bringen vermeintliche Abenteurer Krankheiten als unliebsames Souvenir aus dem Urlaub mit. Erkundigen Sie sich daher vor Reiseantritt umfassend, welche Impfungen und Vorsichtsmaßnahmen für das jeweilige Land empfohlen werden.

Ursache Rückfallfieber

Rückfallfieber ist eine meldepflichtige Erkrankung, die hauptsächlich in Südamerika und Afrika vorkommt und durch Läuse übertragen wird. Regelmäßig wiederkehrende hohe Fieberschübe, Hautausschlag sowie Kopf-, Muskel- und Gelenkschmerzen sind typische Symptome.

Die Erreger werden durch Läuse übertragen, die hauptsächlich in Südamerika und Afrika vorkommen. Hohes Fieber, starke Kopfschmerzen, Muskel- und Gelenkschmerzen sowie Erbrechen sind typisch. Ein rötlicher, stark juckender Hautausschlag tritt auf. Gelegentlich kommt es zu Blutungen in die Bindehaut der Augen. Drei bis fünf Tage besteht hohes Fieber, das danach für eine Woche absinkt, bis es zum erneuten Fieberschub kommt. Es können bis zu zehn Anfälle mit nachfolgenden fieberfreien Phasen auftreten.
Vorsicht in der Schwangerschaft! Es droht eine Fehlgeburt. Der behandelnde Arzt muss das Rückfallfieber in jedem Fall beim Gesundheitsamt melden.

Das Wichtigste zu regelmäßig schwankendem, immer wiederkehrendem Fieber

- Regelmäßig wiederkehrende hohe Fieberschübe mit 40 °C, starken Schmerzen im Kopf, am Rücken und in den Beinen nach einem Aufenthalt in den Ländern der ehemaligen Sowjetunion, Mexiko oder Tunesien sollten den Verdacht auf das Fünftagefieber lenken.
- Südamerika und Afrika sind die Heimat des Rückfallfiebers. Ein rötlicher, juckender Hautausschlag, starke Kopf-, Muskel- und Gelenkschmerzen, Erbrechen mit hohem Fieber, das in wöchentlichen Abständen wiederkehrt, sind typische Hinweise für diese Erkrankung.
- Gichtanfälle können häufig wiederkehren und mit Fieber einhergehen.
- Das chronische Erschöpfungssyndrom (CFS) entwickelt sich in der heutigen Zeit durch eine Schadstoffbelastung bei gleichzeitig ungesunder Ernährung. Voraussetzung ist eine angeborene leichte Störung der Immunabwehr, die den heutigen Strapazen nicht gewachsen ist. Extreme Müdigkeit, häufige Erkältungen, Kopfschmerzen und Konzentrationsstörungen, die mindestens sechs Monate anhalten, führen zur Diagnose.

Zweiphasiges Fieber

Zweiphasige Fieberanfälle sollte man immer von Arzt abklären lassen.

Was kann die Ursache sein?

- Kinderlähmung
- Masern
- Viruserkrankung mit Bakterienbefall

Die Kinderlähmung nimmt heute wieder zu. Der Grund ist eine Impfmüdigkeit in der Bevölkerung. Immer mehr Mütter lassen ihre Kinder aus Angst vor eventuellen Schäden nicht impfen. Die Kinderlähmung gehört zu den meldepflichtigen Erkrankungen. Vorsicht, wenn Sie in ferne Länder mit hohem Infektionsrisiko reisen und nicht geimpft sind.

Ursache Kinderlähmung

Die Symptome einer Kinderlähmung sind sehr vielfältig. Im Großen und Ganzen kann man aber eine »leichte« und eine »schwere« Form unterscheiden. Die leichte Form ist harmlos und mit geringer Temperaturerhöhung, Kopf- und Halsschmerzen sowie Erbrechen verbunden. Nach ein bis drei Tagen ist das Kind wieder gesund; dauerhafte Schäden treten bei der leichten Form nicht auf.
In 10 bis 20 Prozent der Fälle tritt die schwere Form auf – dann meistens bei älteren Kindern und Erwachsenen. Der Entfieberung nach der ersten Phase folgt ein erneuter Temperaturanstieg. Typisch sind starke Kopfschmerzen, Genick- und Rückensteife und Muskelschmerzen. Manchmal kommt es auch zu Missempfindungen an der Haut; bereits eine leichte Berührung schmerzt schon. Die Erkrankung kann zum Stillstand kommen, sich aber auch mit Zeichen einer Muskellähmung verschlimmern. Eine nasale Stimme ist in einem von 100 Fällen ein frühes Anzeichen für ein Fortschreiten der Krankheit. Unbedingt den Arzt rufen!

Ursache Masern

Typisch für Masern ist nicht nur ein blassrosa, fleckiger Hautausschlag, der hinter den Ohren beginnt und sich nach unten über den Körper ausdehnt. Ebenso typisch ist eine zweiphasige Fieberkurve vom »Dromedartyp«. Schnupfen und Husten sowie eine Entzündung der Augenbindehaut mit Lichtscheu sind weitere Erkennungsmerkmale. Der erste Temperaturanstieg auf ca. 38 °C dauert etwa zwei Tage. Danach sinkt die Temperatur für etwa einen Tag auf Normalwerte, um dann erneut anzusteigen, jetzt auf über 39 °C. Der Hautausschlag tritt erst in der ersten Entfieberungsphase bzw. während des zweiten Temperaturanstiegs auf. Im Mund ist die Schleimhaut gerötet, und man erkennt zusätzlich weißliche, kalkspritzerartige Auflagerungen. Eine Woche später klingen die Hauterscheinungen ab. Mittelohrentzündung, Kehlkopfentzündung mit Luftnot (Masern-Krupp) sowie Lungenentzündung sind Komplikationen. Um hier rechtzeitig eine entsprechende Behandlung einleiten zu können, muss man unbedingt zum Arzt.

Wenn nach einer Virusinfektion erneut das Fieber steigt, muss mit einer zusätzlichen Bakterieninfektion gerechnet werden. Diese muss unbedingt medikamentös behandelt werden.

Das Wichtigste zu zweiphasigem Fieber

- Bei der schweren Form der Kinderlähmung folgt der Entfieberung nach einem kurzen, grippeähnlichen Infekt ein erneuter Fieberanstieg, jetzt mit starken Kopfschmerzen sowie einem steifen Genick, steifem Rücken und Muskelschmerzen. Die Erkrankung kann sich weiter verschlimmern bis hin zu Muskellähmungen mit bleibenden Defekten. Durch Impfmüdigkeit tritt Kinderlähmung wieder häufiger auf.
- Ein blassroter, fleckiger Hautausschlag, der hinter den Ohren beginnt, ist typisch für Masern. Nach zwei Tagen erhöhter Temperatur bis 38 °C steigt das Fieber nach einem fieberfreien Tag erneut an und zwar auf über 39 °C. Erst dann kommt es zum Hautausschlag.
- Landwirte, Schlachthofpersonal oder Hundebesitzer erkranken gelegentlich am Schlammfieber, das durch Tiere, meistens Hunde, übertragen wird. In der ersten, drei bis vier Tage dauernden Fieberphase treten plötzliche starke Kopf- und Muskelschmerzen auf. Nach einer kurzen fieberfreien Phase kommt es erneut zu den Symptomen.
- Gelegentlich kommt es nach einer Virusinfektion nach anfänglichem Abklingen des Fiebers zu einem erneuten Anstieg durch einen Befall mit Bakterien.

Ursache Viruserkrankung mit gleichzeitigem Bakterienbefall

Kommt es nach einer Virusinfektion mit hohem Fieber nach Abklingen des Fiebers erneut zu einem Fieberanstieg, dann muss mit einem zusätzlichen Befall mit Bakterien gerechnet werden. Dies kompliziert den Krankheitsverlauf. Rufen Sie deshalb unbedingt Ihren Arzt, denn eine bakterielle Infektion muss unbedingt behandelt werden, um Komplikationen zu vermeiden.

Fieber mit Schnupfen oder grippeähnlichen Symptomen

Was kann die Ursache sein?

- Abnahme der weißen Blutzellen (Agranulozytose)
- Bakterielle Infektionen
- Lungenentzündung
- Q-Fieber (Krimfieber)
- Virusinfektionen

Bei häufigen fieberhaften grippalen Infekten sollten Sie eine Blutuntersuchung durchführen lassen. Vielleicht haben Sie zu wenige weiße Blutkörperchen. Dann ist die Infektionsabwehr Ihres Körpers geschwächt.

Ursache Abnahme der weißen Blutzellen (Agranulozytose)

Bei der Agranulozytose kommt es zu einer plötzlichen Verminderung derjenigen weißen Blutkörperchen (Granulozyten), die für die Infektionsabwehr zuständig sind. Als Ursache kommen infrage: eine angeborene Störung, Medikamente wie Penizillin, weitere Antibiotika wie Sulfonamide, außerdem Antiepileptika und Zytostatika. Der Grund kann aber auch ein Vitamin-B-Mangel (Vitamin B12 oder Folsäure) oder ein bösartiger Knochentumor sein. Häufige fieberhafte grippale Infekte können entsprechende Warnsignale sein. Eine Blutuntersuchung hilft hier, die Diagnose zu klären.

Ursache bakterielle Infektionen

Mandelentzündung

Sie ist meist Begleitsymptom einer akuten Virusinfektion. Die Halsschmerzen, besonders beim Schlucken, strahlen bis ins Ohr aus. Am Kieferwinkel, unter dem Kinn, sind die Lymphknoten geschwollen und druckempfindlich.

Papageienkrankheit

Fieber, Schüttelfrost und Husten sind Symptome, die auch auf jede grippale Infektion zutreffen können. Das Fieber schwankt um maximal ein °C über den Tag hinweg. Die Temperaturerhöhung hält ca. zwei bis drei Wochen lang an (siehe Seite 158).

Scharlach

Wenn unser Immunsystem mit den Giften (Toxinen) von Bakterien nicht mehr fertig wird, kommt es zum Ausbruch einer bakteriellen Infektion.

Neben Fieber mit Halsschmerzen kann Scharlach auch von Schnupfen begleitet sein. Bereits wenige Stunden nach Erkrankungsbeginn taucht ein samtartiger Hautausschlag an den Innenseiten der Oberschenkel auf und befällt dann den ganzen Körper. Die Zunge ist leuchtend rot und höckerig. Das Fieber ist meistens hoch, schwankt aber im Tagesverlauf um höchstens ein °C. Bei diesen Symptomen muss man den Arzt verständigen!

Tuberkulose

Das Anfangsstadium der Tuberkulose kann man leicht mit einer Erkältung verwechseln. Der Puls ist schnell, und der Husten besonders am Morgen stark. Die Fieberschwankungen sind deutlich höher als bei der Lungenentzündung.

Ursache Lungenentzündung

Die Lungenentzündung beginnt mit Fieber und grippeähnlichen Symptomen wie Schüttelfrost, Muskelschmerzen, Luftnot und trockenem Husten. Typisch ist, dass das Fieber auf über 40 °C ansteigt und innerhalb der nächsten 24 Stunden um höchstens ein °C schwankt (siehe Seite 157).

Ursache Q-Fieber (Krimfieber)

Mit dem Q-Fieber infiziert man sich meistens über Haustiere. Die Erkrankung verläuft sehr ernst mit bis zu 40 °C ansteigendem Fieber, das bis zu drei Wochen anhalten kann, sowie starken Kopf- und Brustschmerzen. In der zweiten Krankheitswoche entwickelt sich ein Husten; auch eine Leberentzündung kann als Verschlimmerung der Erkrankung hinzukommen. Im Röntgenbild sieht die Lunge wie bei einer Lungenentzündung aus. Da das Siebentagefieber anderen Infektionserkrankungen ähnelt, kann die Diagnose nur durch den Nachweis bestimmter Antikörper im Blut gestellt werden.

Ursache Virusinfektionen

Grippaler Virusinfekt (Influenza)

Zeichen einer leichten oder schweren Virusgrippe sind Fieber, Schnupfen, Halsschmerzen und Kopfschmerzen.

Viren sind die kleinsten Krankheitserreger. Sie sind mit Medikamenten (fast) nicht zu bekämpfen. Deshalb ist gegen Virusinfektionen eine Impfung der einzig wirksame Schutz.

Kinderlähmung

Bei der leichten Form der Kinderlähmung kommt es nur zur geringen Temperaturerhöhung sowie zu Kopf- und Halsschmerzen und Erbrechen. Bei der schweren Form folgt dem Fieberabfall ein erneuter Fieberanstieg. Die Patienten leiden unter sehr starken Kopfschmerzen sowie unter Genick- und Rückenschmerzen (siehe Seite 171).

Masern

Eine zweiphasige Fieberkurve, Schnupfen, Husten, Entzündung der Augenbindehaut sowie ein Hautausschlag sind die typischen Anzeichen für Masern (siehe Seite 171f.). Bei einer von 2000 Masernerkrankungen entwickelt sich als Komplikation eine Hirnentzündung (Enzephalitis), und auf etwa 10000 Erkrankungen kommt ein Todesfall.

Mumps (Ziegenpeter)

Erstes Symptom des Ziegenpeters ist langsam zunehmendes, bis auf 39 bis 40 °C ansteigendes Fieber. Zusätzlich stellen sich grippeähnliche Symptome ein, wie Frösteln, Appetitverlust und Kopfschmerzen. Gleichzeitig schwillt die hintere Wangenpartie der betroffenen Seite an, die Ohrläppchen stehen sichtbar ab. Dies sind die typischen Hinweise auf eine Entzündung der Ohrspeicheldrüse. Das Trinken oder Essen von sauren Dingen wie z.B. Zitronensaft oder Orangen verursacht beim Kauen und Schlucken Schmerzen. Meistens greift die Erkrankung auch auf die zweite Ohrspeicheldrüse über. Die Fieberphase dauert rund ein bis drei Tage. Bei Erwachsenen verläuft Mumps meistens mit Komplikationen wie einer Bauchspeicheldrüsenentzündung oder einer Hodenentzündung. Bis zu zehn Prozent der Erkrankten erleiden eine Hirnhautentzündung (Meningitis).

Mumps ist eigentlich eine Kinderkrankheit. Infizieren sich männliche Jugendliche oder auch erwachsene Männer mit dem Virus, kann es zu einer schmerzhaften Hodenentzündung kommen.

Das Wichtigste zu Fieber mit Schnupfen oder grippeähnlichen Symptomen

- Als grippaler Infekt wird eine abgeschwächte Form der Virusgrippe bezeichnet; die Symptome sind wenig ausgeprägt.
- Eine bakterielle Mandelentzündung pfropft sich meistens auf einen Virusinfekt auf, mit Schmerzen beim Schlucken und geschwollenen, druckempfindlichen Lymphknoten unterhalb des Kinns.
- Masern geben sich durch den typischen Hautausschlag neben den grippeähnlichen Symptomen zu erkennen.
- Bei Scharlach wird der samtartige Hautausschlag bereits wenige Stunden nach dem Auftreten von Schnupfen und Fieber sichtbar.
- Langsamer Fieberanstieg und gleichzeitiges Anschwellen der hinteren Wangenpartie bedeutet meistens Mumps.
- Bei Röteln schwellen zuerst die Lymphknoten an und schmerzen bei Druck. Erst ein bis fünf Tage später tauchen die grippeähnlichen Symptome mit dem Hautausschlag auf.
- Ein grippaler Infekt bei Kindern mit sehr starken Kopfschmerzen und einem erneuten Fieberanfall nach kurzer Entfieberung ist möglicherweise Kinderlähmung.
- Beim Q-Fieber dauert das Fieber von bis zu 40 °C fast drei Wochen lang an, begleitet von trockenem Husten.

Röteln

Ein bis drei Tage bevor sich die ersten Krankheitssymptome einstellen, schwellen die Lymphknoten an, und die Betroffenen – meistens sind es Kinder – fühlen sich unwohl. Ein Druck auf die Lymphknoten ist schmerzhaft.
Gelegentlich treten leichtes Fieber und geringfügige Gliederschmerzen auf. Der typische Hautausschlag beginnt im Gesicht und am Hals und breitet sich rasch über den ganzen Körper aus. Er bildet rote Flecken und hält ca. drei bis sieben Tage lang an. Anfangs ist er auch manchmal stecknadelkopfartig, so dass er leicht mit Scharlach zu verwechseln ist. Im Mund zeigt sich ein roter Ausschlag auf der Wangenschleimhaut.

Fieber mit Hautausschlag

Wenn bei Fieber auch die Haut in Mitleidenschaft gezogen ist, hat das lästige Ausschläge zur Folge. Oft lässt sich nicht gleich erkennen, ob es sich um Masern, Scharlach oder eine Überempfindlichkeitsreaktion, z.B. auf Medikamente, handelt. Die Ursache sollte auf jeden Fall vom Arzt geklärt werden.

Vorsicht vor einer Rötelninfektion in der Frühschwangerschaft! Es kann durch Röteln zu einer Fehlgeburt oder zu Fehlbildungen des Kindes kommen.

Was kann die Ursache sein?

- Bakterielle Infektionen
- Hitzschlag
- Hodgkin-Krankheit
- Knotenrose
- Medikamente
- Virusinfektionen

Ursache bakterielle Infektionen

Grindflechte

Kinder kratzen mit den Händen gerne an Verletzungen, wodurch Keime in die Haut gelangen. Bestimmte Keimarten, wie z.B. Streptokokken oder Staphylokokken, lösen dann die Bildung von kleinen Knötchen aus, die sich bald zu Bläschen umwandeln. Daraus entwickelt sich eine honiggelbe Kruste. Durch Kratzen kann sich die Infektion weiter ausbreiten.

Hautverletzungen, an denen Kinder herumkratzen, können sich entzünden, und wenn sich die Infektion weiter ausbreitet, auch Fieber auslösen.

Scharlach

Scharlach lässt sich an der Art des Hautausschlags sowie am Fieberverlauf diagnostizieren. Über den ganzen Tag hinweg schwankt es höchstens um ein °C (siehe Seite 159).

Typhus

Neben dem fast zwei Wochen dauernden hohen Fieber, das im Bereich von 40 °C liegt, tritt bei jedem zehnten Patienten ein Hautausschlag auf. Es sind kleine rundliche Flecken, die durch Druck blass werden (siehe Seite 159f.).

Wundrose

Parallel zum hohen Fieber um die 40 °C entwickelt sich innerhalb weniger Stunden eine pralle, schmerzhafte Schwellung der Haut. Die gerötete Stelle kann so groß wie ein Handteller oder noch größer sein. Die Ursache sind oft Pilze – gehen Sie zum Arzt!

Ursache Hitzschlag

Ein Hitzschlag wird durch einen Aufenthalt im Freien in ungewohnt heißen Temperaturen ausgelöst. Typisch ist extrem hohes Fieber, das rasch auf 40 bis 41 °C ansteigt. Die Haut ist heiß, trocken und gerötet. Der Pulsschlag ist so stark beschleunigt, dass er oft eine Frequenz von 160 bis 180 pro Minute erreicht. Der vom Hitzschlag Betroffene atmet schnell, oft erbricht er auch. Diese Symptome reichen in der Regel aus, um einen Hitzschlag von einer Vergiftung zu unterscheiden. Sofort den Notarzt verständigen!

Bei einem Hitzschlag muss sofort der Notarzt verständigt werden, da wegen der hohen Körpertemperatur ein Kreislaufkollaps droht.

Ursache Hodgkin-Krankheit

Ungeklärte Fieberanfälle ohne sonstige grippale Beschwerden, die sich mit Perioden (Tage bis Wochen) mit normaler Körpertemperatur abwechseln, ohne dass eine Fieberursache erkennbar wird, sind verdächtig auf Morbus Hodgkin. Diese Vermutung wird noch unterstützt, wenn die Haut juckt, ohne dass ein Ekzem sichtbar ist.

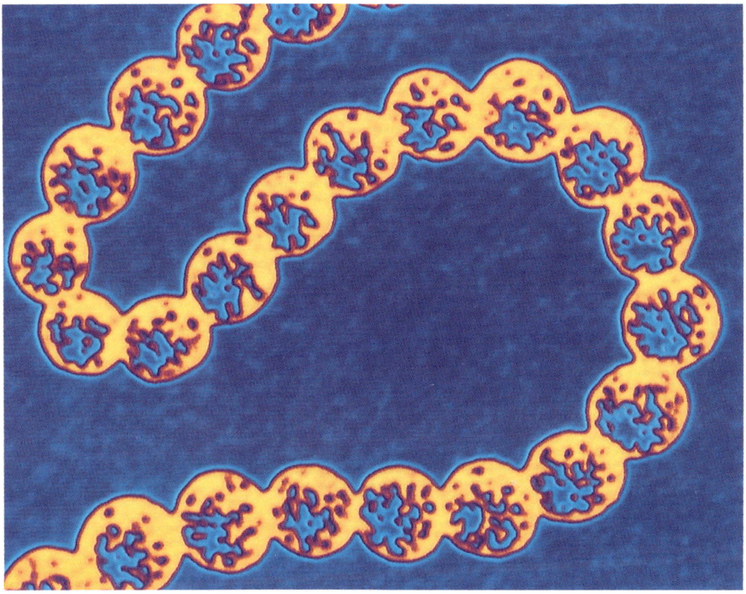

Streptokokken sind kugelförmige Bakterien, die meist lange Ketten bilden und sehr weit verbreitet sind. Sie lösen viele Infektionskrankheiten aus und sind auch der Verursacher von Scharlach, der sogar tödlich sein kann.

Ursache Knotenrose (Erythema nodosum)

Diese Hauterkrankung ist charakterisiert durch weiche, rote Knoten am Schienbein, gelegentlich auch an den Armen. Fieber und Gelenkschmerzen können, müssen aber nicht auftreten. Bei dieser Erkrankung kann es sich auch um eine Reaktion auf Medikamente handeln. Von Sulfonamiden, Jod und der Antibabypille sind solche Reaktionen bekannt. Ansonsten hat man auch schon Streptokokken oder andere Erreger als Auslöser gefunden. Im Fall der Streptokokken handelt es sich dann aber um das rheumatische Fieber.

Die Knoten des Erythema nodosum sind von teigig-derber Konsistenz und werden bis zu fünf Zentimeter groß. Sie treten immer symmetrisch, z.B. an den Schienbeinen, auf.

Ursache Medikamente

Hautallergie

Medikamente können eine Allergie auslösen, die sich in der Regel als Hautausschlag mit leichtem Fieber äußert. Der Hautausschlag kann unterschiedlich aussehen. Manchmal tritt er als Nesselsucht (Quincke-Ödem) im Gesicht und manchmal auch auf den Schleimhäuten des Verdauungstrakts auf. Die Folgen sind hier Magen-Darm-Beschwerden. Bei einer verzögerten allergischen Arzneimittelreaktion können nahezu alle dermatologischen Hauterscheinungen nachgeahmt werden. Es ist also sehr schwierig, ein Arzneimittelexanthem zu diagnostizieren, zumal wenn es erst etliche Wochen bis Monate nach Beginn der Medikamenteneinnahme zutage tritt und wenn man das Mittel früher vertragen hat.

Selten, aber sehr ernst – »Hautverbrennung« als Arzneimittelnebenwirkung

Medikamente können eine Allergie auslösen, in seltenen Fällen kann sich eine Unverträglichkeit auch zu einer lebensbedrohlichen Erkrankung entwickeln.

In seltenen Fällen kann sich eine Unverträglichkeit auf Arzneimittel in einer lebensbedrohlichen Erkrankung äußern. Die Symptome beginnen wie bei einer Grippe mit Schüttelfrost, Fieber und Muskelschmerzen. Der wesentliche Unterschied zur Grippe ist am Hautausschlag erkennbar. Auf der ganzen Körperoberfläche treten einige rote, nicht juckende, aber sehr schmerzhafte Stellen auf. Sehr bald bilden sich darauf große Blasen, die sich bereits auf leichten Druck ablösen. Auch die Schleimhäute von Augen und Genitalien sind betroffen. Die Hautablösung ereignet sich innerhalb von ein bis drei Tagen nach Auftreten der ersten Symptome. Die Haut an den befallenen Stellen sieht aus wie bei einer Brandwunde zweiten Grades. Auslöser ist hier oft ein kurz zuvor eingenommenes Arzneimittel. Diese schwere Arzneimittelnebenwirkung ist schon bei Unverträglichkeit auf folgende Medikamente aufgetreten:

- Sulfonamide, Penizillin und Schlafmittel
- Antirheumamittel (nicht steroidale Antirheumatika)
- Phenytoin (Mittel zur Behandlung von Anfallsleiden, wie z.B. Epilepsie)
- Allopurinol (Medikament zur Gichtbehandlung)

Wenn diese Symptome auftreten, dann sollte man auf keinen Fall weitere Arzneimittel einnehmen, sondern sofort den Notarzt verständigen. Die weitere Behandlung muss im Krankenhaus erfolgen.

Entzündung der Hautgefäße

Bei dieser Hautentzündung treten plötzlich rote Flecken, rundliche Erhebungen oder Bläschen an Unterarmen und Unterschenkeln, Handrücken und Fußsohlen sowie im Gesicht auf. Auch die Lippen und die Mundschleimhaut können betroffen sein. Fieber und auch Gelenkschmerzen sowie unterschiedlich starker Juckreiz können zusätzlich auftreten. In jedem zweiten Fall wird diese Hautentzündung durch Medikamente ausgelöst. Sofort den Arzt verständigen.

Ursache Virusinfektionen

Gürtelrose

Der Auslöser der Gürtelrose ist das Windpockenvirus. Wer Gürtelrose bekommt, muss früher bereits Windpocken gehabt haben. Die Viren werden von der Immunabwehr in die Zellen der Rückenmarksnerven zurückgedrängt und dort ein Leben lang in Schach gehalten. Unter besonderen Umständen, die eine Schwäche der Immunabwehr auslösen, brechen die Windpockenviren aus und verursachen auf der darüber liegenden Haut eine Entzündung. Drei bis vier Tage vor Auftreten der Bläschen kommt es zu Fieber, Unwohlsein und Magen-Darm-Beschwerden. An den geröteten Hautstellen, an denen später die Bläschen entstehen, sind oft schon vorher Schmerzen oder Juckreiz zu spüren.

Die befallenen Stellen entlang eines Nervs, ob im Gesicht, an Brust, Rücken oder sogar am ganzen Körper, sind sehr schmerzhaft – und selbst wenn die eingetrockneten Bläschen am fünften oder sechsten Tag abfallen, schmerzen die Stellen oft noch monatelang.

Gürtelrose wird vom Windpockenvirus ausgelöst. Nur bei einer Immunschwäche kann die Krankheit bei Erwachsenen, die sich früher schon mit dem Windpockenvirus infiziert hatten, als Gürtelrose wieder ausbrechen.

Merke

Einige Viren können neben hohem Fieber, Hals- und Kopfschmerzen auch einen Hautausschlag auslösen. Er juckt nicht. Manchmal ähnelt er vom Aussehen her Röteln, manchmal auch Masern. Bei Röteln treten allerdings in der Regel keine Halsschmerzen auf, und bei Masern sind es die kalkspritzerartigen Flecken an der Wangenschleimhaut, die eine Unterscheidung möglich machen. Bei hoch ansteigendem Fieber sollte auf jeden Fall ein Arzt gerufen werden.

Masern

Der typische Hautausschlag bei Masern sowie die zweiphasige Fieberkurve machen die Diagnose einfach. Die Infektion wird durch Husten oder Niesen übertragen.

Pfeiffersches Drüsenfieber (Mononukleose)

Das Siebentagefieber verursacht sehr hohe Temperatur bei gleichzeitig langsamem Puls und Hautausschlag. Wichtig ist hier absolute Bettruhe und eine Behandlung durch den Arzt. Die Genesungszeit kann mehrere Wochen dauern.

Sehr häufig kommt es bei der Mononukleose zu hohem Fieber, das im Tagesverlauf um ein bis zwei °C schwankt. Ein Hautausschlag mit kleinen, rötlichen, erhabenen Fleckchen kann, muss aber nicht zwangsläufig auftreten.

Röteln

Röteln werden sehr leicht mit Scharlach verwechselt, da der Hautausschlag ähnlich ist. Allerdings ist für Scharlach die so genannte Himbeerzunge typisch, bei Röteln hingegen ein roter Ausschlag auf der Wangenschleimhaut. Die Lymphknotenschwellung ist ebenfalls eher für die Röteln typisch als für Scharlach. Bei Röteln kommt es nur zur leicht erhöhten Temperatur, bei Scharlach dagegen zu sehr hohem Fieber (siehe Seite 174, 177).

Siebentagefieber (Denguefieber)

Reisende in die Tropen und Subtropen, vor allem in die Karibik, können vom Denguefieber befallen werden. Die Erkrankung beginnt ungefähr fünf bis acht Tage nach Erregeraufnahme mit Schüttelfrost, hohem Fieber bis 40 °C und Kopfschmerzen. Auffallend ist beim Denguefieber, dass das Herz trotz des hohen Fiebers langsam schlägt (langsamer Puls) und Schmerzen bei Bewegungen der Augen und der Lendenwirbel auftreten. Die Augenbindehaut ist gerötet, und im Gesicht wird ein blassrosa und fleckiger Ausschlag sichtbar. Nach zwei bis vier Tagen fällt das Fieber für einen Tag auf Normalwerte, um dann erneut anzusteigen.

Zu dieser Zeit verteilt sich der an den Armen und Beinen beginnende Ausschlag mit kleinen Flecken und Knötchen auf den ganzen Körper. Das Gesicht bleibt verschont. Die Handflächen und Fußsohlen können hellrot und geschwollen sein. Begleitend treten Kopfschmerzen auf. Zusammen mit Fieber und Hautausschlag nennt man diese Symptome die Dengue-Trias.

Windpocken

Bei Windpocken verwandeln sich die typischen roten Knötchen in Bläschen mit starkem Juckreiz. Sie treten zuerst am Kopf auf und breiten sich dann auf den ganzen Körper aus. Ein mittelhohes Fieber ist bereits ein bis drei Tage vor dem Hautausschlag vorhanden. Die Bläschen befallen auch den Mund, wo sie sofort platzen und Schmerzen beim Schlucken verursachen. Am Körper trocknen sie zu Krusten ein, die ohne Narbenbildung heilen.
Wer einmal an Windpocken erkrankt ist, ist sein Leben lang immun gegen diese Infektionskrankheit.

Das Wichtigste zu Fieber mit Hautausschlag

- Regelmäßige Medikamenteneinnahme kann einen juckenden, fieberhaften Hautausschlag verursachen.
- Treten nach drei Tagen Fieber kleine rote und juckende, sich in Bläschen umwandelnde Knötchen auf, sind das die Windpocken.
- Die Hautirritation bei Röteln lässt sich mit Scharlach verwechseln. Allerdings fehlt die Scharlach-»Himbeerzunge«.
- Weiche, rote Knoten am Schienbein, an den Armen oder auch an anderen Stellen können mit und ohne Fieber Hinweise auf eine Knotenrose liefern.
- Wenn bei Morbus Hodgkin die Haut zu jucken anfängt und der Patient kratzt, so können sich die Stellen infizieren und einen Hautausschlag verursachen, der nicht durch die Grunderkrankung ausgelöst wurde.
- Sich rasch entwickelndes hohes Fieber, schmerzende und gerötete Hautschwellungen deuten auf eine Wundrose hin.
- Sehr selten kommt es zu schweren Unverträglichkeitsreaktionen der Haut auf Arzneimittel. Die Symptome sind schmerzhafte, sich ablösende Blasen, die später solchen einer Verbrennung ähneln.
- Wechselnd hohes Fieber nach einem Tropenaufenthalt, blassrosa und fleckiger Gesichtsausschlag ist vermutlich das Siebentagefieber.

Fieber mit Hautausschlag ist oft Folge einer Infektion. Manchmal sind auch Medikamente Auslöser für schmerzhafte, juckende Ausschläge.

Fieber mit Muskel- und Gelenkschmerzen

Die Kombination Fieber und Gelenkschmerzen beeinträchtigt sehr stark das Wohlbefinden. Oft handelt es sich nur um einen grippalen Infekt. Andererseits können gerade Gelenkbeschwerden auf eine Erkrankung durch aggressive Erreger hinweisen.

Was kann die Ursache sein?

- Bakterielle Infektionen
- Befall durch Bandwürmer
- Erkrankung des Immunsystems
- Gelenkrheumatismus
- Granulomerkrankung
- Gicht
- Virusinfektionen

Ursache bakterielle Infektionen

Gelenkentzündung

Durch Bakterien hervorgerufene Gelenkentzündungen weisen zunächst ähnliche Symptome auf wie andere Gelenkerkrankungen. Das erschwert die Diagnose.

Bakterien können ein Gelenk befallen. Wenn nur ein Gelenk betroffen ist, eine Fistel (Öffnung der Haut mit Eiterentleerung) durchbricht und vorher vielleicht eine Mandelentzündung oder Mittelohreiterung bestand, dann erhärtet dies die Diagnose. Der Arzt muss unbedingt aufgesucht werden.

Infektarthritis

Normalerweise befällt die mit Fieber einhergehende Infektarthritis nur ein Gelenk, und zwar meistens das Knie. Dadurch unterscheidet sich die Infektarthritis auch vom rheumatischen Fieber, bei dem die Gelenkschmerzen wandern.

Knochenmarkentzündung (Osteomyelitis)

Die Osteomyelitis ist eine durch Bakterien ausgelöste Entzündung des Knochenmarks, die auch den ganzen Knochen befallen kann (Ostitis). Typisch sind Schmerzen in den befallenen Knochen sowie Fieber. Wenn die Erkrankung nicht behandelt wird, kann sie chronisch werden, d.h. die Knochenschmerzen und auch die Gewebeinfektionen über dem betroffenen Knochenteil können immer wieder auftreten.

Mittelmeerfieber

Die Erkrankung wird von Rindern, Schafen, Ziegen oder Schweinen auf den Menschen übertragen. Landwirte und Tierärzte haben das größte Erkrankungsrisiko. Neben Schüttelfrost, Fieber, Kopf- und Nackenschmerzen kommt es auch zu Muskelschmerzen. Mit fortschreitender Erkrankung steigt das Fieber auf 40 bis 41 °C an und sinkt gegen Morgen wieder auf fast normale Werte ab, was typisch für diese Erkrankung ist.
Solche Fieberschwankungen können ein bis fünf Wochen anhalten, dann zwei Wochen ganz ausbleiben, um daraufhin erneut auszubrechen. Später kommt es dann zu Schmerzen in den Gelenken, im Rücken, im Kopf und Bauch sowie zu starker Verstopfung, Schlaflosigkeit und Depressionen. Die Krankheit tritt in Europa nur noch sehr selten auf. Der Arzt muss aufgesucht werden.

Rheumatisches Fieber

Streptokokkenbakterien der Gruppe A können neben Fieber als Komplikation eine Gelenkentzündung verursachen. Kleine Knötchen treten an Knöchel, Knie, Handgelenken oder Ellenbogen, eventuell auch Schultern oder Hüften, auf. Die betroffenen Gelenke sind schmerzhaft gerötet, warm und geschwollen. Es kann auch zur Sehnenscheidenentzündung kommen. Meist sind unterschiedlich viele Gelenke betroffen.
Wenn keine Bettruhe eingehalten wird und keine Behandlung erfolgt, dann wandert die Gelenkentzündung. Das bedeutet, die Beschwerden wechseln von Gelenk zu Gelenk; es tritt häufig zusätzlich ein leichter Hautausschlag auf.
Beim erstmaligen Auftreten eines akuten rheumatischen Fiebers hat jeder Zweite bereits eine Herzbeteiligung. Eine Herzschwäche kann zu Luftnot und Wasserablagerung in den Beinen führen. Bei milden Verlaufsformen gehen viele Betroffene nicht zum Arzt, so dass ein daraus resultierender Herzfehler oft erst viel später entdeckt wird. Deshalb sollte man bei den beschriebenen Symptomen unbedingt zum Arzt gehen. Manchmal leiden diese Patienten auch unter unwillkürlichen Zuckungen an Armen und Beinen oder auch im Gesicht (Chorea), was den Verdacht auf das rheumatische Fieber erhärtet (siehe auch Seite 162).

Bei einer milden Form des rheumatischen Fiebers gehen viele Betroffene nicht zum Arzt. Dadurch wird ein möglicher Herzfehler oft erst viel zu spät erkannt.

Schlammfieber

Die von Haustieren oder auch wilden Tieren übertragene Krankheit beginnt plötzlich mit starken Muskelschmerzen, Kopfschmerzen, Schüttelfrost und Fieber. Die Bindehaut am Auge ist am dritten oder vierten Tag blutunterlaufen. Nach vier bis neun Tagen Fieber über 39 °C folgt eine fieberfreie Woche. Danach steigt die Temperatur erneut an, jetzt mit Zeichen einer Gehirnhautentzündung, beginnend mit einem steifen Genick. Bei einer sehr schweren Verlaufsform kann sich die Haut gelb färben. 15 Prozent dieser Patienten versterben an der seltenen, schweren Form des Schlammfiebers, die auch Morbus Weil genannt wird.

Ursache Bandwurmbefall

Ein Bandwurmbefall kann Muskelschmerzen auslösen, die unter Umständen auch noch Monate nach der Abheilung vorhanden sind.

Die Anfangssymptome einer Trichinose sind vor allem Beschwerden im Magen- und Darmbereich sowie leichtes Fieber. Nach zehn Tagen kommt es zu Schwellungen der oberen Augenlider als ein ganz typisches Zeichen der Erkrankung. Lichtempfindlichkeit und Blutungen in die Augenbindehaut können zusätzlich auftreten. Erst dann entwickeln sich Muskelschmerzen, Blutungen unter den Nägeln, Schüttelfrost, Fieber und starke Schmerzen beim Kauen und Schlucken. Das Fieber steigt wieder und bleibt jetzt für mehrere Tage auf ca. 39 °C. Der Arzt muss unbedingt aufgesucht werden, da es zu schweren Verläufen mit Hirnhautentzündung, Lungenentzündung und Herzentzündung kommen kann. Muskelschmerzen und Müdigkeit können aber auch noch Monate nach dem Abheilen vorhanden sein (siehe Seite 84f.).

Ursache Erkrankung des Immunsystems

Diese Erkrankung des Immunsystems hat ganz charakteristische Hautveränderungen, die so genannte Schmetterlingsflechte an den Wangen, zur Folge. Sie kann, muss aber nicht auftreten. Der Lupus erythematodes ist eine Autoimmunerkrankung und befällt bevorzugt junge Frauen. Die Krankheit kann plötzlich mit Fieber beginnen, das eine Grippe vortäuscht, oder auch nur schleichend mit Fieberepisoden und allgemeinem Krankheitsgefühl einhergehen. Gelenkschmerzen treten dabei nahezu immer auf und ähneln sehr denen des Gelenkrheumatismus. In der akuten Krankheitsphase kann es zum Haarausfall am ganzen Körper kommen. Manchmal können die Symptome auch durch Medikamente verursacht werden.

Entzündungen des Rippenfells, des Herzbeutels, der Nieren, der Leber oder auch des Gehirns können den Verlauf eines Lupus erythematodes verschlimmern. Die Diagnose wird durch die Untersuchung des Bluts auf bestimmte Antikörper gestellt.

Ursache Gelenkrheumatismus

Wichtig für die Diagnosestellung ist, dass die Gelenke an den Beinen oder Armen jeweils symmetrisch erkranken. Die Beschwerden beginnen schleichend mit allmählich stärker werdenden Schmerzen an den betroffenen Gelenken, begleitet von leichtem Fieber. Wenn die Gelenksteifigkeit am frühen Morgen nach dem Aufstehen länger als 30 Minuten anhält, dann verstärkt dies die Vermutung, dass es sich nicht um eine Arthrose (siehe Seite 121), sondern um eine chronische Polyarthritis handelt.

Ursache Granulomerkrankung (Sarkoidose)

Diese Erkrankung unbekannter Ursache tritt meistens bei Menschen zwischen dem 20. und 40. Lebensjahr auf und befällt vor allem die Lymphknoten im Brustkorb, aber auch in Lunge, Leber, Milz und anderen Organen.

Erste Hinweise können Fieber und Gelenkschmerzen sein. Bei Beteiligung der Leber ist das Fieber von Dauer, bei Lungenbeteiligung treten zusätzlich Husten und Luftnot auf. In schweren Fällen finden sich kleine Knötchen unter der Haut. Ansonsten ist das Krankheitsbild sehr vielfältig, zusätzlich können auch das Herz und das Gehirn betroffen sein. Auch Lähmungen der Gesichtsnerven sind dadurch möglich. Die Röntgenuntersuchung hilft, die Diagnose abzuklären. Manchmal ist auch eine Gewebeentnahme durch Punktion notwendig. Da die Erkrankung bei Herzbeteiligung tödlich verlaufen kann, sollte auf jeden Fall bei unklaren Symptomen ein Arzt aufgesucht werden.

Ursache Gicht

Ein Gichtanfall tritt ganz plötzlich auf, meistens mitten in der Nacht. Am häufigsten ist das Grundgelenk der großen Zehe betroffen. Der schmerzhafte Anfall kann mehrere Stunden andauern, so dass der Arzt gerufen werden sollte.

Diese Gelenkentzündung durch Ablagerung von Harnsäurekristallen befällt den Kranken ganz plötzlich und meistens mitten in der Nacht. Am häufigsten ist das Grundgelenk der großen Zehe betroffen. Die in der Regel sehr starken, pochenden Schmerzen gehen meistens auch mit Schüttelfrost und Fieber einher, so dass man unbedingt den Arzt holen muss.

Ursache Virusinfektionen

Bornholmsche Krankheit

Diese durch Viren verursachte Krankheit tritt am häufigsten bei Kindern auf. Plötzliche, starke Schmerzen in der Magengegend, Fieber, Kopf- und Halsschmerzen sowie Muskelschwellungen und -schmerzen sind die Symptome. Auffallend ist eine Berührungsempfindlichkeit an einigen Körperstellen, das bedeutet, den Kindern tut es weh, wenn man sie nur leicht anfasst.

Gelegentlich halten die Symptome wochenlang an. Auch eine Halsentzündung, Lungenentzündung oder auch Hirnhautentzündung kann auftreten. Auf jeden Fall muss der Arzt geholt werden, weil die Symptome auch auf eine andere Erkrankung hinweisen können, wie z.B. Grippe, akute Lungen- oder auch Blinddarmentzündung.

Aber normalerweise geht es den Kindern nach zwei bis vier Tagen wieder besser.

Kinderlähmung

Eine Kinderlähmung kann sehr unterschiedlich – von einer leichten Erkrankung bis hin zu einer Hirnhautentzündung und Lähmungen – verlaufen. In 80 bis 90 Prozent der Fälle verursachen die Polioviren nur geringes Fieber mit Halsschmerzen und Erbrechen; die Symptome klingen nach ein bis drei Tagen ab. Kommt es aber während der Akuterkrankung zur Lähmung von nur einem Bein bei einem Kind oder jungen Erwachsenen, so ist dies ein Hinweis auf eine Kinderlähmung.

Das Wichtigste zu Fieber mit Muskel- und Gelenkschmerzen

- Am häufigsten ist eine infektiöse Erkrankung, z.B. eine Mandelentzündung, der Auslöser von Gelenkschmerzen.
- Beim rheumatischen Fieber wandern die Schmerzen von Gelenk zu Gelenk.
- Bei der infektiösen Arthritis ist meistens nur ein Gelenk befallen.
- Langsam stärker werdende Gelenkschmerzen, z.B. in beiden Knien, lässt auf Gelenkrheumatismus (chronische Polyarthritis) schließen.
- Gichtanfälle treten hingegen nachts und bevorzugt an einem Zehengrundgelenk mit Schüttelfrost und Fieber auf.
- Symptome einer bakteriellen Knochenmark- und Knochenentzündung sind Schmerzen in den befallenen Knochen, lokale Schwellungen und Fieber.
- Gelenkschmerzen und Lymphknotenschwellungen bei jüngeren Männern deuten auf eine Granulomerkrankung hin.
- Eine Autoimmunkrankheit mit Flechte auf der Wange (Lupus erythematodes) kann Fieber und Gelenkschmerzen auslösen.
- Kinderlähmung geht mit geringem Fieber und eventueller Lähmung von nur einem Bein einher. Bei Lähmungen beider Beine gleichzeitig handelt es sich wahrscheinlich um eine Nervenentzündung.
- Das Mittelmeerfieber verursacht oft auch Nackenschmerzen.
- Zeichen einer jugendlichen rheumatoiden Arthritis sind Grippesymptome, Vergrößerung der Lymphknoten und Gelenkschmerzen.

Wenn Fieber mit Muskel- oder Gelenkschmerzen im Wechsel auftritt, handelt es sich oft nur um einen grippalen Effekt. Doch starke, lokalisierbare Schmerzen sind Anzeichen einer Erkrankung durch aggressive Erreger.

Siebentagefieber (Denguefieber)

Schwere Schmerzen in den Beinen und Gelenken, 40 °C Fieber, Schmerzen bei Augenbewegungen, schwere Erschöpfung sowie ein blassrosa, fleckiger Ausschlag im Gesicht und Vergrößerung der Lymphknoten in den Leisten können durch das Denguefieber ausgelöst sein (siehe Seite 182).

Fieber mit Lymphknotenschwellungen

Lymphknotenschwellungen bei fieberhaften Erkrankungen können vielfältige Ursachen haben. Oft verschwinden die Schwellungen dieser Drüsen nach Abklingen der Erkrankung wieder. Dennoch sollte man bei diesen Symptomen besser zum Arzt gehen.

Was kann die Ursache sein?

- Bakterielle Infektionen
- Krebserkrankungen
- Virusinfektionen
- Sonstiges

Ursache bakterielle Infektionen

Katzenkratzkrankheit

Wenn Lymphknoten bei fieberhaften Erkrankungen anschwellen, sollte man vorsichtshalber einen Arzt aufsuchen.

Einige Tage nach einem Kratzer durch eine Katze kann sich durch Erregerübertragung – es ist ein noch nicht identifiziertes Bakterium – an der verletzten Stelle eine kleine rundliche Hauterhebung bilden. In den nächsten zwei Wochen vergrößern sich die Lymphknoten, die in der Nähe der Verletzung liegen, z.B. in der Achsel nach einer Handverletzung. Anfangs sind die Lymphknoten fest und schmerzhaft, später werden sie weich, und der eitrige Inhalt bricht an die Hautoberfläche durch. Fieber und Kopfschmerzen sind Begleitreaktionen. Der Arzt kann durch entsprechende medikamentöse Behandlung den Verlauf verkürzen und Komplikationen verhindern.

Mittelmeerfieber

Diese durch Bakterien hervorgerufene Infektion verläuft sehr unterschiedlich. Grippeähnliche Symptome mit gelegentlichen Durchfällen sind noch kein eindeutiger Hinweis darauf, hohe Fieberanfälle bis zu 40 bis 41 °C, die am Morgen wieder fast normale Werte erreichen, jedoch schon. Das Fieber schwankt ein bis fünf Wochen, klingt danach bis zu 14 Tage wieder ab und steigt dann erneut an. In dieser Phase kommt es zu Verstopfung, Bauchschmerzen und Gewichtsverlust. Auch die Lymphknoten können sich vergrößern. Schmerzen in den Gelenken, im Kopf und Rücken beeinträchtigen den Kranken zusätzlich. Mittelmeerfieber kommt bei uns nur noch selten vor.

Listeriose

Die Listeriose wird durch Säugetiere, Vögel, Krustentiere und Spinnen übertragen. Es gibt verschiedene Verlaufsformen. Eine Infektion an den Augen breitet sich beginnend von der Augenbindehaut über den ganzen Körper aus. Die Lymphknoten in Hals und Nacken sind normalerweise angeschwollen. Wenn diese Form nicht durch den Arzt mit Penizillin behandelt wird, kann sich daraus eine Gehirnhautentzündung entwickeln.

Halstuberkulose

Die ersten Symptome einer Halstuberkulose sind meistens Husten, Heiserkeit und erhöhte Temperatur. Gelegentlich kommt es aber auch zuerst zur tastbaren Vergrößerung der Halslymphknoten. Da die Symptome jedoch meistens schwach ausgeprägt sind, kann man eine Halstuberkulose übersehen, vielfach heilt sie unerkannt aus. Bei geschwächter Immunabwehr kann sich eine Halstuberkulose über den gesamten Körper ausbreiten. Deshalb sollte man bei grippeähnlichen Beschwerden mit Vergrößerung der Halslymphknoten auch an eine Tuberkulose denken.

Eine Halstuberkulose wird leicht übersehen, da die Symptome einer Grippe sehr ähnlich sind. Vorsicht ist bei geschwächter Immunabwehr geboten.

Syphilis

Die Eintrittspforte der Syphiliserreger sind meistens die Geschlechtsteile, es können aber auch Gesicht oder Finger sein. An der Stelle der Ansteckung bildet sich ein kleines, nicht schmerzendes Knötchen, das kurze Zeit später wie ein Geschwür aufbricht. Die umgebenden Lymphknoten sind geschwollen, ohne zu schmerzen. Im Bereich der Eintrittspforte entwickelt sich sechs bis acht Wochen später ein rosafarbener Ausschlag, der sehr ansteckend ist. Syphilis wird hauptsächlich durch Geschlechtsverkehr übertragen und muss unbedingt vom Arzt behandelt werden, um eine Ausbreitung zu verhindern.

Wundrose

Über kleine Hautverletzungen können die bakteriellen Erreger eindringen und an dieser Stelle eine ausgedehnte Entzündung auslösen. Die Haut ist geschwollen, gerötet und heiß. Die Lymphknoten der Region sind tastbar vergrößert. Der Arzt muss dringend aufgesucht werden, um ein Ausbreiten der Erreger zu verhindern.

Ursache Krebserkrankungen

Hodgkin-Krankheit

Diese bösartige Erkrankung der Lymphknoten beginnt meistens im Halsbereich unterhalb des Kinns. Die vergrößerten Lymphknoten sind tastbar, und als weiteres Frühsymptom tritt Hautjucken auf. Spätestens jetzt muss der Arzt aufgesucht werden, um die Erkrankung rechtzeitig erkennen zu können (siehe Seite 167).
Durch geeignete Therapiemaßnahmen können heute viele Kranke geheilt werden.

Leukämie

Auch eine bösartige Lymphknotenerkrankung lässt sich bei Früherkennung heute gut behandeln. Bei tastbaren vergrößerten Lymphknoten und Hautjucken sollte man daher schnellstens zum Arzt gehen. Die Ursache muss möglichst bald herausgefunden werden.

Die Leukämie wird auch als Blutkrebs bezeichnet, da sie das Knochenmark befällt und deshalb die Produktion der Blutkörperchen unkontrolliert verläuft. Blässe, Blutungen, Fieber und Müdigkeit sind unklare Symptome, welche die Betroffenen meistens zum Arzt führen. Sie klagen oft über Nasenbluten oder über eine Neigung zu blauen Flecken.
Häufig kommt es auch zu Schwellungen der Lymphknoten am Hals, in der Leiste und in der Achsel.
Es gibt verschiedene Arten von Leukämien. Die genaue Diagnose kann nur der Arzt stellen. Den Ärzten liegen heute Behandlungsarten mit zum Teil sehr guten Resultaten vor. Deshalb sollte man bei den erwähnten Symptomen rechtzeitig den Arzt aufsuchen, denn Früherkennung ist hier äußerst wichtig.

Ursache Virusinfektionen

HIV-Infektion

Manchmal stellen sich bereits zwei bis vier Wochen nach der Infektion grippeähnliche Symptome wie Fieber, Hautausschlag, Gelenkschmerzen sowie ein Anschwellen der Lymphknoten ein. Diese Schwellung kann bestehen bleiben.
Erst nach ein bis drei Monaten lässt sich dann der Antikörper gegen das Virus im Blut nachweisen. Der Arzt muss unbedingt aufgesucht werden.

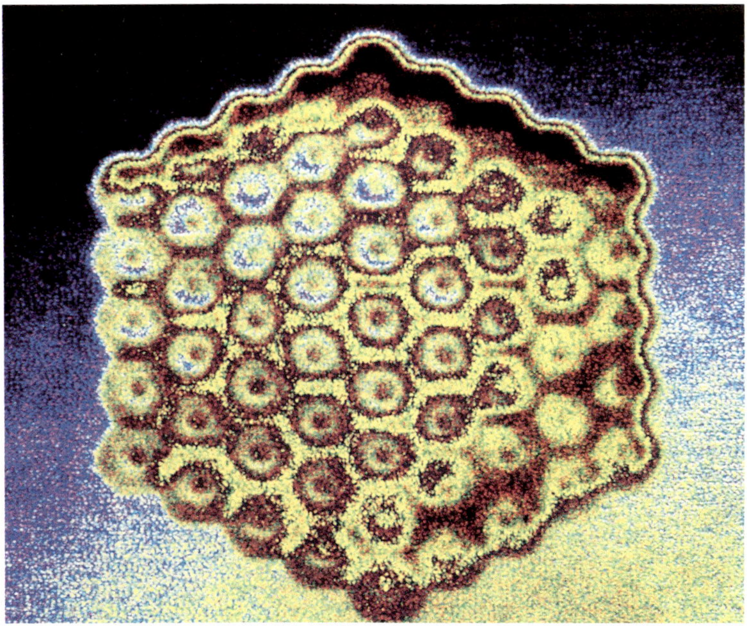

Viren sind ausgesprochen vielgestaltig. Diese Eiweißkörper haben keinen eigenen Stoffwechsel und sind daher auf einen Wirt (Bakterien, Pflanze, Tier, Mensch) angewiesen. Parasitär befallen sie also fremde Zellen und nutzen diese für ihre Vermehrung – so kommt es zum Krankheitsausbruch.

Pfeiffersches Drüsenfieber

Das Pfeiffersche Drüsenfieber kann sich beim Infizierten ganz unterschiedlich auswirken. Wenn die Lymphknoten am Körper anschwellen, dann liegt die so genannte systemische Form vor mit Symptomen einer Leukämie. Typisch ist hohes Fieber, das im Verlauf eines Tages um ein bis zwei °C schwankt (siehe Seite 161f.).

Merke

Bei Masern und auch Scharlach können neben den typischen Krankheitssymptomen und Hautausschlägen Schwellungen der Lymphknoten auftreten. Die sicherste Diagnose liefert jedoch bei beiden Erkrankungen die Art des Hautausschlags.

Geschwollene Lymphknoten sind manchmal auch das erste Anzeichen einer beginnenden Röteln-erkrankung.

Röteln

Geschwollene Lymphknoten sind manchmal sogar das erste Zeichen einer beginnenden Rötelnerkrankung. Wenn man mit den Fingern darauf drückt, dann schmerzen sie (siehe Seite 177).

Sonstige Ursachen

Hasenpest (Tularämie)

Achtung, Katzenbesitzer: Die Hasenpest kann auch durch infizierte Hauskatzen beim Beißen und Kratzen auf den Menschen übertragen werden.

Der Keim (Francisella tularensis) wird durch Hasen und andere Nager übertragen. Deshalb sind Jäger, Landwirte, Fleischer und Pelzverarbeiter die gefährdeten Personengruppen. Die häufigste Eintrittspforte sind die Hände. Zwei bis vier Tage nach der Infektion beginnt die Erkrankung mit plötzlichem Fieber zwischen 39,5 und 40 °C, Kopfschmerzen, Übelkeit und Erbrechen. Nach ein bis zwei Tagen bildet sich an der Infektionsstelle eine kleine runde Hauterhebung (Papel), die eitrig wird und aufbricht. Die Lymphknoten in der Achsel sind vergrößert und können eitern. Ab dem fünften Tag verläuft die Erkrankung wie Typhus mit Bauchschmerzen und Durchfällen oder auch wie eine Lungenentzündung mit Schmerzen im Brustbereich und Husten. Unbedingt einen Arzt konsultieren!

Toxoplasmose

Die Toxoplasmose wird durch Katzen übertragen. Es ist ein kleiner Parasit (Toxoplasma), der sich in der menschlichen Körperzelle vermehrt. Lymphknotenschwellungen im Nacken und unter den Achseln, Muskelschmerzen, leichtes Fieber und Unwohlsein sind Hinweise auf die leichtere, am häufigsten auftretende Form.

Die chronische Form ist schwer zu diagnostizieren, da die Symptome allgemeiner Art sind, wie z.B. Muskelschwäche, Kopfschmerzen, Gewichtsverlust und Durchfall. Die schlimmsten Infektionen erleiden Menschen mit einem geschwächten Immunsystem. Hohes Fieber, eine Entzündung der Gehirnhäute, der Lungen, der Leber und des Herzens zeigen die schwere Verlaufsform an. Deshalb sollte man Katzen von kranken oder geschwächten Personen fernhalten. Der Arzt stellt die Diagnose durch eine Blutuntersuchung. Vorsicht im ersten Schwangerschaftsdrittel. Die Kinder können schwere Gehirnstörungen erleiden.

Merke

Lymphknotenschwellungen mit Fieber sind ein zwingender Grund, den Arzt aufzusuchen. Nicht immer handelt es sich nämlich um eine harmlose Schwellung.

Das Wichtigste zu Fieber mit Lymphknotenschwellungen

- Grippeähnliche Beschwerden mit Schwellungen der Lymphknoten und Fieberschwankungen im Tagesverlauf sind Symptome eines Pfeifferschen Drüsenfiebers.
- Druckschmerzhafte Lymphknotenschwellungen sind oft erste Zeichen einer Rötelninfektion.
- Bei einer Wundrose ist die Haut geschwollen, gerötet und heiß, und die Lymphknoten der Region sind vergrößert.
- Leichtes Fieber, Schwellungen der Lymphknoten im Nacken und unter der Achsel nach Kontakt mit Katzen könnten Zeichen einer Toxoplasmose sein.
- Mit der Katzenkratzkrankheit infiziert man sich durch Katzenkratzer auf der Haut. Fieber und Kopfschmerzen werden gefolgt von Verhärtungen der umgebenden Lymphknoten, die später eitern. Der Erreger ist nicht bekannt.
- Hasen und andere Nager übertragen den Erreger der Hasenpest. Es kommt u. a. zu Lymphknotenschwellungen unter der Achsel und hohem Fieber.
- Bei grippeähnlichen Symptomen, Hautausschlag und Anschwellen der Lymphknoten zwei bis vier Wochen nach sexuellem Kontakt u.a. auch an HIV denken. HIV-Antikörper lassen sich allerdings erst nach ein bis drei Monaten im Blut der Infizierten nachweisen.

Fieber unklarer Ursache ist immer Anlass für eine erhöhte Aufmerksamkeit. Besonders Kinder sollte man genau auf weitere Symptome beobachten. Gehen Sie vorsichtshalber lieber zum Arzt.

Unklares Fieber

Unklares Fieber kann z.B. bei einem Hitzschlag auftreten (siehe Seite 178). Es gibt aber auch noch eine ganze Reihe anderer Möglichkeiten, die eine Erklärung für unklares Fieber liefern können.

Was kann die Ursache sein?

- Arzneimittelallergie
- Autoimmunerkrankungen
- Blutkrankheiten
- Herz-, Lungen- und Gefäßerkrankungen
- Stoffwechselerkrankungen

Ursache Arzneimittelallergie

Typisch für eine Arzneimittelallergie ist ein Anstieg der Körpertemperatur nach der Einnahme. Wird das Medikament abgesetzt, geht die erhöhte Temperatur nach zwei Tagen wieder zurück.

Die Allergie auf ein Medikament ist von einer Arzneimittelnebenwirkung zu unterscheiden. Typisch für eine Arzneimittelallergie ist ein Anstieg der Temperatur unter Einnahme von Arzneimitteln wie Allopurinol (Gichtmittel), Penizillin, Sulfonamiden (Antibiotika), Isoniazid (zur Behandlung der Tuberkulose), Schlafmittel, Chinin (zur Malariatherapie), Phenylbutazon (nicht steroidales Antirheumamittel), Zytostatika (Mittel zur Krebsbehandlung). Zwei Tage nach Absetzen der Arzneimittel geht die erhöhte Temperatur wieder zurück.

Ursache Autoimmunerkrankungen

Erkrankung der Schläfenarterie

Die Krankheit kann ganz plötzlich mit grippeähnlichen Symptomen beginnen, wie Unwohlsein, leichtem Fieber, Schwindel und Gewichtsverlust. Die Kopfschmerzen sind pochend, meist an der Schläfenregion lokalisiert, die Schläfenarterie sichtbar gerötet und geschwollen. Verschwommenes Sehen ist ein weiterer Hinweis. Ein Schlaganfall, ein Verschluss eines Herzkranzgefäßes sowie Durchblutungsstörungen in den Armen und Beinen können Komplikationen sein, die aber selten sind. Man muss sofort den Arzt rufen, um ein Erblinden zu vermeiden.

Schmetterlingsflechte (Lupus erythematodes)

Diese Erkrankung kann wie eine akute Infektion plötzlich mit Fieber beginnen. Fast immer stehen jedoch die Gelenkschmerzen sowie der schmetterlingsförmige Hautausschlag im Gesicht im Vordergrund (siehe Seite 105).

Muskel-Haut-Entzündung (Dermatomyositis)

Auch hier spielt das Immunsystem verrückt. Bei der Dermatomyositis ist eine Immunreaktion der Auslöser, die sich in diesem Fall gegen Muskel- und Bindegewebe richtet. Bei Kindern beginnt die Erkrankung plötzlich wie ein grippaler Infekt mit Fieber, Muskelschmerzen, Muskelschwäche, vor allem in den Oberarmen und Oberschenkeln,

Gelenkschmerzen und plötzlichem schuppigem oder leicht erhabenem Hautausschlag. Ist auch die Kehlkopfmuskulatur betroffen, dann fällt das Sprechen schwer.

Arterienentzündung (Periarteriitis nodosa)

Bei dieser Erkrankung handelt es sich um eine Entzündung der Muskelarterien mit nachfolgendem Sauerstoffmangel im Muskelgewebe. Als Auslöser werden sowohl Arzneimittel, Viren, aber auch eine Störung des Immunsystems vermutet. Die Diagnose ist sehr schwierig, da das Erkrankungsbild vielgestaltig sein kann. Eine Arterienentzündung muss dann in Erwägung gezogen werden, wenn sich für das Fieber, das mit Bauchschmerzen, Nierenschäden, Bluthochdruck, Gelenk- und Muskelschmerzen sowie Muskelschwäche verbunden ist, keine Erklärung findet. Oft treten auch kleine, rötlich-violette Knötchen als Hautausschlag auf. Der Verdacht erhärtet sich, wenn es zusätzlich zu Sensibilitätsstörungen auf der Haut und abgeschwächten Muskeldehnungsreflexen kommt. Dann sollte man zum Arzt gehen, denn die exakte Diagnose kann nur durch Entnahme einer Gewebeprobe gestellt werden.

Die Dermatomyositis kann auch als Begleitreaktion bei bösartigen Erkrankungen auftreten. Deshalb sollte man unbedingt zum Arzt, damit er entsprechende Untersuchungen durchführen kann.

Merke

Wer den ganzen Tag bei großer Hitze im Freien verbracht hat und nachts hohes Fieber bekommt mit geröteter, trockener Haut, hat einen Hitzschlag. Sofort den Arzt holen!

Ursache Blutkrankheiten

Vitamin-B12-Mangel

Typisches Zeichen eines Vitamin-B12-Mangels ist Zungenbrennen und in seltenen Fällen auch unklares Fieber. Die Temperatur normalisiert sich sofort durch die Einnahme von Vitamin B12.

Verminderung der weißen Blutkörperchen (Agranulozytose)

Bei schwerem Vitamin-B12-Mangel oder auch Folsäuremangel kann es zu einer deutlich verminderten Zahl weißer Blutzellen kommen. Manchmal wird dies durch Medikamentennebenwirkungen verur-

sacht, z.B. von Sulfonamiden, Penizillin, Chloramphenikol-Antibiotika, Mitteln zur Behandlung von Krampfleiden oder von Zytostatika (Medikamenten zur Krebsbehandlung).
Ein Mangel an weißen Blutkörperchen löst unmittelbar keine körperlichen Symptome aus. Vielmehr sind es die Folgeerscheinungen wie z.B. eine erhöhte Infektanfälligkeit. Tritt eine Agranulozytose akut auf, sind Fieber, schmerzhafte Geschwüre in der Mundschleimhaut und in der Analgegend sowie eine Lungenentzündung deutliche Hinweise auf diese Erkrankung.

Ursache Herz-, Lungen- und Gefäßerkrankungen

Bei plötzlichen, sehr starken und aus völliger Gesundheit heraus einsetzenden Kopfschmerzen schnellstens den Notarzt rufen. Es kann sich um eine Hirnblutung handeln.

Herzinfarkt

Ein Herzinfarkt verläuft in einigen Fällen ohne die typischen Symptome (siehe Seite 55ff.). Diese Patienten berichten, dass sie eine Art grippalen Infekt hatten, von dem sie sich nur schwer erholten. Atemnot, auch Halsschmerzen können längere Zeit vorhanden sein, ebenso ein leichtes Fieber. Halsschmerzen reagieren nicht auf das Lutschen von Halstabletten. In diesem Fall sollte man sofort den Arzt aufsuchen, damit er eine EKG-Untersuchung (Elektrokardiogramm) durchführen kann. Dadurch hat er die Möglichkeit, zusätzlich zu einer Blutuntersuchung, einen abgelaufenen Infarkt zu erkennen.

Hirnblutung

Eine Einblutung ins Gehirn ist an den Symptomen zu erkennen. Aus vollem Wohlbefinden heraus, oft nach einer unauffälligen Anstrengung wie Stuhlgang oder Heben einer Last, treten plötzlich extrem starke Kopfschmerzen auf. Meistens kommt es auch zum Erbrechen, zur Bewusstseinstrübung oder gar zu einer kurzen Ohnmacht. Die häufigsten Ursachen sind angeborene Gefäßmissbildungen (Angiome im Gehirn), die oft ein Leben lang ohne Symptome bleiben. Eine weitere Gefäßmissbildung sind angeborene Gefäßausbuchtungen (Aneurysmen). Innerhalb von 24 Stunden kann es zu Nackensteifigkeit sowie zu Temperaturanstieg kommen.

Das Wichtigste zu unklarem Fieber

- Manchmal macht sich ein Herzinfarkt lediglich wie eine leichte Grippe bemerkbar mit Atemnot und leichter Temperaturerhöhung.
- Sehr selten kommt es nach kleinen Lungenembolien zu einem Lungeninfarkt. Verdächtig sind leichtes Fieber, Bluthusten und Schmerzen beim Atmen.
- Bei einer Hirnblutung kann es einen Tag später zu Fieber kommen.
- Ein Mangel an Vitamin B12 oder Folsäure kann zu einem Abfall der weißen Blutkörperchen (Agranulozytose) führen. Mögliche Folgen: schmerzhafte Geschwüre in der Mundschleimhaut, Fieber sowie eine erhöhte Anfälligkeit gegenüber Infektionen.
- Bei einem Gichtanfall kommt es gelegentlich zu Schüttelfrost und Fieber.
- Bei unklarem Fieber unter der Einnahme von Arzneimitteln immer an eine allergische Reaktion denken!
- Sämtliche Erkrankungen des Immunsystems können mit Fieber auftreten, ohne dass Erreger vorhanden sind.

Typisch für eine Lungenembolie sind Schmerzen, die beim Einatmen schlimmer werden, und ein schneller, kaum tastbarer Puls. Es ist unbedingt ein Arzt zu rufen. Bei sehr starker Luftnot, bläulicher Haut und bläulich verfärbten Lippen muss sofort ein Notarzt verständigt werden.

Lungeninfarkt

Eine Lungenembolie kann zum Absterben von Lungengewebe führen, das von dem verschlossenen Gefäß normalerweise durchblutet wird. Auslöser sind meistens Blutgerinnsel in den tiefen Beinvenen oder Beckenvenen.

Das Blut, das kohlendioxidreich und arm an Sauerstoff ist, kann im betroffenen Lungenbereich nicht mehr ausgetauscht werden. Menschen mit einer Lungenembolie leiden deshalb unter Luftnot. Da die Blutversorgung der Lungen selbst nicht nur über den Sauerstoffaustausch, sondern auch über einen anderen Blutkreislauf erfolgt (Bronchialarterien), kommt es nach einer Lungenembolie selten zu einem Lungeninfarkt. Am häufigsten tritt er bei einer vor der Lungenembolie bestehenden Lungenerkrankung auf. Verdacht besteht bei Fieber, Bluthusten und Schmerzen beim Atmen.

Ursache Stoffwechselerkrankungen

Bei einem Gichtanfall (siehe Seite 112) kann es zu ausgedehnten Reaktionen des Körpers in Form von Schüttelfrost, Fieber und schnellem Puls kommen, ohne dass eine Infektion vorliegt.

Gelbsucht

Bei einer Gelbsucht sind nicht nur die Haut, sondern auch die Schleimhäute und der weiße Teil der Augen gelb verfärbt.

Was kann die Ursache sein?

- Blockierung des Gallenabflusses
- Lebererkrankungen
- Vermehrter Zerfall der roten Blutzellen

Ursache Blockierung des Gallenabflusses

Entzündung der Gallenwege durch Gallensteine

Eine Gelbfärbung der Haut mit kolikartigen, starken Schmerzen im Oberbauch unterhalb des Rippenbogens, begleitet von Fieber, Schüttelfrost und Erbrechen, deutet auf eine Entzündung der Gallenwege hin. Ursache ist hier häufig ein Verschluss durch Gallensteine.

Was ist Gelbsucht?

Von Gelbsucht spricht man, wenn sich nicht nur die Schleimhäute und der weiße Teil des Auges gelb verfärben, sondern auch die Haut. Verantwortlich dafür ist das Bilirubin, welches in der Leber beim Abbau des Blutfarbstoffs aus verbrauchten roten Blutzellen entsteht.

Bilirubin wird zusammen mit den Gallensäuren über die Gallengänge in den Darm ausgeschieden. Ein vermehrter Abbau oder eine Hemmung der Ausscheidung führt zu einem Rückstau von Bilirubin in das Blut.

Medikamente

Medikamente können als Nebenwirkung sowohl eine Blockierung des Gallenabflusses hervorrufen als auch eine Zerstörung von Leberzellen. Oftmals kommt es zu beiden Reaktionen, so dass eine klare Trennung nach Art der Schädigung nicht möglich ist.
Störungen des Gallenabflusses sind durch die Einnahme folgender Medikamente festgestellt worden:

- Allopurinol (Gichtmittel)
- Aminosalizylsäure (gegen Tbc)
- Erythromycin (Antibiotikum)
- Phenylbutazon (Rheumamedikament)
- Valproinsäure (Mittel bei Epilepsie)
- Sulfonamide (Mittel gegen Bakterien)
- Trizyklische Antidepressiva (Medikamente gegen Depressionen)

Tumor im oberen Bauchraum

Wucherungen in den Gallengängen, der Gallenblase oder auch im vorderen Teil der Bauchspeicheldrüse, dort wo sich der Gallengang hindurchschlängelt, können den Gallenabfluss behindern und dadurch eine Gelbsucht hervorrufen.

Die Zunahme von Fernreisen hat auch zu einem vermehrten Auftreten der akuten Hepatitis geführt. In der Regel kommt es erst Wochen oder Monate nach der Infektion zu deutlich spürbaren Symptomen.

Ursache Lebererkrankungen

Akute Hepatitis

Diese Art der Lebererkrankung tritt nach wie vor recht häufig auf, in letzter Zeit vermehrt durch die Zunahme von Reisen in ferne Länder, in denen Hepatitisviren noch stark verbreitet sind. Üblicherweise kommt es je nach Virustyp erst mehrere Wochen bis Monate nach Erregerkontakt zu den ersten, spürbaren Erkrankungszeichen, obwohl sich das Virus schon einige Zeit im Körper befindet.
Die Symptome ähneln einer leichten Grippe, wobei eine extreme Müdigkeit auffällt. Die Viren führen indirekt zu einer Zerstörung von Leberzellen und zu einem Rückstau von Bilirubin (Abbauprodukt aus dem roten Blutfarbstoff), sichtbar an der Gelbfärbung der Haut. Gleichzeitig kommt es zu einer Entfärbung des Stuhls (blass grau-

Gegen Hepatitis vom Typ A und B gibt es Schutzimpfungen. Informieren Sie sich bei Ihrem Arzt über mögliche Vorsichtsmaßnahmen.

braun) sowie zu einer Dunkelfärbung des Urins (braun wie Bier). Die Kranken leiden unter Appetitlosigkeit und ekeln sich vor Fleisch. Bei diesen Symptomen muss man zum Arzt gehen. Die Chance, eine Virushepatitis auszuheilen, steigt, wenn man ein akutes Stadium mit deutlichen Krankheitszeichen durchmacht. Dann reagiert die Immunabwehr damit, die Viren zumindest aus dem Blut zu entfernen. Sie verbleiben aber trotz Ausheilung in den Leberzellen und werden dort von einer gesunden Immunabwehr in Schach gehalten. In sehr seltenen Fällen kommt es auch zu schweren Krankheitsverläufen mit Todesfolge.

Merke

Eine akute Hepatitis ist ansteckend. Am häufigsten kommen die Hepatitis A und B vor. Deswegen sollte man sich beim Arzt über die zu beachtenden Vorsichtsmaßnahmen informieren. Die Hepatitis A wird vor allem über Lebensmittel übertragen, die Hepatitis B über Blutkontakt, Bluttransfusionen und Geschlechtsverkehr. Gegen beide Hepatitisformen kann man sich impfen lassen.

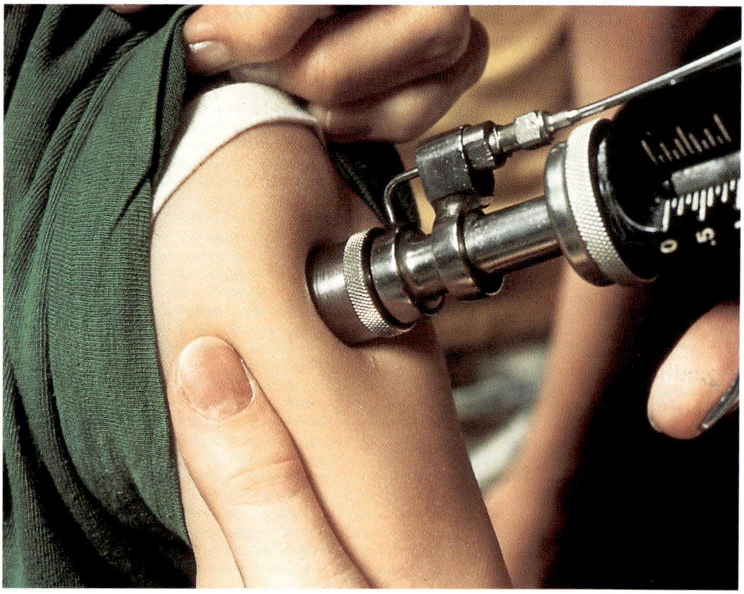

Gegen Hepatitis B kann man sich vorbeugend impfen lassen. Dabei werden abgeschwächte Erreger eingespritzt, die den Körper gegen die Krankheit immunisieren sollen.

Chronische Hepatitis

In einigen Fällen von Hepatitis fehlen die typischen Zeichen, so dass kein Verdacht geschöpft wird. Der Übergang in die chronische Entzündung wird dadurch auch nicht bemerkt. In der Regel wird eine chronische Hepatitis dann per Zufall anlässlich einer Blutuntersuchung entdeckt. Erst im Nachhinein stellt sich heraus, dass der Betroffene in den letzten Jahren unter Phasen mit extremer Müdigkeit gelitten hat.

Die Hepatitis A heilt aus; die B-Form wird in fünf bis zehn Prozent der Fälle und der Typ C in etwa 50 Prozent der Fälle chronisch. Ursache für das Chronischwerden ist vermutlich das Immunsystem, das wegen vorhandener Schwachstellen keine ausreichenden Abwehrreaktionen aufbauen kann. Je aggressiver das Virus ist, umso mehr ist die Immunabwehr gefordert. Heute werden Therapieversuche mit immunstimulierenden Mitteln (z.B. Interferon) unternommen, um die Erkrankung ausheilen zu können. Das Risiko der chronischen Erkrankung liegt in einer sich langsam entwickelnden Leberzirrhose.

Eine Leberzirrhose – auch Schrumpfleber genannt – verursacht im Anfangsstadium keine Beschwerden.

Hepatitis als Folge anderer Erkrankungen

Verschiedene Bakterien und Viren können bei manchen Menschen das Immunsystem so strapazieren, dass die Erkrankung auch auf die Leber übergreift. Zu diesen Erkrankungen zählen u. a. das Pfeiffersche Drüsenfieber, Geschlechtserkrankungen (Tripper, Syphilis), Kinderlähmung, Gelbfieber, Tuberkulose und Malaria. Selbst das normalerweise ungefährliche Herpes-simplex-Virus kann sich in einem geschwächten Körper stark vermehren und schließlich auch die Leber befallen.

Leberzirrhose

Die Leberzirrhose ist das Spätstadium von Erkrankungen der unterschiedlichsten Art, z.B. chronischer Alkoholmissbrauch und Virushepatitis. Es kommt zu einer Verhärtung und Verkleinerung des Organs, so dass die Leberzellen und das Gefäßsystem eingeengt werden, wodurch ein Druckschaden entsteht. Eine Leberzirrhose verursacht anfangs keine Beschwerden. Die Gelbsucht ist eines von mehreren körperlichen Zeichen, die den Übergang in ein kritisches Stadium anzeigen. Eine ärztliche Behandlung ist hier unumgänglich.

Medikamente

Im Anschluss an eine Narkose mit dem Gas Halothan kann es in seltenen Fällen zu einer Schädigung von Leberzellen mit einer Gelbfärbung der Haut kommen.
Auch Zytostatika, die zur Behandlung von Krebserkrankungen eingesetzt werden, können Leberzellen zerstören. Des Weiteren sind noch zu nennen: Hormonpräparate, Medikamente zur Behandlung von Epilepsie sowie Tuberkulose, Beruhigungsmittel, blutdrucksenkende Mittel (Alpha-Methyldopa), Mittel zur Hemmung einer Schilddrüsenüberfunktion, Antibiotika (Sulfonamide). Selbst unter Aspirin oder anderen Schmerzmitteln wie Parazetamol ist schon eine Gelbsucht aufgetreten. Deshalb sollte bei der Einnahme von bestimmten Medikamenten immer daran gedacht werden, dass eventuelle Verursacher darunter sein können.

Gifte

Alkohol ist Gift für die Leber, wenn er regelmäßig und in großen Mengen konsumiert wird. Die Folge kann dann eine Leberzirrhose sein.

Das am meisten konsumierte Leberzellgift ist nach wie vor Alkohol, wenn er regelmäßig und in großen Mengen getrunken wird. Das bekannteste Gift aus der Natur, das die Leberzellen zerstört, ist das Gift des Knollenblätterpilzes. Bei Unfällen in chemischen Fabriken bzw. langjähriger Arbeit mit Lösungsmitteln ist es schon zu Vergiftungen mit hohen Mengen an Tetrachlorkohlenstoff gekommen, die einen Leberzellzerfall zur Folge haben.

Lebertumor/Lebermetastasen

Bösartige Geschwülste in der Leber können Teile des Gefäßsystems einschließlich der Gallengangskanäle abdrücken und so die Leber in ihrer Funktion beeinträchtigen sowie Leberzellen zerstören.

Stauungsleber

Liegt eine deutliche Einschränkung der Herzfunktion vor, so kann das Blut nicht mehr mit der nötigen Kraft aus dem Körperkreislauf über das Herz in den Lungenkreislauf zur Sauerstoffaufnahme gepumpt werden. Der Blutstrom staut zurück und verursacht in den Organen einen Druckschaden, der wie bei der Leberzirrhose zu einer Leberschädigung führt. Daraus wurde die Bezeichnung »Stauungsleber« abgeleitet.

Seltene, angeborene Lebererkrankungen

Das Gilbert-Syndrom, von dem immerhin drei bis fünf Prozent der Bevölkerung betroffen sind, ist eine ererbte Störung der Bilirubinaufnahme aus dem Blut in die Leber. Vor allem unter Stress kann der Bilirubingehalt im Blut ansteigen. Die Abgrenzung dieser gutartigen Erkrankung zur chronischen Hepatitis ist aufgrund von Blutuntersuchungen möglich.

Ursache vermehrter Zerfall der roten Blutzellen

Begleiterscheinung bei Erkrankungen

Bei sehr schweren Erkrankungen wie Malaria kann es zum vermehrten Zerfall der roten Blutzellen kommen. Der rote Blutfarbstoff wird im Übermaß freigesetzt und zu Bilirubin abgebaut. Der Bilirubingehalt im Blut steigt an und lässt die Haut gelb aussehen. Dieses Symptom ist auch bei der Blutvergiftung zu beobachten.

Eine leichte Gelbfärbung der Haut kann auch von der Einnahme bestimmter Medikamente herrühren, die als Nebenwirkung einen Zerfall der roten Blutzellen auslösen.

Medikamente oder Giftstoffe

Die meisten Medikamente können über noch nicht geklärte Mechanismen einen Zerfall von roten Blutzellen herbeiführen (giftige Reaktion). Es kommt zwar nicht zu einer Leberschädigung, aber oft zu einer leichten Gelbfärbung der Haut. Das blutdrucksenkende Mittel Alpha-Methyldopa kann in Einzelfällen einen Zerfall der roten Blutzellen auslösen. Auch Sulfonamidantibiotika oder das in Schmerzmitteln enthaltene Phenazetin können derartige Reaktionen hervorrufen. Herbizide wie z.B. Chlorat können bei nicht sachgemäßer Anwendung zu einem Blutzellzerfall mit Gelbsucht führen.

Reaktionen des Immunsystems

Wird versehentlich, was allerdings extrem selten der Fall ist, bei einer Blutübertragung Blut einer falschen Blutgruppe verabreicht, so kommt es zu einer Immunreaktion gegen das fremde Blut mit einer nachfolgenden Zerstörung der roten Blutzellen. Das Bilirubin steigt an und verfärbt die Haut gelb.

Auch allergische Reaktionen auf bestimmte Arzneimittel führen zu einer Produktion von Antikörpern. Diese bilden zusammen mit dem Arzneimittel einen so genannten Immunkomplex, der sich wiederum an die roten Blutzellen anheftet und diese zerstört. Die roten Blutzellen werden als »unschuldige Zuschauer« zum Opfer.

Dafür infrage kommende Medikamente sind:

- Chinin (Malariamittel)
- Chinidin (Mittel gegen Herzrhythmusstörungen)
- Rifampicin (gegen Tbc)
- Methotrexat (Mittel zur Krebsbehandlung)

Massiver Blutzellabbau (ausgedehnte Blutergüsse)

Bei schweren Unfällen können ausgedehnte Blutergüsse entstehen, die zu einem massiven Zerfall von roten Blutzellen führen. Der ansteigende Bilirubinspiegel im Blut gibt der Haut die Gelbfärbung.

Bei jeder Gelbfärbung der Haut sollte man zum Arzt gehen. Dies gilt auch bei einer ererbten organischen Störung, da eine zusätzliche andere Ursache ausgeschlossen werden muss.

Das Wichtigste zu Gelbsucht

- Gelbsucht kann mit und ohne zusätzliche Symptome auftreten.
- Gelbsucht kann durch eine Lebererkrankung, deren Ursache Viren, Bakterien oder Medikamente sein können, ausgelöst werden.
- Trotz gesunder Leber kann es zu einer Gelbsucht kommen. Eine Blockierung des Abflusses der Galle ist einer der möglichen Gründe. Auslöser können Steine oder Tumore sein.
- Ein Zerfall der roten Blutzellen, z.B. bei schweren Erkrankungen, führt zu einer Gelbfärbung der Haut.
- Ausgedehnte Blutergüsse ziehen beim Abbau von blauen Flecken eine Gelbfärbung nach sich.
- Angeborene Störungen in der Aufnahme oder Verstoffwechselung von Bilirubin können die Ursache immer wiederkehrender Bilirubinerhöhungen sein.
- In unklaren Fällen muss bei einer Gelbfärbung der Haut immer an eine unerwünschte Wirkung eines Arzneimittels gedacht werden.

Gewichtsverlust

Was kann die Ursache sein?

- Einseitige Ernährung
- Gestörte Nährstoffaufnahme
- Gestörte Nährstoffverwertung
- Krebserkrankungen mit Appetitlosigkeit
- Psychische Erkrankungen
- Vermehrter Nährstoffverbrauch

Ursache einseitige Ernährung

Extrem einseitige Ernährungsweisen können zu Gewichtsverlust führen, wie z.B. eine Ernährung ausschließlich mit rohem Gemüse. Da wertvolles Eiweiß vor allem in Hülsenfrüchten steckt, die aber wegen giftiger, hitzeempfindlicher Lektine nicht roh gegessen werden dürfen, fehlt dem Körper vor allem dieser Nährstoff. Der Organismus greift dann auf eigene Reserven zurück. Solche Speicher sind z.B. auch die Muskeln.

Wer sich sehr einseitig ernährt, muss mit Gewichtsverlust rechnen. Das geht auf Kosten der Muskeln, weniger auf die der Fettpolster.

Ursache gestörte Nährstoffaufnahme

Störungen der Eiweiß- und Fettverdauung haben ihre Ursache oft in einer Leber- oder Bauchspeicheldrüsenerkrankung. Sie werden ausgelöst durch eine mangelhafte Bildung von Gallensäuren oder einem Enzymmangel. Fette und Eiweiße werden unverdaut über den Darm ausgeschieden. Bei einer Entfernung des Magens oder von Teilen des Dünndarms ist die Aufnahmefläche für die Nahrung verkleinert, wodurch weniger Nährstoffe aus der Nahrung aufgenommen werden können. Entzündungen des Dickdarms und/oder Dünndarms sind u.a. mit Durchfällen verbunden. Die Kontaktzeit des Nahrungsbreis zur Dünndarmschleimhaut ist verkürzt, so dass nicht alle Nährstoffe aufgenommen werden können. Dieses Problem tritt auch bei jeder anderen Durchfallerkrankung auf.

Ursache gestörte Nährstoffverwertung

Störungen im Stoffwechsel- oder Hormonhaushalt ziehen oft eine Einschränkung der Nährstoffverwertung nach sich. Wenn ein Kind oder Jugendlicher eine Zuckererkrankung entwickelt, dann fällt zuerst der mit großem Durst einhergehende Gewichtsverlust auf (Typ-I-Diabetes), während der Altersdiabetiker meist übergewichtig ist. Ist der Gewichtsverlust bei dem »juvenilen« Diabetiker hingegen mit einer auffälligen Braunfärbung der Haut gekoppelt, und fällt eine braune Pigmenteinlagerung in der Mundschleimhaut auf, so liegt vermutlich eine mangelhafte Hormonproduktion der Nebennierenrinde vor (Morbus Addison). Eine seltene Erkrankung der Hirnanhangsdrüse kann ebenfalls zur Gewichtsabnahme führen.

Ursache Krebserkrankungen mit Appetitlosigkeit

Grundsätzlich kann nicht nur ein bösartiger Magentumor, sondern auch jede andere Krebserkrankung mit Gewichtsverlust einhergehen. Insbesondere fallen Lymphome frühzeitig durch einen unerklärbaren Gewichtsverlust auf. Einerseits ist dies durch die Erkrankung selbst verursacht, andererseits kommt es vielfach zu Appetitlosigkeit.

Bulimie ist eine psychische Erkrankung, die zu einer gefährlichen Vitaminunterversorgung und Appetitlosigkeit führt.

Ursache psychische Erkrankungen

Wer sich lange Zeit zwingt, wenig zu essen, oder das Gegessene bewusst wieder erbricht (Anorexie und Bulimie), erleidet mit der Zeit eine Appetitlosigkeit, deren Ursache auch in der Vitaminunterversorgung durch die Bulimie zu suchen ist. Bulimie ist eine übertriebene Fresssucht mit anschließend willentlich herbeigeführtem Erbrechen. Bei Appetitlosigkeit muss man gelegentlich auch an eine krankhafte Verengung im Magen-Darm-Trakt denken, die den Nahrungsbrei nur schlecht passieren lässt. Darauf weist ein ständiges Sättigkeitsgefühl hin, obwohl man gar nichts gegessen hat.

Ursache vermehrter Nährstoffverbrauch

Gewichtsverlust, Nervosität, Unruhe, ein leichtes Händezittern sowie Schlafstörungen sind Hinweise auf eine Überfunktion der Schilddrüse mit erhöhtem Nährstoffbedarf.
Bandwürmer entziehen dem Nahrungsbrei wichtige Nährstoffe für das eigene Wachstum, so dass die Betroffenen ständig Hunger haben und trotz reichlichem Essen an Gewicht verlieren.

Merke

Jede nicht erklärbare Gewichtsabnahme von mehr als fünf Prozent des Ausgangsgewichts in kurzer Zeit sollte nachdenklich machen und Anlass für einen Arztbesuch sein.

Ein vermehrter Nährstoffverbrauch ist Zeichen einer Überfunktion der Schilddrüse oder eines Bandwurmbefalls. Der Betroffene hat ständig Hunger und nimmt gleichzeitig ab.

Das Wichtigste zu Gewichtsverlust

- Eiweiß- und kohlenhydratarme Ernährungsformen führen zu einer Gewichtsabnahme.
- Erkrankungen der Bauchspeicheldrüse mit eingeschränkter Enzymproduktion verschlechtern die Fett- und Eiweißverdauung, Erkrankungen der Leber mit mangelhafter Bildung der Gallensäuren die Fettverdauung. Gewichtsabnahme ist die Folge.
- Bösartige Erkrankungen gehen oft mit Gewichtsverlust und Appetitlosigkeit einher. Auch bei unbehandelten depressiven oder schizophrenen Patienten fällt das zum Teil stark reduzierte Essverhalten auf.
- Junge Mädchen mit Bulimie verlieren immer mehr Gewicht. Die Vitaminunterversorgung durch ständiges mutwilliges Erbrechen nach Nahrungsaufnahme löst einen Appetitmangel aus.
- Der jugendliche (Typ I) Diabetes macht sich zuerst durch Durst und Gewichtsverlust bemerkbar.
- Eine Erkrankung der Hirnanhangsdrüse kann zur Gewichtsabnahme mit Verlust der Achsel- und Schambehaarung führen.
- Ein vermehrter Nährstoffbedarf tritt bei einer Überfunktion der Schilddrüse oder auch bei einem Bandwurmbefall auf.

Müdigkeit

Erst in den letzten Jahren wurde die Ursache eines Beschwerdebilds herausgefunden, das lange Zeit unter psychische Labilität oder allgemeine Abwehrschwäche eingeordnet wurde. Es ist das chronische Erschöpfungs-syndrom.

Müdigkeit ist bei vielen Erkrankungen ein Begleitsymptom, das darauf hinweist, dass das Immunsystem sowie der Stoffwechsel strapaziert werden. Der Körper signalisiert uns damit, dass er mehr Ruhe braucht, um mit einer Belastung fertig zu werden.

Die häufigsten Ursachen von Müdigkeit sind in unseren Breitengraden großer Stress, Schlafdefizit und mangelhafte Ernährung mit Vitaminen, Mineralstoffen und Spurenelementen. Biostoffe werden gerade bei Stress vermehrt verbraucht, aber nicht ausreichend über das Essen zugeführt. Die körperliche Belastbarkeit sinkt aber, wenn der Organismus nicht die Stoffe erhält, die er benötigt, um mit den täglichen Anforderungen fertig zu werden.

Wer jedoch trotz ausreichender Ruhephasen permanent unter Müdigkeit leidet, sollte zum Arzt gehen und die Ursache feststellen lassen. Manchmal liegt eine Störung der Immunabwehr vor, z. B. ein chronisches Erschöpfungssyndrom.

Auffallend sind eine extreme Müdigkeit, die länger als sechs Monate anhält, Kopfschmerzen, Muskelschmerzen, Gelenkschmerzen ohne Rötung oder Schwellung, Konzentrationsstörungen, gelegentlich auch leichte Temperaturerhöhung und Schlafstörungen. Als Auslöser vermutet man eine erhöhte Schadstoffbelastung in der Luft sowie in der Ernährung. Aufgrund eines ererbten Immundefekts können diese Menschen Schadstoffe nicht ausreichend entgiften. Das Immunsystem ist überfordert, und der Körper reagiert mit Erschöpfung. Die Beschwerden lassen im Urlaub nach.

Durch genaue Untersuchungen (T- und B-Zellen der weißen Blutkörperchen, Antikörper gegen das Epstein-Barr-Virus, Vitamin- und Spurenelementespiegel, Schadstoffkonzentrationen im Blut) lässt sich die Diagnose erhärten (siehe auch Seite 214 f.).

Was kann die Ursache sein?

Blutkrankheiten

- Anämie, Leukämie
- Hodgkin-Krankheit
- Knochenmarkkrebs
- Verminderung weißer Blutzellen

Herz-Kreislauf-Erkrankungen	• Bluthochdruck • Niedriger Blutdruck • Herzschwäche • Verkalkung des Gehirns
Infektiöse Erkrankungen	• Bakterielle sowie Virusinfektionen • Eiterherde • Tuberkulose
Lebererkrankungen	• Hepatitis • Chronische Lebererkrankung
Lungenkrankheiten	• Lungenblähung
Magen-Darm-Erkrankungen	• Blutendes Magengeschwür • Dickdarmentzündung • Dünndarmentzündung
Nervenerkrankungen	• Kinderlähmung • Nervenentzündung • Hirnhautentzündung • Rückenmarksschädigung • Neuromuskuläre Erkrankungen
Nierenerkrankungen	• Chronische Nierenbeckenentzündung • Chronische Nierenschwäche • Nierenentzündung
Pseudoallergien	• Lebensmittelallergie, meistens auf tierisches Eiweiß, Sojabohnen, Erdbeeren, Nüsse, Kakao, Weizen, Zwiebeln
Psychische Erkrankungen	• Depressionen • Schizophrenie
Rheumatische Erkrankungen	• Gelenkrheumatismus • Dermatomyositis (Autoimmunkrankheit)
Störungen im Hormonhaushalt	• Schilddrüsenüberfunktion • Schilddrüsenunterfunktion • Überfunktion der Nebenschilddrüsen • Störungen der Nieren

Stress, Überarbeitung und Schlafdefizit bei gleichzeitiger vitaminarmer Ernährung sind die häufigsten Ursachen für Müdigkeit.

Ein im Frühjahr durch Sonne und Temperatur gesteigerter Stoffwechsel verbraucht mehr Vitamine. Wer zu wenig Obst und Gemüse isst, braucht sich über die Frühjahrsmüdigkeit nicht zu wundern.

Stoffwechselerkrankung	• Zuckerkrankheit
Überdosierung von Medikamenten	• Beruhigungsmittel • Schlafmittel • Blutdrucksenker • Schmerzmittel
Vitaminmangel / Mineralstoffmangel	• Vitamin-B12-Mangel • Mangel an den Vitaminen der B-Gruppe: B1, B2, B3, B5, B6 und Folsäure • Vitamin-C-Mangel • Eisenmangel • Kupfermangel • Kaliummangel • Kalziummangel

Nachtschweiß

Was kann die Ursache sein?

- Fieber
- Infektionserkrankungen
- Krebserkrankungen
- Sonstiges

Nachtschweiß tritt meistens in den frühen Morgenstunden auf und ist oft ein Anzeichen von Fieber oder auch Stress. Dauert dieser Zustand länger als zwei Wochen an, weist dies auf eine Erkrankung hin.

Ursache Fieber

Bei jeder fieberhaften Erkrankung ist Nachtschweiß ein Zeichen für den Rückgang der Temperatur in den frühen Morgenstunden. Das Fieber ist Zeichen einer Abwehrreaktion des Immunsystems auf in den Organismus eingedrungene Keime oder toxische Stoffe.

Merke

Nachtschweiß tritt in der Regel in den frühen Morgenstunden auf. Er ist eine oft einige Tage lang auftretende unspezifische Reaktion unterschiedlichen Ursprungs, z.B. Nervosität, ein leichter Infekt oder Erschöpfung. Meistens verschwindet dieser Nachtschweiß nach ein paar Tagen. Länger als 14 Tage anhaltender Nachtschweiß kann auf eine Erkrankung hinweisen. Dann sollte man zum Arzt gehen und nach der Ursache forschen lassen.

Ursache Infektionserkrankungen

Lungenentzündung

Schüttelfrost, Brustschmerzen, bellender Husten, Atembeschwerden, Fieber und Nachtschweiß können Anzeichen für eine beginnende Lungenentzündung sein. Der anfangs trockene Husten verursacht später einen eitrig-blutigen Auswurf.
Da eine Lungenentzündung abrupt mit Brustschmerzen auftritt, lässt sich auch ein Herzinfarkt vermuten.

Tuberkulose

Die Infektion mit Tuberkelbakterien tritt vor allem in Südostasien, Afrika sowie Süd- und Zentralamerika auf. Erste Anzeichen sind erhöhte Temperatur, Nachtschweiß, Atemnot, Unwohlsein und Gewichtsverlust. Später wird meist auch Blut abgehustet.

Ursache Krebserkrankungen

Chronische myeloische Leukämie

Erste Anzeichen dieser bösartigen Überproduktion weißer Blutzellen sind Fieber und Nachtschweiß, Appetitlosigkeit, Müdigkeit, Völlegefühl im Bauch und Gewichtsverlust. Eine erhöhte Neigung zu blauen Flecken, wie sie auch bei anderen Erkrankungen mit Störung der Blutgerinnung auftritt, ist erst in einem späteren Stadium zu beobachten.

Infektionskrankheiten, aber auch einige Krebserkrankungen sind häufig mit Fieber und Nachtschweiß verbunden.

Hodgkin-Krankheit

Fieber, Nachtschweiß sowie Gewichtsverlust lenken den Verdacht auf diese bösartige Erkrankung des Lymphsystems, vor allem, wenn gleichzeitig Hautjucken am ganzen Körper auftritt. In diesem Fall sollte man sich unbedingt vom Arzt untersuchen lassen.

Primäres Leberzellkarzinom

Am häufigsten entwickelt sich ein Leberzellkarzinom aus einer bereits bestehenden Leberzirrhose (Leberverhärtung). Unerklärliches Fieber mit Nachtschweiß weist zunächst auf eine Infektion hin. Kommt es aber gleichzeitig zu Bauchschmerzen und deutlichem Gewichtsverlust, muss der behandelnde Arzt darüber informiert werden, denn es könnte sich um ein Leberzellkarzinom handeln.

Nierenkarzinom

Verspürt man Flankenschmerzen und Fieber mit Nachtschweiß, dann sollte man den Arzt aufsuchen, auch wenn im Urin noch kein Blut sichtbar ist. Diese Symptome sind möglicherweise ein Hinweis auf ein Nierenkarzinom. Blut kann in so geringen Mengen ausgeschieden werden, dass es nur mit Teststreifen nachweisbar ist.

Sonstige Ursachen

Wechseljahrebeschwerden

Hitzewallungen und Nachtschweiß sind typische Begleiterscheinungen der Wechseljahre. Die Frau sollte trotzdem abklären lassen, ob nicht auch andere Ursachen dafür infrage kommen.

Erste Wechseljahrebeschwerden können bereits zwischen dem 40. und dem 45. Lebensjahr auftreten. Die betroffenen Frauen klagen über Hitzewallungen, Frösteln, Nachtschweiß, Schlafstörungen, Reizbarkeit, depressive Verstimmungen und Gewichtszunahme. Eine Frau, die in den Wechseljahren unter Nachtschweiß leidet, sollte trotzdem einen Arzt aufsuchen, um zu klären, dass keine andere Ursache, z.B. ein Tumor, dafür verantwortlich ist.

Chronisches Erschöpfungssyndrom (CFS)

Findet der Arzt trotz intensiver Untersuchungen keine Ursache für schon seit mehr als sechs Monaten andauernde extreme Müdigkeit, dann besteht wahrscheinlich ein chronisches Erschöpfungssyndrom. Häufig geht es mit leichter Temperaturerhöhung sowie Nachtschweiß einher, eventuell auch mit Schwellungen der Lymphknoten und rascher Erschöpfung bei körperlicher Anstrengung.

Umweltschadstoffe, die durch eine ererbte Störung im Immunsystem nicht ausreichend aus dem Körper geleitet werden können, werden als Auslöser vermutet.

Sehr oft finden sich bei diesen Patienten Mängel an wichtigen Biostoffen wie Folsäure, Vitamin B3 und anderen B-Vitaminen, Zink, Selen, Magnesium sowie den Aminosäuren Methionin und Zystein.

Weitere Informationen sind bei folgender Adresse erhältlich:

- MedPlus. Institut für angewandte Immunologie und Umweltmedizin GmbH, Dr. med. Arnold Hilgers, Rethelstraße 98, 40237 Düsseldorf, Tel. 0211/626051

Das Wichtigste zu Nachtschweiß

- Wenn bei einem fieberhaften Infekt die Temperatur in den frühen Morgenstunden absinkt, dann ist das eine Folge von erhöhter Schweißabsonderung.
- Frauen in den Wechseljahren leiden nicht nur unter Hitzewallungen, sondern besonders oft auch unter Nachtschweiß.
- Bestimmte Krebserkrankungen machen sich zuerst durch Nachtschweiß, eventuell auch Gewichtsverlust, bemerkbar.
- Das in letzter Zeit immer häufiger zu beobachtende chronische Erschöpfungssyndrom ist gekennzeichnet durch einen über sechs Monate andauernden Erschöpfungszustand, der oft auch von leichter Temperaturerhöhung, Nachtschweiß und Lymphknotenschwellungen begleitet ist.

Chronische Schlaflosigkeit ist heute ein weit verbreitetes Übel. Ein Drittel aller Deutschen leidet unter Einschlafstörungen oder plagt sich mit anderen Schlafproblemen.

Schlaflosigkeit

Symptome

Rund 15 Prozent der Bevölkerung in Deutschland klagen über chronische Schlafstörungen. Weitere 15 Prozent schlafen gelegentlich schlecht. So werden fast 30 Prozent der deutschen Bevölkerung von Schlafproblemen geplagt. Die einen haben Einschlafstörungen, die anderen können nicht durchschlafen, wiederum andere wachen morgens zu zeitig auf und können nicht wieder einschlafen. Bei manchen Menschen treten viele Formen von Schlafstörungen kombiniert auf.

Wer gerne Kaffee oder schwarzen Tee trinkt und unter Schlafstörungen leidet, sollte einmal darauf achten, um welche Uhrzeit er die letzte Tasse trinkt.

Was kann die Ursache sein?

- Genussmittel- und Medikamentenmissbrauch
- Erkrankungen
- Psychische Ursachen
- Spätes Abendessen

Ursache Genussmittel- und Medikamentenmissbrauch

Koffein hat auch eine verspätete aufputschende Wirkung. Wer also den nachmittäglichen Kaffee oder Tee als Ursache seiner Schlafstörungen verdächtigt, sollte einmal drei Tage lang nachmittags weder Kaffee noch Tee trinken. In den meisten Fällen bessert sich die Schlafstörung. Bei älteren Personen können diese Getränke hingegen einen paradoxen Effekt auslösen, das bedeutet, sie schlafen danach besonders gut. Der Genuss von ein wenig Alkohol fördert das Einschlafen, ein Zuviel davon kann hingegen das Durchschlafen stören. Arzneimittel, die den Blutdruck erhöhen, können zu Schlafstörungen führen, wie dies auch unter Appetitzüglern oder bei Abhängigkeit

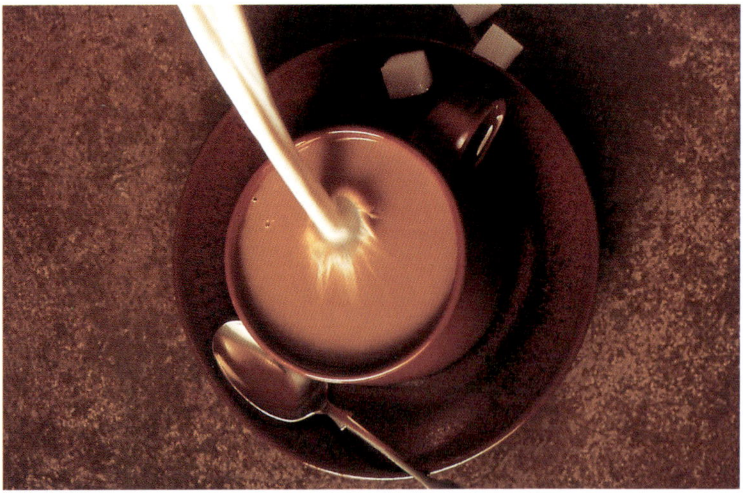

Die anregende Wirkung von Koffin ist bei jedem Menschen verschieden stark ausgeprägt. Die einen belebt Kaffee, andere werden nervös und können nicht mehr schlafen – wieder andere macht er sogar ausgesprochen müde.

von Arzneimitteln der Fall ist. Besonders leicht führen Beruhigungsmittel (z.B. Valium) in die Abhängigkeit, so dass ohne diese Medikamente kein ruhiger Schlaf mehr möglich ist. Von einer Arzneimittelsucht wegzukommen ist sehr schwierig. Deshalb sollte der Griff zur Tablette immer sehr sorgfältig überlegt werden. Schlaftabletten heilen nicht, sondern dämpfen nur körperliche Symptome, deren Ursache nicht behoben wird.

Merke

Wer gerne viel raucht, hat eine herabgesetzte Sauerstoffsättigung im Blut. Sauerstoffnot kann auch zu Schlafstörungen führen. Hier hilft nur eines: das Rauchen aufhören.

Vorsicht vor einer Arzneimittelsucht! Schlaftabletten dämpfen nur körperliche Symptome, ohne deren Ursachen zu beheben.

Ursache Erkrankungen

Blutzuckerabfall bei Zuckerkrankheit

Ein nächtlicher Abfall der Zuckerkonzentration in den Körperzellen kann uns aufwecken. Man hat Hunger. Das Trinken von leicht gesüßtem Tee hilft meistens, um wieder einschlafen zu können. Da in diesem Fall bereits ein latenter Diabetes mellitus (Zuckerkrankheit) vorliegen kann, sollte man sich unbedingt baldmöglichst von einem Arzt untersuchen lassen.

Gehirnverkalkung

Eine Gefäßverkalkung im Gehirn kann zu Sauerstoffmangel führen, der Schlafstörungen auslöst. Diese Form der Schlafstörung ist einer medizinischen Therapie nur schwer zugänglich. Am besten hilft hier eine Umstellung des Lebensstils, allem voran der Ernährung. Sie sollte vegetarisch und sehr fettarm sein. Moderates Bewegungstraining und Entspannungsübungen runden das Programm ab. Bei konsequenter Durchführung dieser Maßnahmen können nach einigen Wochen bis Monaten die Schlafstörungen deutlich nachlassen.

Herzerkrankung

Bluthochdruck lässt uns nicht zur Ruhe kommen. Normalerweise sinkt der Blutdruck nachts auf einen Tiefpunkt, damit wir schlafen können. Bei Patienten mit Bluthochdruck fehlt dieses natürliche Absinken. Ihr Schlaf ist sehr oberflächlich, so dass sie häufig nachts aufwachen. Auch Herzerkrankungen wie Angina pectoris oder eine schwere Herzschwäche stören die Schlaftiefe, da sich ein krankes Herz nicht mehr dem natürlichen Rhythmus von Anspannung und Entspannung anpasst.

Kopfverletzungen

Kopfverletzungen durch Unfälle können zu lang anhaltenden Schlafstörungen führen. In den meisten Fällen dauert es viele Wochen und Monate, bis sich die Beschwerden bessern. Manchmal bleibt die Schlaflosigkeit auch als Zeichen einer so genannten Defektheilung zurück.

Magenerkrankung

Bei Schlafstörungen sollte man sich darüber im Klaren sein, dass sich seelische Probleme grundsätzlich nicht durch die Einnahme von Schlafmitteln lösen lassen. Entspannungstechniken oder das Lösen der Probleme helfen hier viel weiter.

Magenschmerzen, die einen nachts um ein oder zwei Uhr wecken, sind verdächtig auf ein Zwölffingerdarmgeschwür. Tagsüber werden die Schmerzen durch Essen gelindert, treten dann aber zwei bis drei Stunden danach wieder auf. Magenschmerzen sollten auf jeden Fall vom Arzt abgeklärt und behandelt werden.

Schilddrüsenüberfunktion

Menschen mit einer Schilddrüsenüberfunktion laufen ständig auf Hochtouren. Sie können deshalb schlecht schlafen, weil der Körper nur schwer zur Ruhe kommt. Hier muss das Grundleiden behandelt werden.

Psychische Ursachen

Wer tagsüber von Stress geplagt wird, berufliche oder private Sorgen hat, leidet meist sowohl unter Einschlaf- als auch Durchschlafstörungen. Der künstliche, durch Schlafmittel erzwungene Schlaf hat nicht die gleiche Entspannungstiefe wie der natürliche. Da man Probleme nicht wegdiskutieren kann, wohl aber mehr Gelassenheit und Ruhe gerade in kritischen Situationen lebensnotwendig sind, empfiehlt es sich, Entspannungstechniken zu erlernen, z.B. autogenes Training oder Yoga. Entspannend kann auch der tägliche abendliche Spaziergang oder ein warmes Vollbad wirken.

Depressive Verstimmungen

Unverarbeitete Probleme könen krank machen. Die ersten Hinweise einer depressiven Verstimmung sind Lustlosigkeit, Gereiztheit, Müdigkeit und Schlafstörungen. Der Schlaf ist sehr unruhig und oberflächlich. Die Probleme verfolgen uns bis in unsere Traumwelt. In diesem Fall sollte man unbedingt psychotherapeutische Hilfe bei der Problembewältigung suchen.

Ursache spätes Abendessen

Was bei den Italienern Gewohnheit ist und durch eine andere Ernährungsweise ohne Probleme vertragen wird, gilt für viele bei uns in Deutschland nicht: das späte Abendessen. Vor allem Fleisch und Fisch (Eiweiß!) liegen schwer im Magen und rauben den nächtlichen Schlaf. Hier empfiehlt sich grundsätzlich, die Ernährung der italienischen Küche anzupassen: eiweißhaltige Lebensmittel am Mittag, Kohlenhydrate wie Kartoffeln, Nudeln oder Reisgerichte am Abend. Auf kleine Portionen achten und gut kauen!

Wer schlecht schläft, sollte abends weder Fisch, Fleisch noch Käse essen, sondern kohlenhydrathaltige Kost bevorzugen. Dazu gehören Nudeln, Reis und Kartoffeln.

Bei folgenden Beschwerden dringend zum Arzt

- Wenn berufliche und private Probleme Schlafstörungen auslösen, dann kann eine psychotherapeutische Beratung Hilfe bringen.
- Bei einer Schilddrüsenüberfunktion, Herz- und Magenerkrankung ist eine konsequente ärztliche, regelmäßig durchzuführende Kontrolle notwendig.
- Nächtliche Hungeranfälle sollte man vom Arzt auf einen möglicherweise vorliegenden Diabetes hin untersuchen lassen.
- Bei Verdacht auf Gefäßverkalkungen sollte man unbedingt zum Arzt gehen und einen allgemeinen Gesundheitscheck vornehmen lassen.

Das Wichtigste zu Schlaflosigkeit

- Unbewältigte Probleme sowie Stress rauben uns den Schlaf.
- Der Konsum von zu viel Kaffee, Tee und Nikotin sowie Alkohol verursacht vielfach Schlafstörungen.
- Eine Schilddrüsenüberfunktion setzt unseren Körper unter Dauerstress und ist häufig mit Schlafstörungen verbunden.
- Magen- und Herzerkrankungen können nicht nur Schmerzen, sondern auch Schlafstörungen hervorrufen.
- Auch noch Monate nach einer Kopfverletzung kann Schlaflosigkeit als Spätfolge vorhanden sein.
- Bei älteren Menschen sind oft Verkalkungen im Gehirn mit Sauerstoffmangel die Ursache von Durchschlafstörungen.

Schwindel

Wenn das Gleichgewicht gestört ist, befällt uns Schwindel. Manchmal ist nur eine falsche Brille die Ursache, oft sind aber ernsthafte Erkrankungen wie Kreislauf- oder Durchblutungsstörungen dafür verantwortlich.

Als Schwindel wird ein Gefühl des gestörten Gleichgewichts bezeichnet. Dabei hat man das Empfinden, dass sich die Umgebung dreht oder dass der Boden schwankt.

Was kann die Ursache sein?

- Erkrankungen
- Medikamente
- Sonstiges

Ursache Erkrankungen

Augenerkrankungen

Ein akuter Glaukomanfall (grüner Star) mit Sehverschlechterung, Augen- und Kopfschmerzen wird manchmal auch von Schwindel begleitet.
Außerdem können Lähmungen der Augenmuskeln die Ursache des Schwindels sein. Manchmal ist es aber auch nur eine falsche Brille.

Durchblutungsstörungen

Ist die Durchblutung in bestimmten Gehirnregionen durch Verkalkungen oder durch kleine Gefäßverschlüsse gestört, dann tritt Schwindel durch Sauerstoffmangel auf.
Sind für das Gleichgewicht zuständige Bereiche des Gehirns schlecht durchblutet, so kann es zu einem Dauerschwindel kommen. Auslöser sind dann oft ein Gefäßverschluss, eine Blutung oder auch ein Ödem (Wasseransammlung im Gewebe).

Entzündungen

Das Zostervirus und somit auch eine Gürtelrose kann alle Nervenstränge im Körper befallen. Auch das im Ohr sitzende Gleichgewichtsorgan kann davon betroffen sein. Diese Erkrankung ist sehr schmerzhaft. Neben einem Drehschwindel treten auch Hörstörungen und Erbrechen auf. Der Arzt kann bei der Untersuchung Bläschen im Gehörgang sehen. Es dauert mehrere Wochen, bis die Beschwerden zurückgehen.
Neben dem Zostervirus können natürlich auch andere Viren das Gleichgewichtsorgan befallen. Typisch ist ein schlagartig einsetzender Schwindel mit Fallneigung, Übelkeit und Erbrechen bei erhaltener Hörfunktion. Nach wenigen Tagen tritt eine rasche Besserung ein, allerdings bleibt noch über Wochen hinweg der Schwindel bestehen, der besonders durch rasche Körper- bzw. Kopfbewegungen provoziert wird.
Eine bakterielle Entzündung der Bogengänge in den Ohren ist schmerzhaft und mit Fieber und Schwindel verbunden. Der Arzt muss unbedingt aufgesucht werden.

Entzündungen des Gehirns und der Gehirnhaut oder auch des Innenohrs werden oft von einem Dauerschwindel begleitet. Ebenso können Epilepsie und auch die selten gewordene Geschlechtskrankheit Syphilis im fortgeschrittenen Stadium Schwindel hervorrufen.

Herz-Kreislauf-Erkrankungen

Sowohl zu hoher als auch zu niedriger Blutdruck können Ursache von Schwindel sein. Bei zu niedrigem Blutdruck ist ein so genannter Lageschwindel typisch. Störungen der Herzfunktion durch Herzklappenfehler, Herzschwäche oder Herzrhythmusstörungen können über einen Blutdruckabfall Schwindel auslösen. Dieses schwere Krankheitsbild muss vom Arzt behandelt werden. Plötzlich auftretender Schwindel, Luftnot, Vernichtungsschmerz und kalter Schweiß sind verdächtig auf einen Herzinfarkt.

Ménière-Krankheit

Diese Erkrankung des Innenohrs mit unbekannter Ursache tritt auf durch heftige Schwindelattacken mit Übelkeit und Erbrechen sowie ein- oder beidseitigen Ohrgeräuschen und einer Hörschwäche.

Multiple Sklerose

Kommt es bei der multiplen Sklerose zu Krankheitsherden im Hirnstamm, dann treten auch Dreh-, Schwank- oder Lageschwindel auf.

Stoffwechselerkrankung

Eine Entgleisung des Zuckerstoffwechsels durch zu tiefen Abfall des Zuckerwerts im Blut kann zu Schwankschwindel führen. Blasse Haut und Schweißausbrüche erhärten den Verdacht. Ein kleines Stück Traubenzucker schafft hier in der Regel sofort Abhilfe.

Tumor

Schwindel kann eine Nebenwirkung von bestimmten Medikamenten sein. Aber auch zu viel Alkohol oder eine Seefahrt können dazu führen, dass einem schwindlig wird.

Das Akustikusneurinom am achten Hirnnerv ist ein Tumor, der hauptsächlich zwischen dem 40. und 50. Lebensjahr auftritt. Der Tumor wächst sehr langsam, drückt aber mit zunehmender Größe auf das Kleinhirn und den Hirnstamm. Frühe Symptome sind einseitige Hörminderung und Ohrgeräusche ohne Schwindel. Zu Schwindel kommt es nur durch rasche Körperbewegungen.

Verkalkungen der Halswirbelsäule

Kleine, dornartige Fortsätze an den Wirbelkörpern im Halsbereich können bei bestimmten Kopfbewegungen auf ein Nervengeflecht drücken und Drehschwindel auslösen. Er hält meist nur einige Sekunden an. Die Ursache sollte durch einen Arzt abgeklärt werden. Nach mehrstündigem Autofahren können aus einer verkrampften Kopfhaltung heraus Kopfschmerzen, Schwindel und Ohrensausen auftreten. Deshalb öfter Entspannungsübungen machen.

Ursache Medikamente

Schlafmittel, Antibiotika (Streptomyzin) und Antimalariamittel (Chinin) können Schwindel als unerwünschte Nebenwirkung haben.

Sonstige Ursachen

Höhenschwindel/Seekrankheit

Angst kann bei einem Blick in die Tiefe ein kurzes Schwindelgefühl auslösen. Unregelmäßiger Lagewechsel, wie er auf See durch den Wellengang hervorgerufen wird, kann Schwindel mit Übelkeit und Erbrechen verursachen.

Merke

Ein Mangel wie auch eine Überproduktion der roten Blutzellen können Schwindel auslösen. Ersteres führt dazu, dass zu wenig Sauerstofftransportkapazität vorhanden ist, Letzteres lässt das Blut nur noch schlecht fließen. In beiden Fällen kommt es aufgrund des Sauerstoffmangels zu Schwindel.

Bei Schwindel, dessen Ursache nicht bekannt ist, sowie bei plötzlichem Auftreten von Schwindel mit Hörstörungen und Ohrgeräuschen ist ein Arzt aufzusuchen.

Vergiftungen

Alkoholkonsum in zu hohen Mengen wirkt toxisch (giftig) auf das Gehirn. Schwindel ist neben Übelkeit und Erbrechen ein deutlicher Hinweis dafür, dass das letzte Glas zu viel war.
In letzter Zeit treten wieder vermehrt Kohlenmonoxidvergiftungen auf. Wird Kohlenmonoxid z.B. bei Verbrennen von Heizmaterial eingeatmet, blockiert es den Sauerstofftransport der roten Blutkörperchen. Neben Kopfschmerzen, Schwäche und Übelkeit tritt auch Schwindel auf; es kann bei einer Kohlenmonoxidvergiftung zum Kreislaufkollaps kommen. Bei derartigen Vergiftungserscheinungen sollte sofort ein Arzt gerufen werden.

Verletzungen

Sind bei schweren Kopfverletzungen das Kleinhirn und der Hirnstamm betroffen, so besteht noch mehrere Monate danach ein Schwankschwindel. Er wird durch psychische und körperliche Belastung sowie durch Lageveränderungen verstärkt.

Zahnprobleme

Wegen der Nähe des Kiefergelenks zum Innenohr können Zahnentzündungen, Verrenkungen des Kiefergelenks oder schlecht sitzende Prothesen Schwindel, Hörstörungen oder Ohrgeräusche auslösen.

Das Wichtigste zu Schwindel

- Schwindel ist eine unangenehme Störung des Gleichgewichtsempfindens, die unterschiedlich ausgeprägt sein kann.
- Schwindel kann als Dreh-, Schwank- oder Lageschwindel anfallsweise auftreten oder dauerhaft vorhanden sein.
- Am häufigsten ist Schwindel ein Hinweis auf eine Kreislaufstörung.
- Entzündungen oder Durchblutungsstörungen im Ohrbereich können Schwindel auslösen.
- Einige Medikamente lösen Schwindel als unerwünschte Nebenwirkung aus.
- Verletzungen im Kopfbereich können häufig mit Schwindel einhergehen.
- Tumore im Ohrbereich sind eher selten die Ursache von Schwindel.
- Auch Weisheitszähne, Kiefergelenkentzündungen oder schlecht sitzende Prothesen können Schwindel auslösen.

Zittern

Was kann die Ursache sein?

- Alterserscheinung
- Erkrankungen
- Magnesiummangel
- Vergiftungen

Wenn mit zunehmendem Alter die Hände anfangen zu zittern, so ist das in aller Regel kein Krankheitszeichen, sondern Folge eines normalen Alterungsprozesses.

Ursache Alterserscheinung

Mit zunehmendem Alter kann bei Verkalkung der Gefäße im Gehirn oder auch durch Degeneration von Gehirnzellen sowie einem schwächer werdenden Herzen ein Händezittern auftreten, ohne dass es die Parkinson-Krankheit ist. Ein solches Zittern (Tremor) hat nichts mit einer Krankheit zu tun, solange die Untersuchungsbefunde altersentsprechend sind.

Ursache Erkrankungen

Abfall des Blutzuckerspiegels

Blasse Haut, kalter Schweiß und Händezittern können Zeichen von einem zu niedrigen Blutzuckerspiegel sein. Wenn man sofort ein Stück Zucker isst, verschwinden die Symptome sehr schnell. Zuckerkranke kennen dieses Phänomen und wissen darauf richtig zu reagieren. Ansonsten sollte man vom Arzt klären lassen, ob eventuell eine Zuckerkrankheit vorliegt.

Parkinson-Krankheit

Die Parkinson-Krankheit ist die häufigste Erkrankung, die einen Tremor auslöst. Ursache sind meist degenerative Zerstörungen von Gehirnsubstanz, gelegentlich auch zusätzlich Nebenwirkungen von Medikamenten wie Phenothiazinen oder Rauwolfiaalkaloiden. Bei Boxern sind es die harten Schläge auf den Kopf, die im Alter häufig zur Parkinson-Krankheit führen. Auch entzündliche Erkrankungen des Gehirns können diese Krankheit als Spätfolge auslösen.

Ein so genannter Flattertremor an Händen und Füßen ist Symptom einer Gehirnstörung aufgrund einer bereits fortgeschrittenen Lebererkrankung.

Schilddrüsenüberfunktion

Unruhe, Nervosität, Schlafstörungen und hoher Kalorienbedarf sowie Zittern der Hände sollten den Verdacht auf eine Schilddrüsenerkrankung lenken, die vom Arzt abgeklärt werden muss.

Angeborenes Zittern

Es gibt eine vererbbare Form des Zitterns. Es tritt dann in sehr unterschiedlichem Alter auf und nimmt im Lauf der Zeit an Intensität zu. Bei dieser Erkrankung müssen andere Formen, z.B. eine Schilddrüsenüberfunktion oder eine Alkoholabhängigkeit, durch die Untersuchung ausgeschlossen werden.

Lebererkrankung

Im fortgeschrittenen Stadium einer Lebererkrankung kommt es zu Störungen der Gehirntätigkeit, die einen Tremor der Hände und Füße auslösen. Das Symptom wird auch Flattertremor genannt.

Ursache Magnesiummangel

Neben nächtlichen Wadenkrämpfen, einem prämenstruellen Syndrom (Rückenschmerzen und Ödeme kurz vor der Menstruationsblutung) und eventuell einem Engegefühl in der Brust kann auch ein Zittern der Hände auf einen Magnesiummangel aufmerksam machen. In diesem Fall sollte man den Magnesiumspiegel im Blut untersuchen lassen und versuchen, die Ursache herauszufinden.

Ursache Vergiftungen

Alkohol

Wer gerne regelmäßig viel Alkohol trinkt, sollte spätestens ein morgendliches Händezittern zum Anlass nehmen, seinen Arzt aufzusuchen, weil der Verdacht einer Abhängigkeit besteht.

Alkoholabhängige Personen leiden besonders frühmorgens unter einem Zittern ihrer Hände. Nach erneutem Konsum einer bestimmten Menge Alkohol werden die Hände wieder ruhig.

Arzneimittel

Die Antidepressiva Imipramin und Phenothiazin lösen als unerwünschte Arzneimittelwirkung einen Tremor der Hände aus. Wer diese Medikamente einnimmt und unter Zittern leidet, sollte dies seinem Arzt mitteilen.

Bei folgenden Beschwerden dringend zum Arzt

- Wenn bei Zittern der Verdacht besteht, dass dies auf eine Schilddrüsenüberfunktion, einen zu niedrigen Blutzuckerspiegel oder einen Mineralstoffmangel zurückzuführen ist.
- Wer bei sich selbst z.B. durch Händezittern merkt, dass er auf dem besten Weg ist, in eine Alkoholabhängigkeit abzugleiten, sollte dringend einen Arzt seines Vertrauens aufsuchen.
- Wer beruflich mit Quecksilber zu tun hat, sei es durch Gebrauch von Pestiziden oder in der Quecksilber verarbeitenden Industrie, sollte auf Zeichen einer möglichen chronischen Quecksilberschädigung achten und in jedem Fall rechtzeitig den Arzt aufsuchen.

Kaffee und Nikotin

Der Konsum von zu viel Kaffee und starkes Zigarettenrauchen können ein Zittern der Hände auslösen. Auch sonst wirkt man nervös und unruhig. Beides steigert die Ausschüttung von Stresshormonen, was den Blutdruck ansteigen lässt. Sie sollten einfach weniger Kaffee trinken und weniger rauchen.

Schwermetalle

Chronische Belastungen mit Quecksilber, z.B. durch Einatmen von verschüttetem Quecksilber bei Arbeiten in Quecksilber verarbeitenden Firmen, lösen eine gesteigerte Erregbarkeit, eine Entzündung des Zahnfleischs und ein Zittern der Hände aus. Man sollte seine Quecksilberblutwerte bestimmen lassen.

Angst, Aufregung, Erschöpfung und auch Kälte sind natürliche Auslöser für Zittern – sie haben keinen Krankheitswert.

Das Wichtigste zu Zittern

- Wer gerne regelmäßig und viel Alkohol trinkt, sollte spätestens beim morgendlichen Händezittern den Arzt aufsuchen, weil der Verdacht auf eine Alkoholabhängigkeit besteht.
- Zu starker Kaffee kann zu einem Händezittern führen.
- Gelegentlich tritt der Tremor durch Einnahme von Arzneimitteln, z.B. durch Antidepressiva, auf.
- Chronische Quecksilberbelastung kann neben einer Entzündung des Zahnfleischs auch Händezittern verursachen.
- Frühzeitige, degenerative Zerstörung von Gehirnsubstanz löst die Parkinson-Krankheit aus. Auch der natürliche Alterungsprozess kann bei einigen Menschen ein Zittern hervorrufen, ohne dass es sich um die Parkinson-Krankheit handelt.
- Tumore im Gehirn sind eher selten die Ursache von Zittern.
- Eine Unterzuckerung oder Mineralstoffmangel verursachen ein Zittern der Hände.
- Eine fortgeschrittene Lebererkrankung geht mit einem groben Zittern einher.
- Es gibt Menschen mit einem angeborenen Zittern.
- Angst, Aufregung, Erschöpfung und Kälte sind natürliche Ursachen für Zittern und nicht etwa eine Krankheit.

Psychosomatische Störungen

»Der Schmerz, der keinen Ausweg in Tränen findet, bringt andere Organe zum Weinen.« *Mandsley*

Fast 350 Jahre lang prägte der Mathematiker und Philosoph René Descartes die Entwicklung in der Medizin, indem er behauptete, dass Körper und Geist getrennt seien.

Die Ärzte versuchen seit einigen Jahren, den Menschen in seiner Gesamtheit, als Einheit von Körper, Geist und Seele, zu betrachten. Der Wissenschaftszweig, der sich daraus entwickelte, nennt sich Psychoneuroimmunologie.

Körperliche und psychische Erkrankungen hätten also nichts miteinander zu tun. Daraus entwickelten sich zum einen die Psychiatrie und zum anderen die medizinischen Fachgebiete, die den Körper nach Organen unterteilten. So erforschten die Experten jahrhundertelang die einzelnen Organe und deren Funktionsweise. Wenn es aber um die Frage geht, warum einige Menschen krank werden und andere nicht, dann stößt dieses Denkmodell an seine Grenzen. Warum bekommt z.B. der eine Mensch eine Krebserkrankung und der andere nicht? Warum kommt es immer wieder vor, dass Krebskranke im Spätstadium ganz ohne Medikamente wieder gesund werden?

Probleme und Stress, die den Körper krank machen

Diese wichtigen Fragen lassen sich also mit dem Modell von Descartes nicht beantworten. Das haben Mediziner in den letzten Jahren erkannt und versuchen nun, den Menschen in seiner Gesamtheit, als Einheit von Körper, Geist und Seele, zu betrachten. Der Wissenschaftszweig, der sich damit beschäftigt, nennt sich Psychoneuroimmunologie. Wissenschaftler aus diesem Bereich erforschen die Verbindung und gegenseitige Wechselbeziehung von Psyche, Immunabwehr und Nervensystem. Immer mehr wird erkannt, dass der Ursprung der Krankheiten im Immunsystem liegt, welches wiederum durch den Körper und den Geist beeinflusst wird. Wer seinen Körper schlecht ernährt und eine negative Grundeinstellung zu

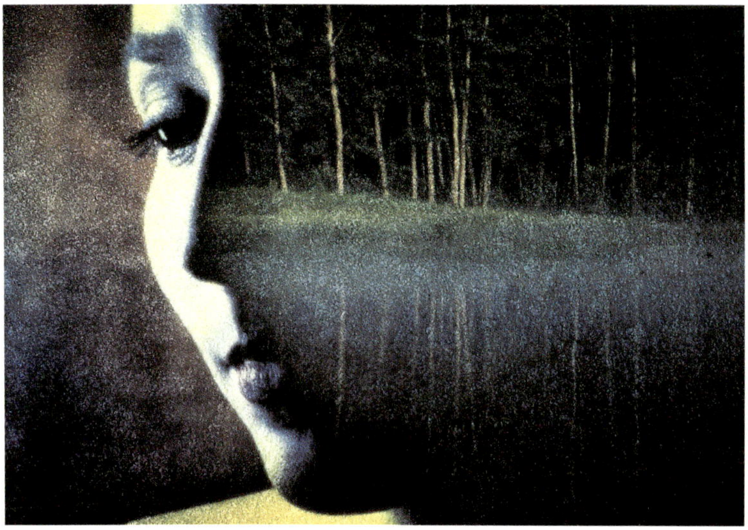

Die Psychosomatik ist eine ganzheitliche Betrachtungs- und Heilweise, die bei Erkrankungen neben Organschädigungen und Funktionsstörungen auch emotionale und soziale Ursachen berücksichtigt. Der Mensch wird als Individuum in seiner gesamten Persönlichkeit gesehen.

seinen Problemen hat, schwächt auf Dauer sein Immunsystem, so dass er irgendwann krank wird. Die Energie aus Emotionen, die sich nicht in Tränen oder körperlicher Bewegung auflösen kann, sucht sich einen Weg durch den Körper, um sich an unserer schwächsten Stelle zu entladen. Am häufigsten sind dies der Magen (Geschwüre, ausgelöst durch eine Abwehrschwäche gegen das Bakterium Helicobacter pylori) und das Herz. Auch hier spielen nach neuesten Untersuchungen Entzündungsprozesse bei der Entwicklung von Herzkranzgefäßverengungen eine entscheidende Rolle.

Heute weiß man, dass die Psyche unser Immunsystem entscheidend beeinflusst – und umgekehrt das Immunsystem unsere Psyche.

Wie beeinflusst die Psyche unser Immunsystem und umgekehrt?

Wenn wir uns aufregen, Angst haben, wütend oder auch traurig sind, produziert unser Körper viele Stresshormone, so z.B. Adrenalin und Noradrenalin. Damit bereitet er uns auf eine kritische Situation vor, um in Gefahrensituationen schnell reagieren zu können. In der Entwicklungsgeschichte des Menschen ging es ca. zwei Millionen

Jahre lang im Wesentlichen darum, sich mit gefährlichen Tieren auseinanderzusetzen oder sich gegen Kontrahenten zu wehren, um seinen Besitz zu schützen oder auch um selbst als Aggressor aufzutreten.

Das Hormon Noradrenalin beeinflusst hauptsächlich unsere Motivation und Aufmerksamkeit, unser Lustgefühl und Wachbewusstsein. Das Hormon Adrenalin wirkt vor allem am Herzmuskel und den Skelettmuskeln; es steigert dort die Kontraktionskraft und fördert die Durchblutung.

Normalerweise folgte einer überstandenen Gefahrensituation eine Ruhephase, in welcher der Körper sich entspannen konnte. Seit einigen Generationen haben sich nun die Auslöser für Stress und die Folgereaktionen geändert. Stress entsteht, wenn wir zu viel Arbeit haben und befürchten, sie nicht zu schaffen, wenn gleichzeitig verschiedene Dinge von uns verlangt werden oder wenn wir mit Vorgesetzten oder auch mit unserem Partner Probleme haben. Im Wesentlichen sind es Verlustängste und Versagensängste: Ängste, unseren Job oder einen geliebten Partner zu verlieren, Ängste, gestellte Aufgaben wegen der Kompliziertheit oder wegen ihres Umfangs nicht zu schaffen. Dann entwickelt sich der so genannte Disstress.

Belastender Dauerdruck

Der Körper produziert beständig Stresshormone, ohne dass es zum Verbrauchen durch körperliche Aktivität oder zu einer Entspannungsphase kommt. Der berufliche Stress pflanzt sich auch noch ins Privatleben fort, so dass der Körper nur noch in Krisensituationen steckt. Dieses registriert unser Gehirn (im Hypothalamus, dem Regulationszentrum im Zwischenhirn) und leitet es an das Immunsystem weiter. Wir wissen heute, dass Organe, die für unsere Immunabwehr wichtig sind, über Nervenfasern eine Verbindung zur obersten Steuerzentrale haben.

Zusätzlich haben die so genannten T-Lymphozyten – das sind für die Immunabwehr wichtige weiße Blutzellen – Andockstellen (Rezeptoren) für das Stresshormon Noradrenalin. Immunzellen können auch Stoffe produzieren, die normalerweise vom Gehirn (von der Hypophyse) hergestellt werden. Somit unterstützen die Immunzellen das Gehirn und umgekehrt. Noradrenalin beeinflusst vor allem unsere Motivation und Aufmerksamkeit, unser Lustgefühl und Wachbewusstsein. Ein Mangel kann Depressionen auslösen.

Adrenalin wirkt vor allem am Herzmuskel und den Skelettmuskeln, indem es dort die Kontraktionskraft steigert und die Durchblutung fördert. Aus diesen Zusammenhängen ist ersichtlich, dass eine gewisse Portion Stress mit nachfolgender Entspannungsphase für unser Wohlbefinden, unsere Konzentrationsfähigkeit und unsere Immunabwehr durchaus nötig ist. Man bezeichnet dies als Eustress. Dauerstress ohne Entspannungsphasen, auch als Disstress bezeichnet, macht hingegen krank. Der Körper läuft beständig auf Hochtouren. Wenn auch noch Schlafstörungen auftreten, dann ist die Regenerationsphase zu kurz. Der Mensch erkrankt.

Wenn die Immunabwehr auf Hochtouren läuft, werden Botenstoffe (Zytokine) hergestellt, die eine anregende Wirkung auf die Steuerzentrale im Gehirn ausüben. Dort wird ein Signal ausgelöst, das Stresshormon Kortisol zu produzieren. Die Reaktion der Immunzellen wird dadurch wieder gehemmt, so dass sie nicht wirklich aktiv werden. Der Hypothalamus erhält auch noch Informationssignale von der Großhirnrinde (dort, wo unser Intellekt sitzt), vom limbischen System (dort sitzen Instinktverhalten, Emotionen und Triebe) und von unseren Organen, die er zusammen mit der Rückmeldung des Immunsystems verarbeitet und entsprechende Steuerimpulse einleitet. Es werden beständig krankhafte Abweichungen aus allen Bereichen des Körpers registriert und durch Gegenregulationen wieder auf den Normwert gebracht. Es existiert also ein komplexer Informationsaustausch zwischen Gehirn und Immunabwehr.

Ein kranker Körper produziert Botenstoffe, die auf das Gehirn wirken. Man fühlt sich müde, ist launisch, reizbar oder sogar depressiv. Hören Sie auf solche Botschaften Ihres Organismus.

Wie sich eine Krankheit entwickelt

Ein kranker Körper produziert seinerseits Botenstoffe, die auf das Gehirn wirken. Man fühlt sich müde, ist launisch, reizbar oder sogar depressiv. Das können beispielsweise erste Hinweise auf eine beginnende Grippe sein. Wer diese Signale missachtet und stattdessen seinen Kaffeekonsum erhöht, der strapaziert seinen Körper noch mehr, statt ihm die benötigte Ruhe zu geben. Wenn dann z.B. Viren unser Immunsystem matt setzen und wir Fieber bekommen, sind dringend Bettruhe und ausreichend Schlaf nötig. Wer ausschließlich Aspirin schluckt, senkt nur das Fieber, bekämpft also Symptome eines kranken Körpers, ohne ihn gesund zu machen. Wir haben dann das Gefühl, dass es uns wieder besser geht, und arbeiten im Stress weiter. Das Immunsystem wird dadurch strapaziert und braucht mehr Zeit,

Wird das Immunsystem durch Stress oder eindringende Keime strapaziert und werden ihm nicht ausreichend lebensnotwendige Biostoffe zugeführt, dann ist die Immunfunktion eingeschränkt.

um mit den Krankheitserregern fertig zu werden – nur bemerken wir es nicht. Dadurch steigt das Risiko, dass Keime nicht vollständig eliminiert werden. Viren oder auch Bakterien können lange Zeit im Körper bleiben und uns bei jeder Schwäche im Immunsystem gesundheitliche Probleme machen. Ein Mangel an Vitaminen, Mineralstoffen und Spurenelementen in der Ernährung ist der häufigste Auslöser für Abwehrschwächen. Typisch ist, dass gestresste Menschen zu wenig Zeit zum Essen haben und deshalb unkontrolliert Nahrung geradezu in sich hineinstopfen.

Schutzbarriere Abwehrsystem

Wenn das Immunsystem durch Stress oder eindringende Keime aktiviert wird und gleichzeitig aber zu wenig lebensnotwendige Biostoffe zugeführt werden, dann ist die Immunfunktion eingeschränkt. In einer Untersuchung konnte nachgewiesen werden, dass bereits eine geringe Unterversorgung an Biostoffen das Wohlbefinden vermindert, das Angstgefühl steigert, Nervosität, Gereiztheit und depressive Verstimmungen verursacht. In einer Phase häufiger Infektionen kann das Immunsystem seine Aufgabe nur unzureichend erfüllen. Bösartige Zellen können sich unter diesen Bedingungen leichter vermehren, und es kann sich unter Umständen sogar eine

Ein neues Gesundheitsverständnis muss jeden Menschen als biologisches Individuum und einmalige Persönlichkeit anerkennen. Gesundheit und Krankheit sollten als Wechselbeziehung zwischen Körper, Seele und Umwelt begriffen werden.

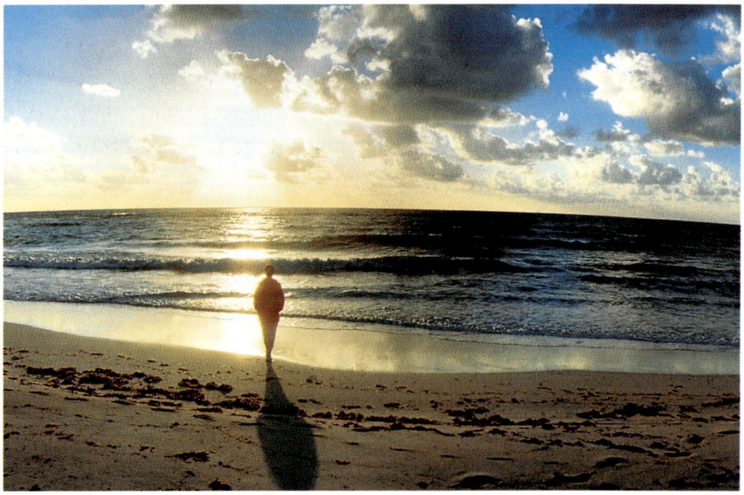

Krebserkrankung entwickeln. Diese wiederum belastet unser Immunsystem derart, dass es selbst mit schwachen Keimen nicht mehr fertig wird. Häufige Erkältungen können deshalb manchmal auch ein Hinweis auf eine sich entwickelnde Krebserkrankung sein.

Warum werden Menschen krank? Warum bleiben sie gesund?

Es gibt Menschen, die trotz größter Strapazen und Stress gesund bleiben, andere hingegen werden bereits beim ersten Kälteeinbruch krank. Das hängt damit zusammen, dass die Gesunderhaltung des Körpers einer hochkomplizierten Steuerung unterliegt und auch noch von vielen äußeren Faktoren beeinflusst wird.

Ererbte Störungen im Immunsystem können wir nicht ändern. Wir können aber negative Einflüsse vermeiden und durch entsprechende Lebensweise Mängel einer Erbanlage ausgleichen.

Die Stärke des Immunsystems ist eine Mischung aus Erbanlage, Umwelt und Psyche. Es gibt Menschen, die ein gut funktionierendes Immunsystem geerbt haben, welches sie durch ungesunde Lebensweise und Disstress aber derart strapazieren, dass sie trotzdem krank werden. Umgekehrt kann man mit Störungen im Immunsystem, meist sind es Defekte im T- und B-Zellbereich, geboren werden, aber durch entsprechende Lebensweise den Mangel ausgleichen, so dass man weitestgehend gesund durch das Leben geht. Bestimmte, durch positive oder negative Gedanken produzierte Hormone lösen Gefühle aus, die wiederum auf unser Immunsystem einwirken. Wer z.B. ständig an eine ärgerliche Situation denkt, produziert dauernd Stresshormone, die gereizt, nervös und launisch machen. Dies stört unsere Immunabwehr, und wir werden öfter krank. Wer hingegen weiß, wie man den Disstress in Eustress umwandelt, wer in jedem Problem eine positive Herausforderung sieht, der unterstützt damit seine Gesundheit. Wer verzweifelt und hoffnungslos durch das Leben geht, erhöht hingegen sein Erkrankungsrisiko.

Jeder trägt selbst die Verantwortung für seine Gesundheit

Auch wenn manche Menschen es nicht wahrhaben wollen: Wir haben einen größeren Einfluss auf unsere Gesundheit, als bisher vermutet wurde. Die ererbten Anlagen können wir nicht ändern, wohl aber die übrigen Einflüsse, mit denen wir eine schlechte Erbanlage ausgleichen können. An oberster Stelle steht eine positive Einstellung zum Leben. Wer grundsätzlich nur Probleme sieht, wird sie unbewusst umso mehr provozieren. Wer hingegen bereit ist, aus kritischen Situationen zu lernen, ist auf dem besten Weg, ein ausgewogener und glücklicher und damit auch gesunder Mensch zu werden. Wer Stress durch zu viel Arbeit hat, der muss lernen, durch Setzen von Schwerpunkten damit fertig zu werden. Ruhe, auch in schwierigen Situationen, ist der Garant dafür, dass man eine richtige Lösung findet. Diese Dinge spielen sich alle im Kopf ab und können deshalb durch unser Bewusstsein gezielt gesteuert werden.

Gesund essen und positiv denken

Eine gesunde Ernährung ist genauso wichtig wie eine positive Lebenseinstellung. So sollte man z.B. den Fleischkonsum halbieren, sparsam mit Fett umgehen und für ausreichende Zufuhr von Vitaminen, Mineralstoffen und Spurenelementen sorgen.

Eine gesunde Ernährung ist mindestens genauso wichtig wie eine positive Lebenseinstellung. Wer sich damit beschäftigt, wird feststellen, dass es gar nicht so schwierig ist und dass seine Lebensqualität trotzdem erhalten bleibt. Beispielsweise kann man den Fleischkonsum halbieren und den von Gemüse verdoppeln. Mit Fetten sollte man sparsam umgehen. Wer gerne Fettes isst, isst auch hiervon einfach nur noch die Hälfte. Wer auf das Rauchen verzichtet, leistet einen großen Beitrag zur Schadstoffreduktion. Ausreichende Zufuhr von Vitaminen, Mineralstoffen und Spurenelementen bieten den besten Schutz, um mit den unvermeidbaren Schadstoffen in der Ernährung fertig zu werden. Wer es nicht schafft, sich gesund zu ernähren, sollte wenigstens ein ausgewogenes Multivitamin-Mineralstoff-Spurenelemente-Produkt mit wichtigen Naturstoffen (z.B. Flavonoide, Gelée Royale, Koenzym Q10, Algen) zu sich nehmen. Bleiben Sie aber bei den Vitalstoffmengen, wie sie üblicherweise in unseren Nahrungsmitteln enthalten sind (z.B. in »Complen 3x11« aus der Apotheke). Zweimal die Woche Sport oder täglich eine halbe Stunde Spazierengehen sind für die Gesundheit auch sehr empfehlenswert.

Die Erkenntnisse der Psychoneuroimmunologie zeigen, dass jeder Mensch für seine Gesundheit selbst die Verantwortung tragen kann, sogar tragen muss. Die Grundeinstellung, mit der wir durch das Leben gehen, hat einen entscheidenden Einfluss darauf, ob wir uns erfolgreich gegen Krankheitserreger zur Wehr setzen können. Wir wissen heute, dass die stärksten Heilkräfte im Menschen selbst liegen.

Bildnachweis

Bavaria, Gauting: 2 (Stock Imagery), 10 (TCL), 60 (Custom Medical); Bilderberg, Hamburg: 85 (Rainer Drexel), 155 (Wolfgang Volz); Das Fotoarchiv, Essen: 169 (Martin Sasse); Pasieka Alfred, Hilden: 91, 94, 130, 179, 193; Südwest Verlag, München ©: 81 (Karl Newedel); The Image Bank, München: Titelbild (Fond) Britt Erlanson), (Einklinker) (David de Lossy), 18 (Stephen Marks), 25 (William Lombardo), 41 (Barros & Barros), 46 (Teve Krongard), 49 (Wolf von dem Bussche), 64, 70 (Michael Dunning), 102 (Leo Mason), 112 (N.N.), 123 (Peter Hendrie), 132 (Paolo Curto), 144 (Larry Keenan), 202 (Steve Niedorf), 216 (Wallach); Tony Stone, München: 229 (Rick Raymond), 232 (Images); Transglobe, Hamburg: 33 (Antje Wiech); Wildlife, Hamburg: 140 (P. Hartmann)

Literatur

Hilgers, A./Hofmann, I.: Gesund oder krank. Springer Verlag. Heidelberg 1995

Lucas, H.: Das neue große Gesundheitsbuch. Südwest Verlag. München 1997

Schusdziarra, V.: Leitsymptome der inneren Medizin. Urban und Schwarzenberg-Verlag. München 1997

Wellmann, J./Meyer, J.: Gesundheit heute. Cormoran Verlag. München 1997

Hinweis

Das vorliegende Buch ist sorgfältig erarbeitet worden. Dennoch erfolgen alle Angaben ohne Gewähr. Weder Autorin noch Verlag können für eventuelle Nachteile oder Schäden, die aus den im Buch gegebenen praktischen Hinweisen resultieren, eine Haftung übernehmen.

Impressum

Redaktion: Sabine Böttger, Ulrich Ravens
Projektleitung: Nicola von Otto
Redaktionsleitung und medizinische Fachberatung: Dr. med. Christiane Lentz
Bildredaktion: Bettina Huber
Produktion: Manfred Metzger
Umschlag und Layout: Heinz Kraxenberger, München
DTP-Produktion: AVAK Publikationsdesign, München

Printed in Italy

Gedruckt auf chlor- und säurearmem Papier

ISBN 3-517-07509-4

Register